走进

黄帝内经

·一本娓娓道来的黄帝内经入门书·

牛淑平◎著

北京科学技术出版社

图书在版编目（CIP）数据

走进《黄帝内经》/牛淑平著. —北京：北京科学技术出版社，2016. 8

ISBN 978 - 7 - 5304 - 8511 - 8

Ⅰ. ①走…　Ⅱ. ①牛…　Ⅲ. ①《内经》- 研究　Ⅳ. ①R221

中国版本图书馆 CIP 数据核字（2016）第 178982 号

走进《黄帝内经》

作　　者： 牛淑平
责任编辑： 杨朝晖　张晓雪
责任校对： 贾　荣
责任印制： 李　茗
出 版 人： 曾庆宇
出版发行： 北京科学技术出版社有限公司
社　　址： 北京西直门南大街 16 号
邮政编码： 100035
电话传真： 0086 - 10 - 66135495（总编室）
0086 - 10 - 66113227（发行部）　0086 - 10 - 66161952（发行部传真）
电子信箱： bjkj@ bjkjpress. com
网　　址： www. bkydw. cn
经　　销： 新华书店
印　　刷： 廊坊市海涛印刷有限公司
开　　本： 710mm × 1000mm　1/16
字　　数： 229 千字
印　　张： 19
版　　次： 2016 年 8 月第 1 版
印　　次： 2016 年 8 月第 1 次印刷
ISBN 978 - 7 - 5304 - 8511 - 8/R · 2133

定　　价：49. 00 元

目　录

第一章
走进上古文明

引 言

《黄帝内经》开篇是“上古天真论”，文中借助黄帝的口吻，首先向我们展示了一个美好的上古文明社会。那是一个怎样的社会呢？那是一个人人都懂得饮食有节度、起居有规律，每人都能严于律己而讲究诚信的社会；那是一个人人都清静淡泊、少欲心安、适度劳作的社会；那是一个人人都满足于现实的物质条件和社会环境的社会；那是一个互不攀比，大家都能控制自己不被欲望淫乐所诱惑的社会；那是一个不管聪明人或不聪明人，大家都能健康快乐而活百岁的社会！

这真是一个难解的谜。谜在哪里？因为我们是在和几千年前的上古人对话。而且黄帝生活在什么年代？黄帝口中的“上古”又是何时？《黄帝内经》展现在我们面前的竟是一个令人无比向往的高度文明社会，这真给了我们一个极大的思考空间和探索空间，令我们对上古文明充满了好奇与关注。

第一节　上古有多远？

按照历史学通识教育，我们一般将中国历史时期分为远古、上古、中古、近古、近代、现代，大体时段如下。

远古：从距今约 170 万年前到公元前 2070 年，也就是原始社会。

上古：较早的古代，在我国历史分期上多指夏、商、周、秦、汉（前 2070—公元 220）时期。

中古：较晚的古代，在我国历史分期上多指魏、晋、南北朝、隋、唐（220—684）时期。

近古：指武则天当政（684）到鸦片战争之前（1840）。

近代：指中英鸦片战争开始（1840）到新中国成立（1949）。

现代：新中国成立（1949）以来。

很显然，西汉时期问世的《黄帝内经》属于上古文化。

什么是文明？对一个社会来说，文明就是文教昌明，是社会发展水平较高、人有文化素养的状态。当人类脱离原始的野蛮、蒙昧时代（史前石器时代），进入有文字、有国家、有金属工具、有定居建筑等进化时代，就已进入了文明时代。当然，文明是有程度高低之分的。不同的时段，不同的空间地域，文明程度有所不同。

我们常说的四大文明古国一般指古埃及、古巴比伦、古印度及古中国。此四处是人类文明最早诞生的地区，代表着四大古文明。

西方历史学也有类似于“四大文明古国”的名称，或称“文明的摇篮”。《世界文明史》作者威廉·麦克高希称“古巴比伦、古埃及、古印度、古代中国、古希腊是世界上的五大文明发源地”。

这里需要提出的是，直到20世纪末以前，在国际学术界，很多学者认为，古代文明最早起源于公元前4000年至公元前3000年的西南亚和北非（两河流域和地中海及波斯湾周围的尼罗河流域），后扩展到以色列、希腊群岛（克里特和迈锡尼）、波斯、叙利亚等地。因为考古证明：这些地区的文明都早于中国（已经得到考古证实的是公元前1500年的商代文明，而公元前2000年左右夏代文明的证据尚嫌不足，还没有发现"文明"的首要因素——文字、青铜器工具、商业城市等）。

就是说，中国古代的甲骨文字（被发现的最早中国文字）的年代要晚于尼罗河流域的象形文字和两河流域的丁头字（楔形文字）。所以，许多学者认为，夏商文明比两河流域、尼罗河流域、印度河流域的（有文字可考）文明要晚。

上古有多远？《汉语大辞典》的解释是："上古指远古。"《周易·系辞下》"上古结绳而治，后世圣人易之以书契"，说明上古是指较早的懂得结绳记事的古代。我国史学界在中国历史分期上，多称夏、商、周、秦、汉时代为上古。"上古"有时亦兼指史前时代。

中华文明具有悠久的历史，我们说惯了"中华上下五千年"。这五千年之说其实包含着一半历史，一半传说。因为没有文字，就没有历史。文献信息显示，有文字的历史，中国比埃及晚1800年，比两河流域晚2100年。

所以，一直以来学者们都认为，中华民族真正有文献记载年代的"信史"开始于西周共和元年（前841，见《史记·十二诸侯年表》），此前的历史年代都是模糊不清的。司马迁在《史记》里说过，他看过有关黄帝以来的许多文献，虽然其中也有年代记载，但这些年代比较模糊且又不一致，所以他便弃而不用，在《史记·三代世表》中仅记录了夏、商、周各王的世系而无具体在位年代。因此，西周共和元年以前的中国历史一直没有一个公认的年表。1996年5月16日国务院召开会议，宣布“夏商周断代工程”开始启动（“九五”重点科技攻关项目）。这一科研项目，涉及历史学、考古学、天文学、科技测年学等不同学科，共分9个课题，44个专题，直接参与的专家学者达200人。上百名专家们晨抄暝录、觅字搜句，上溯再上溯，力图破解中华文明源头之谜。

2000年11月9日“夏商周断代工程”正式公布了《夏商周年表》。《夏商周年表》定夏代约开始于公元前2070年，夏、商分界大约在公元前1600年，商、周分界（武王伐纣之年）为公元前1046年。专家们依据武王伐纣之年和周懿王元年，建立了商王武丁以来的年表和西周诸王年表。“夏商周断代工程”的工作为研究中国古代文明的起源和发展给出了一个时间上的标尺。

这个工程使我国有准确纪年时间的历史从2800年前向前推进到4000多年前。这至少可以让我们较为理直气壮地说“中华文明上下五千年”这句话了。

不断的考古发现也在证明学者的研究成果。

2003年1月19日是个值得欣喜和自豪的日子。这一天，价值连城、被誉为“21世纪中国考古最大发现”的西周时期的27件文物，在陕西省宝鸡市眉县杨家村被发掘出来。消息传出，举世震惊。全国的考古专家欢呼雀跃。出土文物上的西周文字达3000个，这是史无前例的！政府重奖“挖宝”有功农民20万元，一举刷新中国考古奖金最高纪录。考古发现为完善“夏商周断代工程”提供了宝贵的资料。

国家“夏商周断代工程”首席专家李学勤教授等对这27件青铜器上的铭文进行了论证，并对这批文物进行破译。大家一致认为这批窖藏文物的主人，应是西周后期、周宣王时期主管林业的官员，青铜器铸造时间应在周宣王四十三年或周宣王四十二年。在破译会上，李学勤激动地指出，此次发现是我国文物考古史上百年不遇的大发现，堪称“21 世纪中国考古最大发现”。此次发现有三大亮点，一是出土了总量最多的铭文；二是一次发现的标准器超过 20 件，这是绝无仅有的；三是青铜器都铸有花纹，这也是以前考古所没有发现过的。

表 1-1　夏商周年表

朝代	公元	帝王
五帝时代	约前 30 世纪初—前 21 世纪初	黄帝、颛顼、帝喾、尧、舜
夏	前 2070—前 1600	禹、启、太康、仲康、相、少康、予、槐、芒、泄、不降、扃、廑、孔甲、皋、发、癸（桀）
商	前 1600 年—前 1046 前期（前 1600—前 1300） 后期（前 1300—前 1046）	汤、太丁、外丙、中壬、太甲、沃丁、太庚、小甲、雍己、太戊、中丁、外壬、河亶甲、祖乙、祖辛、沃甲、祖丁、南庚、阳甲、盘庚、小辛、小乙、武丁、祖庚、祖甲、廪辛、康丁、武乙、文丁、帝乙、帝辛
周	前 1046—前 256	
	西周（前 1046—前 771）	西周：周武王、周成王、周康王、周昭王、周穆王、周共王、周懿王、周孝王、周夷王、周厉王、周宣王、周幽王
	东周（前 770—前 256）	

第二节 黄帝生活在什么年代?

《黄帝内经》一书托名黄帝，而且书中内容多以黄帝和大臣们的对话形式描述。那么，黄帝的生卒年代大约是何时?

司马迁写《史记》从黄帝开始，定下了中华文明由此发端的基调。在他前后，虽有种种长短不一、或迟或早的起源说，但都动摇不了他的说法的权威性。“夏商周断代工程”尚未包括五帝时代考证，从前文“夏商周年表”也可看出，五帝时代还是模糊的。但黄帝代表了中华五千年文明的源头目前是公认的。

据《史记·五帝本纪》记载：“黄帝者，少典之子，姓公孙，名轩辕……黄帝居轩辕之丘”。“轩辕之丘”位置尚有争议，一般认为轩辕之丘在今河南郑州轩辕丘，因此地古为有熊国都城，而其父少典为有熊国国君；也有人认为在今山东曲阜等地。“二月二，龙抬头”，相传黄帝出生于夏历二月初二。据史料记载，轩辕黄帝一生历经52战，降服了炎帝，诛杀了蚩尤，结束了远古战争，建立起中国第一个有共主的国家，使远古社会告别了野蛮时代，并当选为中华民族第一帝。中华文明时代从此开始。由于轩辕黄帝为中华民族创造了丰富灿烂的文化，后世都尊称轩辕黄帝为“文明之祖”“人文初祖”。

2007年，贵州学者蒋南华结合历法和文献的推算方法，用《史记》和《汉书》等提供的四分历术及其推算原理、方法和数据，运用帝王纪年法、甲子（干支）纪年法、岁星纪年法、太岁纪年法等多种手段，通过对大量历史典籍和文物上的记历（天象）、记年资料的年代推算，及其与相关年代的出土文物等相互印证，建立了从炎帝、黄帝、少昊、颛顼、帝喾、尧、舜、禹，到夏、商、周的年代框架，把中国的文明史的经年由5000年前提到了7000年前。作者用太岁纪年法和四分历术原理，根据《汉书·律历志》“以前历上元泰初四千六百一十七岁，至元封七年复得阏逢摄提格之岁，中冬十一月甲子朔旦冬至，月在建星”等有关记载，推得：炎帝创“天元甲子历”的时间为公元前5037年（甲子），黄帝制定“天正甲寅历”的时间为公元前4567年（甲寅），炎帝历比黄帝历早470年。

中国工程院气候变化咨询专家、优秀归国学者程明道在《人性与社会发展》一书中引用蒋南华的推算方法，并由此提出：炎帝和黄帝可能是某个朝代所有帝王的共同称号，“可能分别是仰韶文化中的半坡文化和庙底沟文化的先祖，距今已有7000余年的历史。黄帝王朝持续了2000余年，而缔造这个庞大黄帝王朝的就是我们的祖先黄帝”。程明道认为在黄帝灭了炎帝后，黄帝历才被采用，“黄帝王朝应始于距今约7000年前。”

黄帝时代的创造发明，见于文献记载的已经很多，如果结合考古发现则更多。这些发明，有的见于文献而未见于考古，有的见于考古而未见于文献，但主要的发明创造在文献与考古资料上基本上是可以对照的。总结黄帝时代的主要发明如下。

（1）陶器的发明创造。古代人在神农氏时代已经发明了陶器。陶器发明的最早年代可能是距今1万年以前。

（2）生产、生活和交通工具。《周易·系辞传》说，黄帝时“刳木为舟，剡木为楫”。舟楫在仰韶文化时期肯定是有的。与仰韶晚期约同时的良渚文化中发现有划船的木桨，是直接的证明。

（3）纺织麻丝，制作衣服。《周易·系辞传》说：“黄帝……垂衣裳。”《世本》说“伯余作衣裳”“胡曹作冕衣”，宋衷注“伯余、胡曹皆黄帝臣。”《竹书纪年》说：“（黄帝）初制冕服。”《通鉴外纪》说：“西陵氏之女嫘祖，为黄帝元妃，始教民育蚕，治丝茧以供衣服，后世祀为先蚕。”这是说黄帝时代已经饲养家蚕，并缫丝、织布、做衣服。

（4）绘画与雕塑。《世本》说“史皇作图”，宋衷注“史皇，黄帝臣也。图为画物象也”，张澍粹注引《易通卦验》说“轩辕子苗龙，为画之祖”。“画物象”在早期是用于记事，后才逐渐发展为图画。黄帝之前没有有关绘画的记载。仰韶文化之前也没有发现绘画。进入仰韶时期，彩陶绘画，举世瞩目。其内容有动物、植物，早期是像生形的，后渐发展为抽象的，直至出现大量几何图案的彩绘。考古发现当时的雕塑图像，也是十分丰富的。

（5）音乐。《世本》说：“黄帝乐名《咸池》。”《史记·乐书·集解》引郑玄曰：“黄帝所作乐名，尧增修而用之。咸，皆也。池之言施也，言德之无不施也。”《帝王世纪》说：“黄帝损庖（伏）羲之瑟，为二十五弦，长七尺二寸。”我们无法知道《成池》的具体内容，且在考古中也未能发现黄帝时的瑟。在仰韶文化之前的裴李岗文化中，发现的距今七八千年的七音骨笛，是音乐史上的奇迹。仰韶时期的音乐水平可想而知。

（6）文字。《世本》说：“沮诵、仓颉作书。”宋衷注：“沮诵、仓颉为黄帝臣。”《韩非子·五蠹》《淮南子·泰族训》以及许慎的《说文解字》等史书，都认定仓颉是初作书者。

（7）宫室的营建。《帝王世纪》说；“自黄帝以上，穴居而野处。”“及至黄帝，为筑宫室，上栋下宇，以待风雨。”其实在黄帝以前人们已经会营造房屋了。七八千年前的裴李岗文化时期，人们已经定居。考古发现了许多该时期的、窝棚式的半穴居房址。到了仰韶中晚期，也就是我们说的黄帝时代，人们营造的房子有半地穴，有地面建筑，有圆形房子，也有方形房子。特别是在大地湾仰韶文化晚期，出现了占地400平方米的大型建筑。它不仅建筑宏伟，而且是“四阿重屋”。谁也不敢相信，阶级社会的王宫建筑格局，竟然出现在5000年前的仰韶文化中。更使人惊奇的是，在这座“四阿重屋”的地坪上，出现了原始水泥（相当于现代100号水泥）和人造轻骨料，这简直是建筑史上的特大奇迹。

（8）铜器。《管子·地数》中提到黄帝采金（铜），蚩尤用铜制器。在甘肃距今5000年前的马家窑文化中，也发现了铜器。这说明黄帝时代的考古学文化中确有铜器。

上述种种表明黄帝时期已进入文明社会。

再说说“纪元”问题。“纪元”指历史上纪年的起算年代。我国古代以新君即位之年或次年为元年，每易一君，改元一次或数次。西周共和元年（前841）为有年号纪年之始。汉文帝、汉武帝即位后均曾改元。武帝建元元年（前140）后，历朝诸帝皆立年号纪元。希腊人曾以公元前776年（第一次奥林匹克竞技会）为纪元；罗马人以公元前754年或公元前753年（始建罗马城）为纪元；阿拉伯人以公元622年（穆罕默德由麦加迁到麦地那）为纪元。当今世界，多数国家采用公元纪年，以假定的耶稣降生之年为元年。

有人说“黄帝纪元”是中国清朝末期提出使用的纪年法。清光绪二十九年（1903），刘师培在《国民日日报》发表“黄帝纪年论”，反对年号制，同时也反对康有为等变法派主张的孔子纪年。刘师培主张把黄帝诞生的那一年作为纪元元年，光绪二十九年是黄帝纪元4614年（如表1－2）。可是，黄帝的生卒年月在文献上没有明确的记载，宋教仁主张把被认为是黄帝即位的癸亥年作为纪元元年，把1904年作为黄帝纪元4602年。以中国同盟会的机关报《民报》为首的革命派的杂志采用了黄帝纪元（如表 1－2）。

武昌起义后，湖北军政府也采用黄帝纪元，各省政府也跟着使用。不过，在建立共和政府的讨论中，黄帝纪元被认为是基于帝王的纪年法，与民主共和的精神不相称。

孙文就任中华民国临时大总统后，宣布将黄帝纪元 4609 年 11 月 13 日（1912 年 1 月 1 日）作为中华民国元年元旦。

还有人提出，根据玛雅历计算，轩辕黄帝的纪元应在公元前 3113 年。

表 1－2　几种黄帝纪年法与公元纪年对照表

公历	1903 年	1904 年	1905 年	1906 年	1907 年	1908 年	1909 年	1910 年	1911 年
《民报》所用黄帝纪年			4603 年	4604 年	4605 年	4606 年	4607 年	4608 年	4609 年
《黄帝魂》所用黄帝纪年	4614 年	4615 年	4616 年	4617 年	4618 年	4619 年	4620 年	4621 年	4622 年

第三节　《黄帝内经》是一部什么书？这部书是何时问世的？

如果把中医比作一棵参天大树，那《黄帝内经》就是这棵大树的树根。

《黄帝内经》是中医理论的奠基著作，成书于秦汉时期，书中论述了脏腑、经络、病因、病机、病证、诊法、治疗原则以及针灸、养生、运气等内容。其理论体系是在古代哲学思想的影响下，在古代科技知识的渗透，以及长期医疗实践总结的基础上形成的。

《黄帝内经》形成时期，封建社会建立，经济繁荣，学术思想也空前活跃，“诸子群起，百家争鸣”，是中国历史上哲学思想最辉煌的时期。代表当时先进水平、具有唯物论和辩证法思想的“阴阳五行学说”很自然地被引入医学领域，并被作为解释生命现象的认识论和方法论，构建了独特的中医学理论体系。古人用联系的、协调统一的法则，认识自然界的事物和现象以及它们之间的相互关系。这一观念构成了天人相应的整体观学术特点。

在理论形成过程中，《黄帝内经》同时吸收了当时自然科学研究成果，尤其是天文、历法、气象、地理及物候等科学内容。

在《黄帝内经》成书之前，我们的祖先已经有大量的医疗活动，并通过对生命现象的长期观察，积累了较为丰富的医疗知识和实践经验。从《黄帝内经》书中引证的大量古文献可以看出，先人已对医疗实践及医学经验做了理论性总结。

《黄帝内经》一书是何时问世的？这是个需要考证的问题。目前学术界提出了：黄帝时期说、战国时期说、秦汉时期说三种说法。这“三说”所说时期的时间段如下。

黄帝时期：约公元前 30 世纪。

战国时期：周元王元年（前 475）至秦始皇二十六年（前 221）。

秦汉时期：公元前 221 年至公元 220 年曹丕自立魏国。

“三说”涉及的时间跨度如此之大，从黄帝时期开始到秦汉时期结束，有 5000 多年历史。《黄帝内经》里确有这些时期的痕迹或烙印，如砭石。砭石是最原始的工具。1963 年在内蒙古多伦县头道洼新石器时代遗址出土的一枚砭石，长 4.5 厘米，一端为四棱锥形，可用来放血，一边为扁平的刃，可用来切开脓疡。磨制石针正是新石器时代的标志（原始社会分为旧石器时代和新石器时代）。《黄帝内经》时代砭石虽还在应用，但“针”已在临床应用中取得了主导地位。而且根据临床需要制出了成套的针具——九针。九针包括镵针、员针、鍉针、锋针、铍针、员利针、毫针、长针、大针。其作用各不相同，有偏于针刺的、有偏于按摩的、有偏于刺络放血的、有偏于割脓排毒的。

《素问·宝命全形论》中出现的“黔首”一词，是战国及秦代对国民的称呼。如《礼记·祭义》：“明命鬼神，以为黔首则。”郑玄注：“黔首，谓民也。”孔颖达疏：“黔首，谓万民也。黔，谓黑也。凡人以黑巾覆头，故谓之黔首。”而《素问·灵兰秘典论》中的“相傅之官”和“州都之官”则是曹魏时期出现的官名。

《素问》的有些篇章用干支来表示时间，而采用干支纪年是东汉以后的事。汉章帝元和二年（85），朝廷下令在全国推行干支纪年。

与1973年长沙出土的马王堆帛书《足臂十一脉灸经》相比较研究可以发现，《灵枢》中有些篇章成于西汉，有些成于春秋战国时期，甚至更早。

先秦文体多韵语，而《黄帝内经》中一些篇章亦有不少韵语，这说明这些章节可能是先秦时期的作品。

总之，出现上述现象的原因可能有三点：第一，《黄帝内经》是汇编性的著作，不同篇章中所反映的社会背景、纪时纪年，以及文章笔法、文字使用、篇幅大小等存在着一定差异；第二，从内容上看，该书实际上是战国至秦汉医家或学者将以前口耳相传的医学经验进行收集、整理而成的，相当于一部时间跨度很大的中医各家学说的总汇或论文汇编；第三，该书流传过程中的不断整理、增删等也会导致其具有多层结构的特点。

当然，我们还是可以根据一些历史文献资料考证一下《黄帝内经》问世时间的上限和下限的。有两本史书提供了较为可信的证据，一是《史记》（西汉·司马迁），一是《汉书·艺文志》（东汉·班固）。就是说，上限当以《史记》为标志，下限当以西汉末年的《七略》为标志。为什么呢？

《史记》记载了上自黄帝下迄汉武帝长达3000多年的历史，书中重笔书写了各代科学文化的发展，对先秦诸子及其著作皆有介绍，并专为扁鹊（秦越人）、仓公（淳于意）等医家作传，但《史记》未提到《黄帝内经》之名。由此可以推想当时《黄帝内经》并未成书流传。《史记》写成于司马迁入狱（前99）之后，故可推测，《黄帝内经》成书时间当在《史记》之后。

《黄帝内经》书名首见于《汉书·艺文志》。《汉书·艺文志》是据《七略》（我国第一部图书分类目录，成书于西汉末年）“删其要，以备篇籍”而成。《七略》中校勘方技类书者是李柱国，史载李柱国校勘医书的时间是公元前26年（西汉河平三年）。这就是说，西汉成帝年间，《黄帝内经》已经成编，并被录入《七略》，所以可以认为西汉末期是《内经》成书的下限。

就是说，《内经》问世的上限可能是公元前99年，下限可能是公元前26年（西汉中后期）。

另外，《黄帝内经》理论体系的特点也可以帮助分析其成编的年代。贯穿全书的学术思想是阴阳学说和五行学说，而五行学说的相克相生体系的提出及与阴阳学说合流，始自战国末期的阴阳家邹衍，至西汉中期才比较完备。《黄帝内经》正是以汉代这一时期流行的阴阳五行学说为理论指导，这也表明《黄帝内经》的成编时间大约在公元前1世纪的西汉中后期。

第四节 《黄帝内经》背景时期的上古文明奇迹

虽说《黄帝内经》问世时代的上限和下限我们大概有所了解，然而其成书的背景时期显然要长得多。我们已推测，黄帝是距今约7000年以前的人，而《黄帝内经》成书于春秋战国至西汉年间（约前1000）。

《黄帝内经》托名“黄帝”，而且通篇基本是“黄帝”与大臣们的问答式的讨论体。书的开篇首先介绍了黄帝：“昔在黄帝，生而神灵，弱而能言，幼而为齐，长而敦敏，成而登天。”让我们知道黄帝是一位与众不同的、出类拔萃的人。可以推测的是，最初《黄帝内经》这本书也许就是由黄帝身边的人整理而成的。

《黄帝内经》一书有很重的崇古倾向。开篇即“上古天真论”篇，且书中一再强调“上古”时期的高度文明与美好，并多次提出了“上古”“中古”“暮世”的概念。这是值得深思的。那么黄帝口中的“上古”是什么时候呢？《黄帝内经》依托的时代背景是什么呢？

至少可以推测，《黄帝内经》的背景虽立足于战国时代，但上限可追溯到黄帝时代之前，甚至上达史前文明；下限可推延至汉代。

如果打开视野，放眼全球，我们会发现诸多的上古文明奇迹以饱经风霜的面容向我们展示着曾经的历史和故事。这些上古文明带给我们的不仅仅是感叹，更多的是启迪和思考。这些蕴含着超时代理念和超技术水平的上古文明奇迹带给了我们无限遐想的空间。

一、史前文明

根据史书记载，我们人类从最原始的石器时代到现在的高度文明时代，才不超过1万年的时间。许多文明古迹以我们现在的科学技术是无法解释的。根据这些确凿的证据，一些学者提出了史前文明学说。史前文明学说是指在我们本次人类文明之前，在地球上曾经存在过人类文明，如我们看到的一些超时代的技术现象。

据说土耳其伊斯坦布尔的托普卡比宫珍藏着一张奇特的古代地图。这张古地图是18世纪初发现的，是一份复制品。地图上，只有地中海地区画得十分精确，其余地区，如美洲、非洲都严重变形。然而，当科学家们进一步深入研究时，惊讶地发现，这张古地图其实是一张空中鸟瞰图。同阿波罗八号飞船所拍摄的地球照片相比，土耳其的这张古地图就像是它的翻版。地图上美洲、非洲的变形轮廓线，同阿波罗飞船拍摄的照片完全重合。尤其令人惊讶的是，古地图上还绘出了南极洲冰层覆盖下的复杂地貌，且所绘的地貌同南极探险队在1952年用回声探测仪对南极冰下地形的探测图惊人的一致。是什么人在远古时代就已掌握了太空航摄的技术？

1972年，在非洲加蓬共和国发现了一个20亿年前的铀矿——奥克洛铀矿。在矿里还发现了一个史前遗迹：一个古老的核反应堆。它是由六个区域的大约500吨铀矿石组成，运转时间长达50万年之久。这个保存完好、结构合理的核反应堆，真是令现代人惊讶！人类掌握核能技术，建立第一座核反应堆，只是20世纪40年代的事情。20亿年前的核反应堆究竟意味着什么呢？

1968年，在美国发现了两个完整的人类足迹化石，而且这个足迹踩着世界上最古老的一种生物——三叶虫（这种生物早在几亿年前就灭绝了）。值得说明的是，这个人类足迹的化石在地质上属于寒武纪，距今已有 5 亿年之久。在这么遥远的年代，是谁留下了这些脚印？在玛雅人的编年史中，曾记载了地球距今 4 亿年至 9000 万年之间的事。要知道，人类经过数百万年才告别了古猿，几亿年前地球上根本没有人类，那么玛雅人记载了谁的历史？

就是说，人类所发现的许多文明古迹之间时间跨度非常大。从当今发掘和发现的各种不同史前人类文明遗迹看，从一个非常久远的远古时代开始，在我们这个地球上就一直存在着人类，并曾发展出高度发达的文明。我们很难想象在三叶虫化石上发现的 2.5 亿年至 6 亿年前的人类足迹、在非洲加蓬共和国发现的 20 亿年前的大型链式核反应堆、在南非发现的 28 亿年前的金属球及不同时期的石器等属于同一人类文明时期。因此，科学家们又提出了多次史前文明的理论，认为地球上曾经有过多次史前人类及文明。史前文明的发展并不像以前想象的那样，而是周期性的。不同时期地球存在不同的文明。

现代科学界已发现：在地质历史上曾发生过几次特大的灭绝，所有的生物几乎灭绝了。地球周期性灾变的直接证明非常多。从已发现的证据看，史前人类文明曾因各种灾变而毁灭。这些灾变包括地震、洪水、火山、外来星体（包括陨石、彗星）撞击、大陆板块的升降、气候突变等。如 12000 年前沉入海底的亚特兰蒂斯大陆传说：亚特兰蒂斯曾是一个具有高度人类文明的大陆，但却在大约 12000 年前的一场世界性的大地震灾难中沉入海底。一些学者怀疑现今的加那利群岛（位于非洲西北部的大西洋上）是亚特兰蒂斯在海平面以上的残留部分。

对于上述种种不解之谜，一些科学家认为有两种解释，一是外星人访问地球所留下的痕迹；二是现代人类文明之前，曾经出现过一届或多届高级的人类史前超文明。越来越多的人更相信后一种解释，且还有科学家提出了地球文明周期进化论。生物考古学家认为，地球诞生至今的45亿年历史中，地球生物经历了5次大灭绝，生生死死，周而复始，最后一次大灭绝发生在6500万年之前。有人据此推断，20亿年前地球上存在过高级文明生物，但由于一场核大战或巨大的自然灾变，这些生物不幸被毁灭。亿万年的沧海桑田抹去了绝大部分文明痕迹。这些文明留下的极少遗物，成了现代人类的不解之谜。也有人认为，前一届高级文明的毁灭，是因为地球气候的周期性变化或者地球磁场的周期性消失。太阳系运转到宇宙空间某个特定位置时，地球上将会出现不适于人类生存的气候。6500万年前恐龙的灭绝便是一个例证。地球的这种周期性气候变化会导致高级智慧生物的周期起源和进化。

总之，地球上曾出现过多次高级文明，但不幸的是这些文明都毁灭了。亿万年的自然变造抹去了大部分的痕迹，只有少数证据得以保存。

二、亚特兰蒂斯文明

在欧洲，长期流传着一个关于亚特兰蒂斯的传说。在传说中，亚特兰蒂斯大陆无比富有，那里的人是具有超凡能力的神族。有关它的文字描述，最早出现在古希腊哲学家柏拉图的《克利特阿斯》中。他写道："地中海西方遥远的大西洋上，有一个令人惊奇的大陆。它被无数黄金与白银装饰着，出产一种闪闪发光的金属——山铜。它有设备完好的港埠及船只，还有能够载人飞翔的物体。它的势力远及非洲大陆，但在一次大地震后，它沉落海底，随后在人们的记忆中消失……"

有人认为，在大地震后，这块大陆沉入海底，但一些亚特兰蒂斯人乘船逃离，最后在中国西藏和印度落脚。这些亚特兰蒂斯人的后代分别成为雅利安人和印度人的祖先。

据说德国一些纳粹专家宣称亚特兰蒂斯文明确实存在，并认为雅利安人只是因为后来与凡人结合才失去了祖先的神力。曾经的纳粹党卫军头子希姆莱深信：一旦证明雅利安人的祖先是神，只要借助选择性繁殖等种族净化手段，便能创造出具有超常能力的雅利安神族部队。

1933 年希特勒掌权后，大肆鼓吹种族优越论。希姆莱在组建党卫军之初，明确规定，只征召那些身高在 175 厘米以上、金发碧眼、受过良好教育、具有纯正雅利安血统的年轻人。在选拔党卫军军官时，最基本的条件是要求被选拔者能够证明自己的家族自 1750 年以来未曾与其他种族通婚。为印证元首的理论，希姆莱在 1935 年，组建了一个服务于纳粹教义的“祖先遗产学会”，网罗了包括医学家、探险家、考古学家甚至江湖术士在内的各色“专家”，对人种、血统、古代宗教、古代遗址、神话传说等进行考察研究。到战争结束时，“祖先遗产学会”已发展成为一个拥有 40 个部门的庞大机构，它不仅对犹太人进行活体实验，还通过占卜、占星等手段指导德军的军事行动。

二战前后，中国的西藏远离战区，躲过了战火与硝烟，但并没有躲过纳粹德国的视线。1938 年和 1943 年，希姆莱亲自组建了两支探险队，深入西藏，寻找“日耳曼民族的祖先”——亚特兰蒂斯神族存在的证据，寻找所谓的能改变时间、打造“不死军区”的“地球轴心”。1945 年，苏军攻克柏林后，内务人民委员会（“克格勃”前身）军官在德国帝国大厦的地下室里，发现了一名被枪杀的西藏喇嘛。

为了寻访先祖遗民，1938 年，希姆莱奉命派遣以博物学家恩斯特·塞弗尔和人类学家布鲁诺·贝尔格为首的“德国党卫军塞弗尔考察队”奔赴西藏。这些纳粹分子拍摄的纪录片《西藏秘密》显示，他们受到了不了解他们目的的当地领主的款待。但是，这群心怀叵测的党卫军成员并没忘记他们此行的任务。贝尔格测量了很多西藏人头部的尺寸，并将这些人的头发与其他人种的头发样本进行比对；他们还通过被测者眼球的颜色来判断其种族纯净程度；为保留数据，这些纳粹分子用生石膏对十几个藏族人进行了面部和手的翻模，制作了这些人头部、脸部、耳朵和手的石膏模型。

1939 年 8 月，考察队回到德国，受到希姆莱的热烈欢迎。希姆莱向塞弗尔颁发了“党卫军荣誉剑”。1943 年 1 月，纳粹在慕尼黑大学设立了考古与人类学学院——斯文·赫定学院，塞弗尔经希姆莱推荐，被任命为首任院长。贝尔格也被提升为党卫军高级军官。可见，纳粹分子的第一次西藏探险活动，受到了纳粹高层的充分肯定。

目前，据说纳粹第一次进入西藏所拍的纪录片在 1945 年科隆大火中被烧毁。纳粹进入西藏的档案保密级别较高，按德国、英国和美国的规定，有可能在 2044 年后解密，也有可能永远尘封在历史中。(纳粹进西藏的绝密档案为什么要到 2044 年才会打开？因根据联合国公约，绝密档案要在 100 年以后公开。)

三、玛雅文明

1839 年，探险家史蒂芬斯率队在中美洲热带雨林中发现了古玛雅人的遗迹：壮丽的金字塔、富有的宫殿和用古怪的象形文字刻在石板上的高度精确的历法等。玛雅文明开始受到关注。

研究证明，玛雅文明是拉丁美洲古代印第安人文明，约形成于公元前 2500 年；玛雅文明在物质文化、科学艺术等方面有很大成就。

对于玛雅文明的起源，说法不一。美国和日本考古学家的最新研究发现，玛雅人可能是通过与许多其他人群接触而发展出了其独特的文化和建筑艺术等。玛雅文明的复杂程度超过人们此前的想象。玛雅堪称世界文明史上的奇葩。

但是，让世人百思不得其解的是，作为世界上唯一一个诞生于热带丛林而不是大河流域的古代文明的玛雅文明，其衰亡和消失与它奇迹般地崛起和发展一样充满了神秘色彩。8 世纪左右，玛雅人放弃了高度发展的文明，大举迁移。他们创建的每个中心城市也都终止了新的建筑。被完全放弃的、繁华的大城市变得荒芜，最终被热带丛林吞没。玛雅文明一夜之间消失于美洲的热带丛林中。目前，在太平洋的东部群岛上还幸存着古玛雅的后裔。

古玛雅人发明了一种独特的文字，这些文字必须在破译后才能被理解。当初西班牙人侵略玛雅的时候，他们没有方法破译这些文字。所以大部分的书都被视其为异端的西班牙人给毁灭殆尽。玛雅人写的书现仅存 4 本。古玛雅文字被写在树皮上。这些树皮像手风琴那样叠着，并被石膏包裹着。

玛雅人所使用的 800 个象形文字，已有四分之一左右被文字学家破译出来。这些文字主要代表一周各天和月份的名称、数目字、方位、颜色以及神祇的名称。这些文字大多记载在石碑、木板、陶器和书籍上。虽然现代还有 200 万人在说玛雅语，但我们对整个玛雅文字的解译，依然力有未逮。

考古学家在谜一般的玛雅遗迹中搜寻多年，找到许多玛雅的文物。这些文物中有许多令人难以理解其中含义，然而最令人惊讶的是，其中有些可以辨识的文物竟然跟今日的尖端科技非常接近。

1927 年在中美洲的伯利兹的玛雅遗迹中发现的水晶制成的头颅骨就令人叹为观止。这颗水晶头颅骨完全以石英石加工研磨而成，其大小几乎和人类的头颅骨相同。水晶头颅骨高 12.7 厘米，重 5.27 千克，是依照一个女人的头颅骨雕成的。

玛雅人依照人的头骨所雕成的水晶头颅骨，展现了成熟的解剖学与光学技术。在其雕刻中利用了某种现代科技仍未掌握的碰撞技术。从照片看起来这颗头颅骨不仅外观十分逼真，而且内部结构都与人的颅骨骨骼构造完全相符。其工艺水平极高。隐藏在基底的棱镜和眼窝里用手工琢磨的透镜组合在一起，可发出炫目的亮光。

我们知道，现代光学技术产生于 17 世纪，而人类准确地认识自己的骨骼结构更是 18 世纪解剖学兴起以后的事。这颗水晶头颅骨却是在非常了解人体骨骼构造和光学原理的基础上雕刻成的，玛雅人是怎样掌握这些高深的解剖学和光学知识的呢？还有，水晶即石英晶体，硬度非常高，仅次于钻石（即金刚石）和刚玉。用铜、铁或石制工具，都无法加工水晶。即使是现代人，要雕琢这样的水晶制品，也只能使用金刚石等现代工具。

经研究证实，此水晶头颅骨是利用某种碰撞力量雕刻成的，现代科技仍未掌握此技术。从这个奇异的水晶头颅骨来看，玛雅人掌握的工艺技术，相当高超。现代人引以为傲的工艺技术跟这个水晶头颅骨比起来，真是黯然失色！以现代的科学理论与技术发展速度来看，我们恐怕至少还要五十或上百年才跟得上玛雅人的科技水平呢！难道玛雅人真的制作了这些神奇的水晶头骨吗？

遗迹中还有一处浮雕。经过仔细地观察，我们发现这个浮雕与现在的太空船十分相似！浮雕中刻画了一个戴头盔、正在操作一台类似飞行器的机器的青年。如果这张图真的是当初玛雅人照着他们建造的机器画的，那么他们已经具备从事太空探险的能力。

玛雅人历法：玛雅人计算得出的金星年与现代天文学家用电脑测算的仅仅相差 12 秒。他们是怎么做到的？玛雅人在天文学方面有着极为卓越的成就。在玛雅刻本之一的德勒斯登刻本（Dresden Codex）中就有6页准确地计算了金星的位置。金星周期历法之所以对玛雅人格外重要，是因为玛雅人认为金星周期与战争有关。玛雅人用金星周期历法来占卜战争及加冕仪式的良辰吉日。

四、三星堆文明

三星堆遗址位于四川省广汉市西北的鸭子河南岸，距今已有3000至5000年的历史，是我国西南地区发现的范围最大、延续时间最长、文化内涵最丰富的古城、古国、古蜀文化遗址。三星堆遗址有保存最完整的东、西、南城墙和月亮湾内城墙，被称为“20世纪人类最伟大的考古发现之一”，被誉为“长江文明之源”。三星堆遗址出土的文物是宝贵的人类文化遗产。在中国的文物群体中，三星堆遗址出土的文物属最具历史、科学、文化、艺术价值和最富观赏性的文物群体之一。

遗址群年代上起新石器时代晚期，下至商末周初，上下延续近2000年。三星堆遗址依托鸭子河，横跨马牧河，地理位置和自然环境优越，形成了以东、西、南三面城墙及北侧鸭子河为防御体系的古城。古城由一道外郭城（大城）和若干个内城（小城）组成。古城内外可分作祭祀区、居住区、作坊区、墓葬区，并有三星堆、月亮湾等重要夯土建筑遗迹。古城体现出高度繁荣、布局严整的古代王国的都城气象，不同于中原夏、商都城，是具有鲜明地域特色的古城。

三星堆出土的青铜器中有造型各异的青铜人头像。这些青铜人头像出土时面部均有彩绘，而且在耳垂上穿孔，用以挂戴耳环耳饰。这显示了先人审美情趣。除了这些人物青铜造像外，还有用于祭祀的尊、形态各异的各种动植物造型（如被誉为写实主义杰作的青铜鸡）、在中国范围内首次出土的青铜太阳形器等一大批精品文物。它们皆与中原文化有显著区别。这表明三星堆文化不仅是古蜀文化的典型代表，亦是长江上游的一个古代文明中心，从而再次证明了中华文明的起源是多元一体的。

三星堆遗址的文化，与长期以来历史学界对巴蜀文化的认识大相径庭，有些地方甚至完全不同。历史学界一向认为，与中原地区相比，古代巴蜀地区是一个相对封闭的地方，与中原文明没有关联或很少有交往。而三星堆遗址证明，在中国夏商时期前后，甚至更早的时期，巴蜀地区就是一个重要的文化中心，并与中原文化有着一定的联系。这验证了古代文献中对古蜀国记载的真实性。

以前历史学界认为，中华民族的发祥地是黄河流域。而三星堆的发现将古蜀国的历史推到5000年前，证明了长江流域与黄河流域一样，也是中华民族的发祥地，证明了长江流域曾存在过不亚于黄河流域的古文明。

有待解决的问题是：三星堆遗址居民属于远古时期的哪个民族？璀璨的三星堆文化来自何方？三星堆古蜀国究竟是何时产生，持续了多久，又为什么突然消亡了？

近年，一位叫苏三的文化学者提出了自己的观点：三星堆文明属于古犹太文明；中华文明实际上是一种“转载”文明，它的真正源头在中东。来到中国的以色列人主要构成了中国的夏、商、周文化。中国文明脱胎于红海文明（红海介于阿拉伯半岛和非洲大陆之间的狭长海域），而古犹太人是中国人的祖先。这一惊世骇俗的论调已经引起了学界“地震”。

苏三不仅对夏、商、周三代做了初步判断，而且还对黄帝的身份做了推测。她认为雅各的儿子约瑟（Joseph）很可能就是中国的黄帝原形。中国神话或者历史中，黄帝姓“姬”，与“Joseph”第一个字母发音相同。最后一个证据是，传说黄帝生年为 111 岁，《圣经》记载约瑟在世时间则是 110 年，1 岁之差很可能为虚岁、实岁计算误差。

耐人寻味的是，苏三关于三星堆属于古犹太人的猜想，也呼应了此前美国历史学家沃尔夫的一个观点。1969 年沃尔夫在考证完阿富汗与印度的一些古犹太人遗址后就推测在史学上曾经被认为消失了的一批古犹太人很可能去了中国。

《圣经》上说：亚伯拉罕将一切都给了以撒。亚伯拉罕把财物分给庶出的众子，在自己还在世的时候打发他们离开以撒，往东方去。

这里的“东方”是哪里呢？不像是回到美索不达米亚。当初亚伯拉罕就是从那里被赶出来的。那么他们是到印度半岛去了吗？或者是到更远的东方——中国了吗？一般认为亚伯拉罕时期在约 4000 年前，这个时期也是中国的夏朝初期。

另外，出土的“三星堆人”高鼻深目、颧面突出、阔嘴大耳，耳朵上还有穿孔，不像中国人，倒像“老外”。这似乎也是“古犹太人是中国人祖先”的一个证据。

古埃及的吉萨金字塔所在地为北纬 30 度，金沙遗址（位于成都市城西苏坡乡金沙村）恰好也处在北纬 30 度，三星堆所在的广汉也接近北纬 31 度，这并非偶然。中国还有许多以“三星”命名的村落，而且尤其以南方为盛。这是“三星”文化的扩散，当然也是“金沙”文化的传播。

苏三认为，一旦证实羌族人就是夏后人，那么就可以说：以羌族为代表的许多中国人继承了浓厚的埃及血脉。也无怪乎长江流域的马王堆会出土具有明显的埃及文化特征（见《三星堆文化大猜想》中“帛画”一节）的文物。

有关专家在赞同苏三的观点上显得非常谨慎。因为如果找到充分证据，就会改写历史。

中医学者朱兵教授提出：经络是舶来品。他认为，成文于公元前1500年以前的古埃及医学纸草文书记录了现代解剖学定位无法解释和生理学功能难以阐述的“metu”系统。大多数疾病的治疗都是疏通、调节、平衡“metu”，使有害物质从“metu”中排除，从而使“metu”恢复正常功能。古埃及人认为人体的“metu”形成相互连接的管道网络，并在此进行能量与信息的流通。“metu”具有沟通身体外部与内部器官的作用，这与经络的功能十分相似。公元前2世纪古希腊医学之父希波克拉底（Hippocrates，古希腊医师，被尊为医药之父）在其著作中，描述人体表面的联系通道为“phleps”。在另一个文明古国印度也有类似的“channels”系统。公元前15世纪左右，古印度 Charaka Samitha 论述了人体的“nadis”管道系统。该系统由脐部发出，联系全身，并携带“rasas”（生命之液）。因此，可以认为，医学发展的萌芽阶段，都有类似“channel”或经脉一类的联系通道的叙述，但“metu”一词竟与汉字“脉”的发音一致，且在“metu”诞生的时代“脉”字尚未被创造出来。更有国外学者推测，经络来源于古代埃及的“metu”系统。这样说可能太让国人失望了，但是考虑到文化的同一现象（如与古罗马时期相似，春秋战国时期的中国人也使用战车作战），这种可能性是存在的。

五、埃及的金字塔

埃及的金字塔是古埃及法老（国王）的陵墓，但是考古学家从没有在金字塔中找到过法老的木乃伊。金字塔主要流行于埃及古王国时期。陵墓基座为正方形，四面则是四个相等的三角形（即方锥体），侧影类似汉字的“金”字，故汉语称为“金字塔”。埃及金字塔始建于公元前2600年以前，共有100多座，大部分位于开罗西南部吉萨高原的沙漠中，是“古代世界八大奇迹”之一。这些金字塔中最大、最有名的是祖孙三代金字塔——胡夫金字塔、哈夫拉金字塔和门卡乌拉金字塔。其中，又以胡夫金字塔最为壮观，它的高度相当于一座50多层的大楼。埃及金字塔是古埃及文明最有影响力的象征之一。

千百年来，“埃及金字塔到底是如何建造的”这个问题一直困扰着全世界的人们。埃及境内大大小小的金字塔有100多座，其中最大的一座是第四王朝法老胡夫的金字塔。这座大金字塔原高146.59米，经过几千年的风吹雨打，顶端已经被剥蚀了将近10米。但在1888年巴黎建筑起埃菲尔铁塔以前，它一直是世界上最高的建筑物。这座金字塔的底面呈正方形，边长230多米，绕金字塔一周，差不多要走一千米的路程。胡夫的金字塔，除了以其巨大的规模而令人惊叹以外，还以其高度的建筑技巧而著名。塔身的石块之间，没有任何水泥之类的黏着物，而是一块石头叠在另一块石头上面的。每块石头都磨得很平，人们很难用一把锋利的刀刃插入石块之间的缝隙，所以金字塔能历经数千年而不倒。这不能不说是建筑史上的奇迹。胡夫死后不久，在离他的大金字塔不远的地方，又建起了一座金字塔。这是胡夫的儿子哈夫拉的金字塔。它比胡夫的金字塔低3米，但由于它的地面稍高，故看起来似乎比胡夫的金字塔还要高一些。塔的附近建有一个雕着哈夫拉的头部而配着狮子身体的大雕像，即所谓的“狮身人面像”。除狮身是用石块砌成之外，整个狮身人面像是在一块巨大的天然岩石上凿刻而成的。它已有4500多年的历史。如此巨大的金字塔是成千上万块重达2000吨的巨石构成。现代人无法想象，这些巨石到底是如何垒起来的。其中最典型的说法有：百万奴隶劳作的结果、外星人文明的杰作、失落文明部落的遗产、混凝土浇灌的结果。

六、巴比伦空中花园

巴比伦空中花园建于公元前 604 年至公元前 562 年。有关巴比伦空中花园的传说来自巴比伦祭司历史家贝罗索斯（Berossus，公元前 3 世纪前期）的著作。他写过一部关于巴比伦历史和文化的著作，向希腊人介绍巴比伦的来源。贝罗索斯说，尼布甲尼撒王（Nebuchadnezzar）担任巴比伦王时，迎娶了北方国米提王（Medes）之女安美依迪丝（Amyitis）为妃。米提是一个山国，山林茂密，花草丛生。在这里长大的王妃，对于常年不雨的巴比伦的生活，非常不能适应，一直怀念故乡美丽的绿色丘陵。尼布甲尼撒王为了取悦思乡的王妃，决定不惜用巨资与人力，在巴比伦建造一座花园，而且，这座花园必须比米提任何一座花园都要瑰丽、美好。于是，尼布甲尼撒二世令工匠按照米提山区的景色，在他的宫殿里，建造了层层叠叠的阶梯形花园，并在里面栽满了奇花异草，开辟了幽静的山间小道。工匠们还在花园中央修建了一座“矗立在空中的”城楼。巧夺天工的园林景色终于博得王妃的欢心。由于花园比宫墙还要高，给人感觉像是整个御花园悬挂在空中，故被称为“空中花园”，又被叫作“悬苑”。

公元前 3 世纪菲罗曾记述：“园中种满树木，无异山中之国，其中某些部分层层叠长，有如剧院一样；树木密集，枝叶扶疏，几乎树树相触，形成令人舒适的树荫。泉水由高高喷泉涌出，先渗入地面，然后再扭曲旋转喷发，通过水管冲刷旋流，使充沛的水气滋润树根土壤，从而使土壤永远保持湿润。”

从壮大与宽广这一点看，空中花园显然远不及尼布甲尼撒二世宫殿或巴别塔（通天塔），但是它的美丽、优雅，以及难以抗拒的魅力，却是其他建筑望尘莫及的。仅仅是成功地采用了防止高层建筑渗水及供应各平台用水的供水系统，就足以令它名扬千古了。巴比伦空中花园所在的地方是一片沙漠，气候干燥，很少下雨，所以非常缺水。那么，灌溉空中花园里的草木的水又是从哪儿来的呢？

七、秦始皇陵寝

秦始皇陵及秦始皇兵马俑博物馆位于陕西省西安市以东35千米的临潼区。秦始皇是中国历史上第一个多民族的中央集权国家的皇帝。秦始皇陵于公元前246年至公元前208年营建，是中国历史上第一个皇帝陵园。1987年，秦始皇陵及兵马俑坑被联合国教科文组织批准列入《世界遗产名录》。1978年9月，法国前总理希拉克参观后感慨地说："世界上有七大奇迹，秦兵马俑的发现可以说是八大奇迹了。不看金字塔，不算真正到过埃及；不看秦俑，不算真正到过中国。"于是，有了"世界第八大奇迹"的说法（当然，世界七大奇迹为公认说法，第八大奇迹的说法则是多种多样的。例如印度的泰姬陵，通常被西方人认为是世界第八大奇迹。国内也有一些人认为是万里长城是世界第八大奇迹）。

秦始皇陵寝建筑群遗址，规模宏大。单兵马俑陪葬坑就占地达20000多平方米。其中有与真马相仿的陶俑马8000余件，青铜兵器数十万件。这样规模宏大的陪葬坑不仅在中国，甚至在世界陵寝史上也是前所未有的。

其实兵马俑的发现仅仅是撩起了秦陵神秘面纱的一角。诸多谜团有待探索。如地宫埋"水银"之谜。始皇陵以水银为江河大海的记载见于《史记》。《汉书》中也有类似的文字。然而，陵墓中究竟有没有水银始终是一个谜。有地质学专家先后两次去始皇陵采样。经过反复测试，专家们发现始皇陵封土土壤样品中果然出现“汞异常”。相反其他地方的土壤样品几乎没有汞含量。所以科学家由此得出初步结论：《史记》中关于始皇陵中埋藏大量汞的记载是有可能的。至于地宫为何要埋入大量水银？北魏学者郦道元的解释是“以水银为江河大海在于以水银为四渎、百川、五岳九州，具地理之势。”即以水银象征山川地理，与“上具天文”相对应。

再如“自动发射器”的发明。秦始皇在防止盗墓方面也苦费心机。《史记》记载：秦陵地宫“令匠作机弩矢，有所穿进者辄射之”。如果记载属实的话，这是中国古代最早的自动防盗器。秦代曾生产过连发三箭的弓弩。但是安放在地宫的暗弩当是一套自动发射的弓弩。2200 多年前的秦代何以生产出如此高超的自动发射器也是一个谜。

八、马王堆汉墓

马王堆汉墓是西汉初期长沙国丞相利苍及其家属的墓葬，位于中国中部湖南省的长沙市。1971 年，全国各地开展了“深挖洞，广积粮”的群众运动。马王堆旁一家部队医院将目光瞄向了湖南省长沙市五里碑附近的两个大土冢。因为长沙临近湘江，地下水位高，这两个土冢高几十米，自然成为修建地下医院的绝佳选择。在打孔探测过程中，马王堆汉墓偶然地被发现了。

1972—1974 年，考古工作者在湖南长沙先后发掘了 3 座西汉时期墓葬。墓葬的结构宏伟复杂。椁室构筑在墓坑底部，由三椁、三棺及垫木所组成。木棺四周及其上部填有木炭，木炭外又用白膏泥填塞封固。墓葬内的随葬品十分丰富，共出土丝织品、帛书、帛画、漆器、陶器、竹简、印章、封泥、竹木器、农畜产品、中草药等3000余件。此外，墓葬中还出土有保存完好的女尸1具以及中国迄今所能见到的、最早的方剂书籍——帛书《五十二病方》。墓葬中还出土了《导引图》。《导引图》是一幅绘有各种运动姿态并注有解说文字及论述气功健身方法的文字的图。“导引”是把呼吸运动和躯体运动相结合的体育医疗方法。《导引图》是我国考古发现的最早的健身图谱。

中国自古有“缫丝之国”的美誉。汉代的锦绮则以美丽的花纹、柔软的质地、闪耀的光泽、华贵的气魄而闻名于世，不但令北部草原上的游牧民族着迷，也使当时世界上的许多文明古国（如波斯、罗马、印度）的商人慕名而来、争相采购。那些国家的贵族们以穿戴中国产的丝织衣物为骄傲，并以其为身份、财富与地位的象征。

马王堆出土的丝织品中最精美、神奇的要数墓主辛追夫人身上所穿的两件薄素纱禅衣。衣长128厘米，两袖伸直长190厘米，而重量却是轻得出奇。这两件素纱禅衣分别为48克和49克。这种纱质地又轻又薄，透明度也甚高，故古人称其“动雾縠以徐步兮”。薄如蝉翼、轻若烟雾的纱衣穿在身上，看上去会产生一种朦胧感，使人显得美艳绝伦。这两件素纱禅衣之精美，完全可以和现代精工织造技术制作的纱衣媲美。

一号汉墓出土的女尸，时逾2100多年，形体完整，全身润泽。病理解剖表明，虽然经历了2100年，女尸的身体各部位和内脏器官的外形仍相当完整，并且结缔组织、肌肉组织和软骨等细微结构也保存较好，这在世界尸体保存记录中是十分罕见的。它既不同于木乃伊，又不同于尸蜡和泥炭鞣尸。它是一具特殊类型的尸体，是防腐学上的奇迹。这具女尸震惊世界，吸引了不少学者、游人前来观看。经解剖后，女尸的躯体和内脏器官均陈列在一间特殊设计的地下室内（汉墓陈列馆现设在湖南省博物馆院内）。

女尸出土时，浸泡在约80升的无色透明棺液之中（出土不久变成棕黄色）。关于这种液体到底是不是防腐剂、由何而来，专家们说法不一。考古学家发现其中有乙醇等酸性液体，怀疑用了酒精；可能当时确实有防腐剂；也可能是在尸体出殡时盛放冰块，或用香汤沐浴、擦拭身体而留下的。由于尸体重量比原来轻了一半，于是也有人认为这是尸体自身的水分。但此种发现经过考证并不可能，因为那些棺液总共80斤，而尸体也只有80斤，尸体不可能释放与其身体重量等同的尸水。

关于这些液体的真实来源，仍旧是未解之谜。

近些年，有一个神奇的“北纬30度”文化现象已引起人们的关注。玛雅文明、三星堆文明、埃及金字塔、亚特兰蒂斯文明、巴比伦的空中花园、撒哈拉沙漠的史前岩画、沉睡5000多年的城市凌家滩等，皆地处北纬30度。这也许为“古文明的同一性”研究提供了一个研究视角。

第五节 黄帝眼中的“上古文明社会”

《黄帝内经》开篇即“上古天真论”，通过黄帝与大臣对话的形式，首先向我们描述了一个美好的上古社会。

黄帝问：“远古的人们皆能活百岁而仍动作不衰，现在的人们才年过半百就已动作衰退，是时世变迁缘故？还是人类丧失了什么？”岐伯回答：“远古的人们都懂修身养性之道。他们皆知晓、遵循阴阳术数，做到饮食有节度，起居有规律，每人都能严于律己而有诚信，所以能身心健康地活着，并达百岁而寿终正寝。今天的人们却不懂养生之道，酗于酒、失于信、溺于色，放纵自己的欲望而耗其真精，不懂‘持盈之道’，不能驾驭神明，追逐于欲望的满足而失于养生之乐，起居无规律，所以大多年半百即衰老了。”

上古社会为什么这么美好？原文强调：因为有圣人的榜样（教化）作用。圣人能身体力行地教导人们在形体上宜根据岁时运行之理而避虚邪贼风，在精神上宜清静淡泊、精气内持，所以邪气不能为害。人们因为少欲心安、适度劳作，所以气顺而满足。人们满足于现实的物质条件（美其食，任其服）和社会环境（乐其俗），互不攀比，所以上古民风越发淳朴。大家都能控制自己不被欲望淫乐所诱惑。社会上不管是聪明的人或愚笨的人，也不管有才能或没才能之人，只要大家能“合于道”地生活，都能上百岁而动作不衰，因为长寿得益于高尚的修养、健全的品德。

《素问·汤液醪醴论》也指出：上古圣人制作汤液醪醴，是为了医疗保健，但却很少服用，因为生病少；中古时，人们道德渐衰，邪气易生，疾病渐多，但至少服了汤液醪醴后皆能痊愈；当今之世人们服用汤液醪醴却不一定能治愈疾病，必须煎剂毒药治其内，砭石针艾治其外（有时却仍难愈疾）。

可见，《黄帝内经》一书有崇古倾向，在论述上往往以美化的或理想的上古人来对比世人的恶习。《黄帝内经》通过黄帝的视角赞美上古时代，扬古抑今，借古讽今。黄帝距今约 7000 年，而黄帝口中的“上古”应当为近万年之前。令人惊奇的是，《黄帝内经》展现在我们眼前的是令人景仰的文明国度，其先进的理念更可成为今天社会所仰视的行为准则。这是《黄帝内经》至今仍魅力无穷的原因所在。《黄帝内经》是一个奇迹。

纵览上古文明，可见《黄帝内经》文明的超时空性、超技术性并不是孤立的个别现象。我们似乎有理由可以做如下的推测。

推测一，《黄帝内经》代表了高度发达的上古文明。我们有一个惯性思维，认为后面的总比前面的好，所以当我们谈论上古文明时，总不自觉地会带有一种居高临下的心理。但品读《黄帝内经》等经典著作，常常会让人产生仰视的效果。这是值得深思的问题。

推测二，也许黄帝为我们描述的是一个“乌托邦”式的理想主义社会。（乌托邦的原词来自两个希腊语的词根——“ou”和“topos”。“ou”是“没有”或“好”的意思，“topos”是“地方”的意思，合在一起是“没有的地方”或者“好地方”。其中文翻译也可以理解为“乌”是没有，“托”是寄托，“邦”是国家，“乌托邦”三个字合起来的意思即为“空想的国家”。乌托邦是人类对美好社会的憧憬。）

推测三，《黄帝内经》文明可能是某个史前文明的代表，也可能是某个星外文明，或某个失落的文明部落的遗存。

应该说，对于我们人类来说，关注未来与关注过去同等重要。

了解了古代的神秘文化，就会发现我们的祖先真的是太聪明了。有人说甚至感觉现代人的智慧有时还无法同他们相比。所以，古人流传下来的许多秘密，现代人不一定能看懂。古代许许多多的秘密都被古人用非凡的智慧编织在语言、神话和图符中。有人甚至认为其实当今世界上许多超前的科学理论早就被古人认识到了，现在的人们只能说是再发现而已。

2010 年曾有多家媒体报道，美国某大学一位教授进行的为期 7 年的一项研究结果显示：人的衰老始于 27 岁。其实这个结论早在《黄帝内经》里就已有描述。《素问·上古天真论》中详细地描述了人的生长衰老生理过程。女子以“七”为基数，男子以“八”为基数；女子 21 岁（三七）、男子 24 岁（三八）时是“肾气平均，真牙生而长极”的最佳状态。这与美国教授研究的“12 项测试中 9 项的最佳成绩都是在22岁时”的结果不谋而合。女子28岁（四七）、男子32岁（四八）仍是人生“筋骨坚，发长极，身体盛壮”的鼎盛时期。而女子35岁（五七）、男子40岁（五八）时身体功能明显开始衰退，这与美国教授研究的“所有能力在42岁左右开始衰退”的结论也是基本吻合的。但《黄帝内经》认为，女子最初易出现脾胃功能的衰退，易表现为面部的衰老和头发的脱落斑白等；而男子则易出现肾功能的衰退，易见齿骨的退行性疼痛及头发的脱落斑白等症状。这是中医男女保健及抗衰老方法不尽相同的原因。尤其是《黄帝内经》认为，女子的成熟和衰退时间实际都要比男子早。这也许就是为什么婚配时一般女方比男方小两岁左右较为合适的原因吧。

《黄帝内经》字里行间透露出的是文明、素养、睿智。

第六节　经典的魅力

《黄帝内经》的背景是那么的朦胧、神奇和壮观。三星堆、金字塔、兵马俑等皆属于地面文化遗存。它们显示了上古文明的超时代信息，是人类的物质文化遗产，又称“有形文化遗产”（虽然有的消失了），即传统意义上的“文化遗产”。根据《保护世界文化和自然遗产公约》（简称《世界遗产公约》），物质文化遗产包括历史文物、历史建筑、人类文化遗址。

《黄帝内经》也是文化遗产，但它是非物质的文化遗产。联合国教科文组织《保护非物质文化遗产公约》：“非物质文化遗产（intangible cultural heritage）指被各群体及团体或个人视为其文化遗产的各种实践、表演、表现形式、知识体系和技能，以及与之有关的工具、实物、工艺品和文化场所。各个群体和团体随着其所处环境、与自然界的相互关系和历史条件的变化，不断使这种代代相传的非物质文化遗产得到创新，同时使他们自己具有一种认同感和历史感，从而促进了文化多样性和激发人类的创造力。”《黄帝内经》具备了非物质文化遗产的所有要素：民族性、非物质性、文化性、遗产性、需保护性等。其实，《黄帝内经》的字里行间向我们展示了一幅幅上古文明的情景图。

《黄帝内经》是文化遗产，更是优秀的传统经典著作。什么是经典？《汉语大词典》解释是：“①旧指作为典范的儒家典籍。②指宗教典籍。③权威著作、具有权威性的作品。”显然，我们这里说的“经典”是第三层意思，即权威性著作。《黄帝内经》就是经典著作。《黄帝内经》能流传至今，就已说明了它自身的经典价值和魅力了。

生活中我们有许多经典东西，诸如经典电影、经典歌曲、经典小说、经典著作等。就是说，经典应具备三要素：权威性、历史性、积极性。权威性，是指在某种范围里最有地位。历史性，是指能经受时间考验（其魅力不会随着时间流逝而减退）。积极性，是指对人类社会具有积极正面作用的，让人受益。

经典的东西有一个共同的特点：超越时空，永不过时。

中国新闻网有一篇报道，题目是“富翁靠《孙子兵法》战胜癌”。加里先生是世界500强企业——美国高科技软件公司的创始人，美国著名企业家、知名学者。他从20岁起就开始研究《孙子兵法》，并根据自己的研究合理制定企业战略规划，使高科技软件公司在20世纪80年代、90年代一度成为美国发展最迅速的高科技企业，他本人则多次荣获美国商会颁发的“年度最佳企业家”大奖。日前，加里先生在《孙子兵法与癌症》一书中绘声绘色地讲述了自己战胜癌症的故事。前几年，他患上了鼻咽癌，非常严重。在生死攸关的时刻，他根据多年来对《孙子兵法》战略的研究，制定了四个阶段的战略，并开始治疗。不知是战略对头，还是机缘巧合，他的症状得到了缓解。这让加里先生对中国的孙子更加推崇。他把推介《孙子兵法》当成了终生事业。他在美国《孙子兵法》研究学界有“孙子之子”之称。他为了更好地传播《孙子兵法》，出售了自己的企业，成立战略研究所，专门研究、推广《孙子兵法》，并在世界各地进行巡回演讲。(《良友报》)

再如，1988 年 1 月，当代三分之二的诺贝尔奖奖金得主聚会巴黎。会后他们发表了一个著名的宣言，宣言的第一句话就是：“如果人类要在 21 世纪生存下去，必须回首 2500 年前，去吸取孔子的智慧。”

1987 年，美国第 40 任总统里根在任时的国情咨文中，引用了老子的“治大国如烹小鲜”来阐明治国理念，这在美国引起强烈反响。于是《老子》一书畅销美国。一时间“纽约纸贵”。八家出版社竞相出版《老子》。其版权价值 13 万美元，可谓一字千金了。《老子》在第六十章开宗明义：“治大国若烹小鲜。”什么意思呢？直译就是治理大国就像煮小活鱼一样。其含义是告诫执政者，治理国家要遵从社会自然秩序，不能朝令夕改、随意搅动、胡乱折腾，否则国家就会出乱。

日本 SBI 控股集团执行董事、CEO 北尾吉孝写了《从中国古籍获取不可思议的力量》一书。其书封面有一句话：“中国古籍是解决问题的‘最佳途径’，是成年人的智慧！”

以上几例充分说明经典无国界、无时限。

清华大学国学研究院刘东教授说：“近代以来，在西方的强大压力下，中国固有的知识系统产生了巨大的变化。其最明显的表现形态是：原有的知识分类形式（即‘经、史、子、集’），被勉强地改造成了舶来的‘物之序’（即‘文、史、哲’）。然而人们并没有领悟到，古代的分类，只是一个心灵的内部分野；而当今的分类，却变成学科的外部界限了。我们就经常看到这样的同行，他们也许不能算不用功，却只是把焦点对准史部或集部的某一处，全然缺乏‘求道’的精神，而且还觉得只有这样才算得上专业和敬业。这和古代所谓‘刚日读经，柔日读史’的精神，实在是相距太远、隔阂太深了！”

北京大学王余光教授说：“我们常说的经典，是指那些具有重要影响、经久不衰的著作，其内容或被大众普遍接受，或在某专业领域具有典范性与权威性。早年，梁启超要求大学生多读一些经典。他认为：好文学是涵养情趣的工具；作为民族的一分子，总该对于本民族的好文学十分领略，能熟读成诵。传统经典中很多陶冶性情的东西，比如陶渊明的诗、王维的诗、唐和宋的一些精品词，确实能把我们带到一个美好的境界中去。对于现今生活在都市中的人们，人与人之间沟通越来越少，生活越来越远离自然，而经典作品能使人们心情更加宁静，对待生活更加从容、真诚。

阅读经典，是提高人的修养的重要方法。阅读本民族经典，还有着传承民族文化的功能。60 多年前，朱自清就曾在《经典常谈》的序中说：“在中等以上的教育里，经典训练应该是一个必要项目。经典训练的价值不在实用，而在文化。我们拥有信息，但没有知识；读网让人焦虑，读书让人宁静，读经典让我们的心灵得到慰藉。”

我们要从《黄帝内经》获取的是：智慧、力量和技术！

参考文献

(1) 环球时报. 往事千年：来自历史深处的启示. 北京：京华出版社，2007.

(2)（美）林恩·V. 福斯特. 探寻玛雅文明. 北京：商务印书馆，2015.

(3) 牛建军. 不可思议的玛雅. 郑州：中州古籍出版社，2014.

(4) 萧盛. 神秘北纬30度. 北京：北京联合出版公司，2014.

(5) 段渝，邹一清. 三星堆文明：长江上游古代文明中心. 成都：四川人民出版社，2006.

(6) 岳南. 考古中国：三星堆与金沙遗址惊世记. 海口：海南出版社，2007.

(7) 岳南. 天赐王国：三星堆与金沙遗址惊世记（修订版）. 北京：商务印书馆，2012.

(8) 吴彬华. 夏商周史事考证与断代（简编本）. 武汉：华中科技大学出版社，2015.

(9) 岳南. 穿越迷雾：夏商周断代工程破译之谜. 沈阳：万卷出版社，2013.

(10) 笑颜. 藏地传奇（三部）. 石家庄：花山文艺出版社，2009.

(11) 苏三. 三星堆文化大猜想. 北京：中国社会科学出版社，2004.

(12) 王键. 内经选读. 上海：上海科学技术出版社，2010.

(13)（美）凯尼恩著. 周子玉译. 被禁止的历史. 南京：江苏人民出版社，2011.

(14)（英）克里斯著. 尚宁译. 史前文明. 北京：科学普及出版社，2009.

(15) 王唯工. 河图洛书前传：用科学眼追踪还原中华史前文明拼图. 台北：商周文化事业股份有限公司，2015.

(16) 龙子民. 图文中国：历史的渊源——揭秘从史前文明到封建盛世的

大事件. 合肥：安徽人民出版社，2013.

(17)（美）凯特·凯利著. 蔡和兵译. 医学史话：早期文明（史前——公元500）. 上海：上海科学技术文献出版社，2012.

(18)（美）穆恩著. 刘仲敬译. 黑太阳：蒙淘克的纳粹—西藏连接. 南京：江苏人民出版社，2014.

(19)（德）豪斯多夫，（德）克拉萨著. 朱珊译. 众神的卫星：中国禁区. 海口：海南出版社，2014.

(20) 蒋南华. 中华传统天文历术. 海口：海南出版社. 1996.

第二章
阴阳太极图——第一美图

引　言

《黄帝内经》是论医道之书。我们常说中医是大道。什么是“大道”？大道其实就是最简单的道理，是放之四海而皆准的道理。《黄帝内经》所论大道是什么？就是阴阳平衡原理。《黄帝内经》认为：人就是一个“四时－阴阳－五行藏象”平衡体系，这个体系蕴含着“天人合一”的理念。

阴阳太极图是宇宙的公式图，更是宇宙的图腾标志。因为“阴阳原理”无处不在。宇宙就是一个开放的、无穷的“阴阳象对”信息库，如明暗、冷暖、日夜、阴晴、动静、男女、高低、水火、刚柔……时间有阴阳、方位空间有阴阳、人体有阴阳、症状有阴阳、食物有阴阳、药物有阴阳……即使像计算机、遗传基因等这样的现代高科技的代表，也皆蕴含阴阳原理。中医治病就是在“因地制宜”“因时制宜”“因人制宜”的基础上，对患者相关的“阴阳象对”变量值的分析，如感冒就有“风寒感冒”和“风热感冒”之别。

对于想进入中医领域的人来说，其实最难掌握是：如何能真正进入“大道至简”的境界中，去把握技术层面的实用方法。

第一节　“阴阳”与我们的生活

在中国，阴阳这个词与我们的关系太密切了。因为“阴阳”概念来自于生活，来自于实践。

从造字来看阴阳。“侌”是“陰（阴）”的本字，其本义是天空多云，没有阳光；加“阜”（山地）傍表示山地背阳的北坡。阜，山地；昜，日光照射，故陽（阳）的本义：山地受光的南坡。

由此可见，阴阳概念起源于我们的先民对自然现象的长期观察和总结。“阴”的本义是水的南面或山的北面；“阳”的本义是山的南面或水的北面。“阴”和“阳”的本质区别在于太阳能否照射到。在“日出而作，日落而息”的古代农业社会，太阳对人类生活作息的影响非常大，以至于人类根据太阳的向背形成了“阴阳”观念。阳光能够照射到的地方让人感到明亮和温暖。白天晴朗的时候阳光充足，动物活动频繁……这样便有了明暗、冷暖、日夜、阴晴、动静等对立联系。阴阳观念进一步延伸，且在人们所处环境中具有普遍适用性。诸如男女、高低、水火、刚柔等相互对立的范畴均能被纳入阴阳观念中。阴阳的含义逐渐扩展，涵盖的内容也越来越丰富，可谓天地万象无所不包。随着含义的扩展，阴阳的意义越来越抽象，终于上升为一对相互对立而又相互关联的哲学范畴，成为当时人们解释和研究自然的方法论。

阴阳学说经过长期的发展，已沉淀为中国人的传统思维方式，已经深入到中国人生活的各个方面，广泛地影响着中国的政治、军事、医学、天文等领域。

从学术上说，在中国历史上，“阴阳家（派）”也是很有声望的。阴阳家，是中国东周战国中期主要学派之一。其以提倡阴阳五行学说为宗旨，故名阴阳家，又称“阴阳五行家”或“五行家”。司马谈《论六家要旨》列“阴阳家”为六大学派之首。《汉书·艺文志》将其列为“九流”之一。“阴阳家”的主要代表人物有战国末期齐国的邹衍、邹奭。

“阴阳家”把“阴”和“阳”看作事物内部的两种互相消长的协调力量，认为两者的消长是孕育天地万物的生成法则。这正是老子所说的“道生一，一生二，二生三，三生万物，万物负阴而抱阳，冲气以为和。”随着对复杂多变的世界的认识的发展，阴阳学说又衍生出新的思考模式。如“八卦说”和“五行说”。“八卦说”就是用来表示阴阳的移动与变化的。它代表着各种自然现象，可以推算时间的推移、自然的变化以及人生的各种际遇。“五行说”则是由金、木、水、火、土五种基本物质的循环变化理论发展出的五行相生相克的观念。研究阴阳五行说，能从天体的运行的计算来制定历法，掌握世间万象。到后来，发展出专门研究天体的“天文家”、研究历法的“历数家”以及“五行家”。

总之，任何事物均可以用阴阳来划分。凡是运动着的、外向的、上升的、温热的、明亮的都属于阳；相对静止的、内守的、下降的、寒冷的、晦暗的都属于阴。我们把对人体具有推进、温煦、兴奋等作用的物质和功能统归于阳；对人体具有凝聚、滋润、抑制等作用的物质和功能归于阴。阴阳是相互关联的事物或是一个事物的两个方面。阴阳学说认为：自然界任何事物或现象都包含着既相互对立，又互根互用的阴阳两个方面。阴阳是对相关事物或现象相对属性或同一事物内部对立双方属性的概括。阴阳学说认为：阴阳之间的对立制约、互根互用，并不是处于静止和不变的状态，而是始终处于不断的运动变化之中。

第二节 汉字文化圈中的阴阳文化

汉字文化圈指历史上受中华政治及文化影响、曾经或现在仍然使用汉字、以汉语文言文（日、韩、越称之为“汉文”）作为书面语（并不使用口头语言的汉语官话作为交流媒介）、文化及习俗相近的国家和地区，主要包括中国、日本（包括覆亡琉球国）、朝鲜、韩国、越南等东亚和东南亚国家。汉字文化圈从地理角度可以称为东亚文化圈，从文化角度可称为儒家文化圈（儒教文化圈），以器物可戏称为稻米文化圈、筷子文化圈，亦曾被称为“汉文化圈”。

一、韩国的阴阳文化

韩国属汉字文化圈范畴。韩国受中国传统文化影响最深，从其国旗就可见一斑。自 1883 年（朝鲜王朝后期）开始，韩国开始使用太极旗。1949 年，韩国文教部正式确定韩国国旗现在的样式：中央是太极图案，四周配以八卦图形。据韩国官方解释，太极图中的红色代表阳，蓝色代表阴，阴阳合一代表宇宙的平衡与和谐。火与水，昼与夜，黑暗与光明，建设与破坏，男与女，主动与被动，热与冷，正与负等，作为宇宙中两种伟大的力量，通过相互对立而达到和谐与平衡。以太极为中心，四角的卦符分别象征阴阳互相调和。左上角为乾卦，代表天，右下角为坤卦，代表地；其上下的空间象征着天地宇宙。左下角为离卦，代表着火、南方、夏至，右上角为坎卦，代表着水、北方、冬至；这两卦空间代表着南方与北方，因为韩国是南北距离 1100 公里、东西距离 216 公里的南北型国家，所以取南北以象征整个版图；时间上夏至与冬至分别是白天与黑夜最长的一天；物态上取水火而相容的信心与理念。整个国旗则代表韩国人民永远与宇宙协调发展的理想。

韩国国旗的太极和八卦思想来自中国的《周易》。和谐、对称、平衡、循环、稳定等原理，代表着中华民族对宇宙、人生的深刻思考。朝鲜半岛长期受中华文化影响，韩国国旗正是这种影响的反映。

二、日本的阴阳文化——阴阳师

阴阳师是流行于日本古代的宗教职业。

6 世纪，中国的阴阳五行学说混合了道教咒术与密教占术，传入日本，并吸收了很多当地文化，形成了独特的“阴阳道”。不过当这个名词正式出现在日本史料上时，已经是10 世纪的事了。此时的阴阳道兼备了占卜、祭祀、天文、历法等，上至国运皇命，下至庶民之事，都可运用其来解释。推古皇朝的圣德太子就是运用这门知识的佼佼者。笃信佛教的圣德太子在制定“冠位十二阶”及服装颜色时都曾考虑到阴阳五行。这对当时的日本社会造成了极大影响。从此阴阳师成为热门“职业”，阴阳道转入全面兴盛时期。

就是说，日本平安时代，一个曾与盛唐帝国隔海相对的时代，阴阳师成为当时的热门“职业”。

为了消除天、地、人、鬼间的矛盾，阴阳师们大显身手。他们借包罗万象的卦卜和神秘莫测的咒语，驱邪除魔、斩妖灭怪，成为上至皇族公卿、下至黎民百姓的有力庇护者！不过阴阳师的饭碗也不是好捧的。在尔虞我诈的宫廷中生存，他们必须熟稔一切风雅事，如和歌、汉诗、琵琶、笛以及香道或者茶道等。此外，他们还必须有看穿人心的本事及不泄密的职业道德。所以能成为阴阳师的人，俱是当时的俊彦之才。

阴阳师们虽然官阶并不高，但却多受权臣贵族的仰仗，其地位远远凌驾于一般官员和武士之上。而当时位居阴阳师第一把交椅的当属贺茂忠行。他在世人讶异的目光下，收了一个面目清秀的年幼童子为徒，这名俊雅的灵犀少年，就是后来较有名的阴阳道一代宗师——安倍晴明。

三、朝鲜的阴阳五行文化

朝鲜李朝时期也用阴阳五行理论来解释音乐。成宗二十四年（1493）成伣、申末平等人奉王命编写的《乐学轨范》的序文中指出，音分宫、商、角、徵、羽五种，与阴阳五行相对应。管乐器因其管的长短，发出清音与浊音。律分 12 种，类似于一年 12 个月。十二律模仿凤凰之声，雌凤声与雄凤声各占六音。属阳之六音为六律，属阴之六音为六吕，阴阳二音合在一起便成十二律。这种说法与《礼记》乐记篇中所讲的“天地高下，万物散殊，而一制行矣，流行不息，合同而化，而乐兴焉”的理论颇为相似。

再如，过去朝鲜人起名字时，普遍遵循五行顺序。这种习惯起始于新罗末期，高丽期时有了很大发展，李朝中期时普遍化。（千山，《朝鲜文化与阴阳五行说》）

第三节 阴阳太极图赏析

说阴阳太极图是第一美图一点不为过。说阴阳太极图是宇宙的图腾标志也一点不为过。

如何表达事物间的对立性、统一性、互根性、相互转化性，或者说，我们如何表述阴阳原理？古人聪明地发明了世界第一图——

阴阳太极图（如图2－1）。太极图线条简单，却寓意深刻，宛若一帖无字天书。它是静态的，又是动感的；它是原始的，又是现代的；它是神秘的，又是科学的；它是中国的，又是世界的。

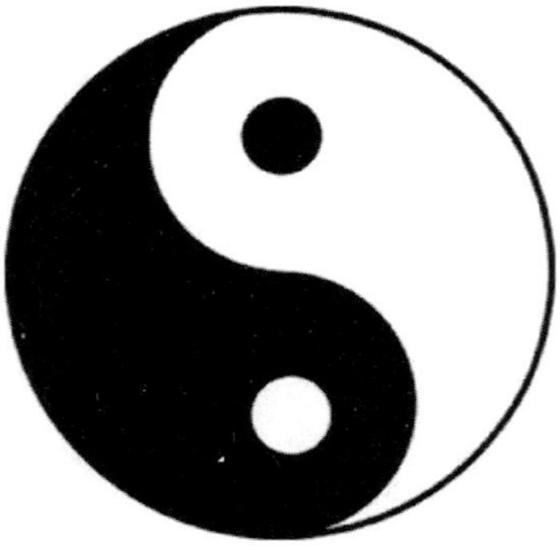

图2－1　阴阳太极图

饱含中国人智慧的阴阳太极图简单明了，简单就是美！一个大圆圈、一条曲线、两个小圆点，构成两条可爱的黑白胖头鱼（阴阳鱼）。其寓意深刻，雍容大气，包容世上的万事万物。无论从美学角度，还是从科学角度、文化角度、哲学角度来看，太极图都堪称中华第一图。中国有两个伟大的图腾走向了世界，一个是龙图腾，一个是太极图腾（原始社会中，人们以某种自然物的图形作为本氏族的保护神和标志，称为图腾）。太极图腾在联合国以及其他国家被广泛使用，甚至被一些国家当作国旗和国徽的图案。

远看，太极图如悬于星空中的星球，天覆地载，浩瀚无边，永恒无限。近看，太极图如两条可爱的大头鱼，寄托着中国人追求仁和、协调、生命轮回的愿望。

古人用太极图以大小相等、对称的图形方式，揭示了人们在一个矛盾对立体中以追求阴阳平衡和在众多矛盾平衡中追求和谐的愿望。它的境界是那么的高尚。图中漂亮的黑白阴阳鱼完美地将首尾相接在一起，叙述着生命和万物的轮回。

太极图实际上是古人用来表达抽象凝练的宇宙万事万物的图形语言。在太极图里“黑白两鱼”代表对立的阴阳两极，喻示着宇宙及万事万物皆由辩证、对立的二元所构成；阴阳两极之间柔和流畅的分界线，昭示着对立的两极时刻变化、交合，并以此求得平衡，以便更好地融为一体，即所谓的矛盾统一。

《周易·系辞上》又说：“两仪生四象，四象生八卦。”其指浩瀚宇宙间的一切事物和现象都包含着阴和阳或表与里的两面。阴阳之间既互相对立斗争又相互滋生依存。这即是物质世界的一般规律，是众多事物的纲领和由来，也是事物产生与毁灭的根由所在。

阴阳学说有原理吗？有。这个原理就是用“象”来表述的。任何具体的或抽象的事理皆可以“象”明之。所以太极图既是一幅美图，也是一个公式图。

太极图显示了阴阳定律。阴阳定律主要包括两方面。第一，一切象都在阴阳范畴内，任何象要么对应“阴”，要么对应“阳”；如果任一象对应“阴（或阳）”，则必然存在与该象相对存在的另一象与“阳（或阴）”对应；一切象都能归类组合成“阴阳之象对”而建立对应关系。第二，在同一参照点中，产生“阴阳”各自变化之象的实质是“对应存在的阴阳对”互换其“阴阳位”（即“阴阳易位生变化”），而阴阳自身的性质（即自性）没有出现生灭的变化（即无生无灭）。就是说，阴阳的总量不变（即无增无减），我们称此公理为“阴阳易位守恒定律”。

现代学者从哲理数学和逻辑学角度，结合中医临床实践，揭示阴阳五行学说的科学内涵，建立了阴阳五行数学的理论体系。这从一定程度上论证了阴阳五行学说对物质的描述是具有一定科学理论和严密逻辑思维的。

一个科学理论的成立，必须有三项前提，即长期的观察实践、数学的推理和论证、实验室的实验证明。

阴阳学说是完全可以成为科学理论的。因为它完全可以满足上述三项条件。

至于太极图是何时被发明的，最常见的有四种说法。①太极图起源于远古，是伏羲根据河图和洛书研创的简易图。这种说法在古代典籍中有广泛记载。②太极图起源于新石器时代陶器上的轮纹、旋涡纹、鱼纹等。③太极图起源于东汉·魏伯阳所著的《周易参同契》。④太极图为宋朝前后的大师（如北宋的周敦颐、五代宋初的陈抟、宋元之际的佛徒寿涯等）所绘。持此四说者颇多，且有大量的古文献可以作证。

第四节　阴阳原理与现代科技

阴阳原理与现代高科技并非格格不入。

一、阴阳原理与计算机

德国数学家莱布尼茨是现代电子计算机二进制的创始人。他曾断言：“二进制乃是具有世界普遍性的、最完美的逻辑语言。”目前在德国图林根，著名的郭塔王宫图书馆内仍保存着一份莱布尼茨的手稿。手稿标题为“1 与 0，一切数字的神奇渊源。”他说：“第 1 天的开始是 1，也就是上帝。第 2 天的开始是 2……到了第 7 天，一切都有了。这最后的一天也是最完美的。因为，此时世间的一切都已经被创造出来了。因此它被写作‘7’，也就是‘111’（二进制中的 111 等于十进制的 7），而且不包含 0。只有当我们仅仅用 0 和

1 来表达这个数字时，才能理解，为什么第 7 天才最完美，为什么 7 是神圣的数字。值得特别注意的是它（第 7 天）的特征（写作二进制的 111）与三位一体的关联。”

据说莱布尼茨是最早接触中华文化的欧洲人。1701 年法国汉学大师若阿基姆·布韦曾向莱布尼茨介绍《周易》和八卦系统。在莱布尼茨眼中，“阴”与“阳”基本上就是他的二进制的中国版。八卦是象形文字的雏形。由坤卦经艮、坎、巽、震、离、兑到乾卦，正是由 0 数到 7。这样八个自然数组成了完整的二进制数形。八卦中的“—”叫作阳爻，相当于二进制中的“1”，而八卦中的“- -”叫作阴爻，相当于二进制中的“0”。六十四卦正是从 0 到 63 这六十四个自然数的完整的二进制数形。在数学中八卦属于八阶矩阵。

我们都知道二进制的发现直接导致了电子计算器和计算机的发明，并使计算机得到了迅速的普及，使其成为人类生活和生产的重要工具。二进制的实质是通过“0”和“1”来描述事件。不论计算机能给我们如何多变、如何完美、如何复杂的画面，其本源只是简单的“0”和“1”。“0”和“1”在计算机中通过不同的组合与再组合，模拟出一个纷繁复杂、包罗万象的虚拟世界。

如果我们用阴阳概念对二进制进行置换，用“阴”来表示“0”，用“阳”来表示“1”，数的二进制就等同于自然界的“阴”和“阳”，就是自然界中存在的两种对立统一的“能量”。既然二进制的 0 和 1 通过计算机里能够创造出一个虚拟的、纷繁的世界，那么自然界中的阴阳同样是形成现实世界万事万物的基础。自然界中的阴阳能量就像电脑中的二进制一样，真实地构成了我们纷繁复杂的“万有”世界。所以，孔子说：“一阴一阳为之道。”

二、阴阳八卦与基因理论

决定生物遗传的分子有两种——DNA 和 RNA。每 3 个 DNA 和 RNA 能决定一种遗传密码。八种碱基每次取 3 个，重复组合，只能有 64 种密码子，它与八卦的结构以及生成的六十四卦一致。

为何一切生命体的密码子最多有 64 个？我们已经知道在生命科学中有遗传基因的许多奥秘，如每一个遗传密码子必须是由 3 个碱基组成，而 64 个密码子只和 20 个氨基酸严格对应。这些都是欧美科学家通过大量实验发现的，且很多人因此获得诺贝尔奖。至于为什么遗传密码子必须由 3 个碱基组成，为什么 64 个密码子只能与这样或那样的氨基酸对应，又为什么 64 个密码子中只有为数不多的密码子对某些氨基酸的使用频率特别高，为什么只有个别密码子作为合成蛋白链的起始（终止）点，至今欧美生命科技界还没有一个人能够站出来用定量的方法来说明。

有人把中国传统的 $8\times8=64$ 的卦象，直接移植到生物体 64 个遗传密码子上，成功地模拟了 4 种碱基（A、T、G、C）最多能编制出 64 个密码子的规律。专家们以此为基础又借中国传统中医药学甘、辛、淡、平味药为阳性药，苦、涩、酸、咸药为阴性药的原理成功地描述了生物体中 20 种氨基酸按苦、甘、咸、酸味道分布于上述四种碱基的排序方式。

就是说，科学家把信使 RNA 链上决定一个氨基酸的、相邻的 3 个碱基叫作一个“密码子”。密码子亦称三联体密码。人类遗传基因密码子由 3 个碱基组成，碱基有 4 种，每 3 个碱基决定一个氨基酸。从理论上分析碱基的组合有 $4^3=64$ 种，64 种碱基的组合即 64 种密码子。三联体密码的 64 个排列顺序和伏羲八卦中的 64 卦图排列序相吻合。

链接：“阴阳”为何与“八卦”联系在一起？八卦是表示事物自身变化的阴阳系统。用“—”代表阳，用“- -”代表阴，用三个这样的符号，按照大自然的阴阳变化平行组合，组成八种不同形式，叫作“八卦”。

“八卦”产生于《周易》。其多用一些神奇的数字来表示某些内容。我们先来看“卜”这个字。它由一竖一点组成。其意义与圭表相关。中国是一个农业大国，农作物的种植、收割非常需要天文气象知识。圭表是古代测量日影的工具。中国人最早测日影的方法，是用一个184厘米高的土堆，后来发展用184厘米高的“圭表”。每天在一定的时间测日影，其影长是不同的。所以，“卜”字的一竖代表184厘米的标杆，一点代表影长的斜线，意指测日影的状态。“圭”字即土堆，代表两个土堆起来。“圭”字右边加上“卜”字就是“卦”，代表测量太阳的影长。所以《周易》的数字起源于测日影。因为每日影长是不同的，记录影长从而形成数字概念。太阳东升西降，形成昼夜以及四季寒暑之阴阳之别。就是说，所谓八卦，是阐释阴阳原理的。古代劳动人民通过测量太阳位置，知道季节的阴阳变化，并以此指导劳作。这就是阴阳与八卦的最基本联系。它反映了古代人们对现实世界的认识。

总之，八卦源于中国古代对宇宙生成及日、月、地球的关系的认识，以及将农业社会和人生哲学互相结合的观念。《周易》指出“易有太极，是生两仪。两仪生四象，四象生八卦。”所谓太极即宇宙，两仪指天地，四象就是四季天象。长日照的夏季称太阳，短日照的冬季称太阴，春是少阳，秋是少阴。而八卦再分三爻，即二十四节气。“太极八卦图”明显是指地球自转一周而复始的规律。

三、阴阳原理与磁场理论

战国时期，人们利用磁石指示南北的特性制成了指南工具——司南。但是，战国时期的司南是什么样子？现在还无法考证。《中国历史》课本插图中的司南，是根据中国历史博物馆展品“汉代司南模型”绘制的。这个模型是后人根据史书记载以及地下出土的汉代地盘实物制成的。地盘是青铜做成的，内圆外方；中心圆面非常光滑，可保证勺体指示方向的准确性。中心圆外围依次布列八卦、天干、地支和二十八宿，共计二十四个方位。地盘中心的小勺是用整块的天然磁铁磨成的，磁铁的正极磨成司南的长柄，勺头底部是半球面，非常光滑。使用时先把地盘放平，再把司南放在地盘中间，用手拨动勺柄，使它转动，等到司南停下来，勺柄所指方向就是南方。这种勺形司南直到 8 世纪时仍被应用。

“中国最早的指南针理论，是建立在阴阳五行学说基础上的‘感应说’。”例如，最晚成书于宋代的《管氏地理指蒙》，首先提出如下逻辑：“磁针是铁打磨成的。铁属金，按五行生克，金生水，而北方属水，因此北方是金之子。铁产生于磁石，磁石是受阳气的孕育而产生的，阳气属火，位于南方，故南方相当于磁针之母。这样，磁针既要眷顾母亲，又要留恋子女，自然就要指向南北方向。”

该理论认为磁石不同端面有不同属性，且它们决定磁针的指向。这种说法很容易启发人们发现磁石的两极，使人们进一步联想到磁极与磁针指向之间的关系，从而为正确认识这一问题找到可能的途径。

当把两块磁铁放在一起相互靠近时，有时候互相吸引，有时候相互排斥。现在人们都知道磁体有两个极，一个称北极，一个称南极。同性极相互排斥，异性极相互吸引。地球也是一个大磁体，它的两个极分别在接近地理南极和地理北极的地方。因此地球表面的磁体在自由转动时，就会因磁体同性相斥、异性相吸的性质指示南北。这个道理古人不够明白，但这类现象他们很清楚。

所以，不管在地球表面的什么地方，拿一根可以自由转动的磁针，它的北极总是指向北方，南极总是指向南方。

现在人们已经知道，地球的两个磁极和地理的南北极只是接近，并不重合。磁针指向的是地球磁极而不是地理的南北极。所以，磁针指的就不是正南、正北方向而略有偏差磁针所指的南（北）方与正南（北）方之间的角度叫作磁偏角。又因为地球近似球形，所以磁针指向磁极时必向下倾斜，和水平方向有一个夹角，这个夹角称为磁倾角。不同地点的磁偏角和磁倾角都不相同。成书于北宋的《武经总要》在谈到用地磁法制造指南针时，就注意并利用了磁倾角。沈括在《梦溪笔谈》谈到指南针不全指南，常微偏东，指出了磁偏角的存在。磁偏角和磁倾角的发现使指南针的指向更加准确。

总之，阴阳是对自然界相互关联的某些事物和现象对立双方属性的概括。再如，在物理学上，波色子和费米子是物质世界的两种存在，基本粒子中所有的物质粒子（如轻子中的电子、组成质子和中子的夸克、中微子）都是费米子；而传递作用力的粒子（光子、介子、胶子、W 和 Z 波色子）都是波色子。波色子和费米子正好和中国古代的阴阳学说一致。阴物质是波色子，是物质存在的基础；阳物质是费米子，是物质存在的形式。

不可否认，由于阴阳学说的泛化性，其曾被谶纬神学（汉代盛行的迷信学说）所利用，以致于人们提到阴阳难免会想到算命先生。但阴阳理论作为中华民族理性与智慧的结晶，长期指导着中国古代的人文科学和自然科学。其体现了朴素唯物主义思想，而且具有辩证法精神和系统观理念。

第五节 《黄帝内经》阴阳大论名篇赏析

《黄帝内经》以阴阳为核心，有多篇关于阴阳的专论。《素问·阴阳应象大论》是阐释中医阴阳思维的核心。从篇名看，应，即感应、交感（相互影响而有所反应）；象，即直接观察，以“象”表述，即人对精神或物质存在的影像；应象，即交感之象；大论，纵论、宏观大论。阴阳应象大论，即纵论阴阳交感之象。整篇论述紧扣“阴阳取象”思维。

【原文】黄帝曰：阴阳者，天地之道也，万物之纲纪，变化之父母，生杀之本始，神明之府也。治病必求于本。

【赏析】宇宙的神奇力量就是阴阳。宇宙万物的变化发展、生长消亡，皆遵循一个原理，即阴阳平衡原理。因此，本篇首先点出了《黄帝内经》的核心论点就是阴阳平衡。阴阳原理是自然界规律，是万物遵守的法度纲领，是万物化生的根源，是万物生长凋落、阴阳消长等自然规律的根由，是整个宇宙的灵魂所在（神明之府）。所以治病必求阴阳之道（本）。

【原文】故积阳为天，积阴为地。阴静阳躁，阳生阴长，阳杀阴藏。阳化气，阴成形。寒极生热，热极生寒。寒气生浊，热气生清。清气在下，则生飧泄；浊气在上，则生䐜胀。此阴阳反作，病之逆从也。

故清阳为天，浊阴为地。地气上为云，天气下为雨；雨出地气，云出天气。故清阳出上窍；浊阴出下窍；清阳发腠理，浊阴走五脏；清阳实四肢，浊阴归六腑。

【赏析】（宏观宇宙）阳为天，阴为地。地静为阴，天动为阳（古人视角：太阳绕地球转）。春夏阳生继而阴生，秋冬阳杀继而阴藏。阳主功能，多无形；阴为物质，多有形。寒极，则热生之始；热极，则生寒之始。寒气、阴浊下沉，热气、清阳上升。人体应维持清升浊降之“象”，如果清气郁于下或浊气盛于上，即阴阳错位，则清阳不能布散，浊阴不能下沉，而易产生飧泄、䐜胀之类的异常。这些皆说明阴阳交感不顺可引起疾病。（从自然界四季之象到人体的清升浊降，处处体现着“天人合一”理论。）

天在上而清，地在下而浊。地气（水蒸气）阴凝上结，则合以成云；天阳（云滴）散而下流，则注而为雨。就阴阳属性来说，雨为阴出地气，云为阳出天气。此为天地阴阳交感象。

天地之理且然，人身清浊亦如是也。上窍出气，满足视、听、闻、呼吸等功能；下窍排污，泄体内废物残渣。腠理清轻布散于外，五脏吸收藏纳于内。四肢坚实受精微营养而灵动于外，六腑空虚受纳、排泄污垢而蠕动于内。

此处立足于“象”思维，以云雨关系比拟人体营养精微的布散与代谢产物的排泄关系，以云的清灵比拟阳之清，以雨的湿浊比拟阴之浊，并进一步引申到人体的上窍与下窍、腠理与五脏、四肢与六腑的对立统一关系。

【原文】 水为阴，火为阳。阳为气，阴为味。味归形，形归气；气归精，精归化。精食（sì）气，形食（sì）味；化生精，气生形。味伤形，气伤精。精化为气，气伤于味。

阴味出下窍，阳气出上窍。味厚者为阴，薄为阴之阳，气厚者为阳，薄为阳之阴。味厚则泄，薄则通；气薄则发泄，厚则发热。壮火之气衰，少火之气壮。壮火食（shí）气，气食（sì）少火；壮火散气，少火生气。气味辛甘发散为阳，酸苦涌泄为阴。

【赏析】 阴阳是在互相制约中维持平衡的。水是阴之典型代表，火是阳之典型代表，水火不相容。火代表自然界的能量、功能，水代表自然的能源、物质。同样，人体的能量和能源就是气和味的关系（营养平衡）。气为阳，味为阴。气味相互制约、转化，并保持平衡。有形食物必须依赖消化功能（味归形）；消化功能的维系又必须依赖营养精微（形归气）；精微物质源于食物的消化吸收过程（气归精，精归化）。所以反过来说，道理也是一样的。“精食气”即“气归精”，“形食味”即“味归形”，“化生精”即“精归化”，“气生形”即“形归气”。所以说，营养精微物质是维系正常的消化功能的保证，但饮食不当同样损害消化功能；饮食不当会损害形体，消化功能不好则不能充分吸收营养精微物质。

阴阳属性是相对的。阴味（排泄物）出下窍，阳气（营养精微）出上窍。相对说，排泄物因污浊之性而为阴，但正常排泄物为阴中之阳；营养精微因清净之性为阳，但营养中的杂质为阳中之阴。异常排泄为泄，正常排泄为通；营养精微正常布散为发泄（散），异常代谢为致热。代谢正常为“少火”状态，代谢异常为“壮火”状态；壮火损耗生命能量而折寿，少火滋生能源而益寿。

此处尤其提出了壮火与少火的阴阳对关系。壮火可致气衰，少火可使气壮。也就是说壮火能耗散气，少火能滋生气。如果将生命比作一把柴草，那么让自己处于一种少火状态是长寿的根本，因为“壮火散气，少火生气”。

人体能量的摄入不外辛甘酸苦（咸）五味，其中辛甘主发散为阳，酸苦主涌泄为阴。所以，摄入食物营养的类别也宜讲究气味的阴阳平衡。

【原文】 阴胜则阳病，阳胜则阴病。阳胜则热，阴胜则寒。重寒则热，重热则寒。寒伤形，热伤气。气伤痛，形伤肿。故先痛而后肿者气伤形也；先肿而后痛者，形伤气也。

【赏析】 阴阳交感是动态的，所以“取象”的目的是“观象”。

阴阳平衡法则之一就是能量守恒原则，即阴阳总量守恒不变。阳升则阴降，阴进则阳退。如果阴过胜则阳不足，阳过胜则阴不足。阳胜则呈热象，阴胜则呈寒象。四季交替中，寒极则为热生之始，热极则为寒生之始。阴阳失衡可引起形体和气机的异常等病理表现。阴寒多伤形，多见肿象；阳热多伤气，多见痛象。先痛后肿者，往往是气先伤而后及于形；先肿而后痛者，往往是形先伤而及于气。

【原文】 风胜则动，热胜则肿，燥胜则干，寒胜则浮。湿胜则濡泻。

天有四时五行，以生长收藏，以生寒暑燥湿风。人有五脏化五气，以生喜怒悲忧恐。故喜怒伤气，寒暑伤形。暴怒伤阴，暴喜伤阳。厥气上行，满脉去形。喜怒不节，寒暑过度，生乃不固。

【赏析】 人与自然有全息倾向。

四季阴阳交替，我们可以看见许多天人相应的表现，如风胜多“动”（树枝多抖动），热胜多“肿”（热胀），燥胜多“干”（草木枯萎），寒胜多“浮（凝）”（水结成冰），湿胜多“濡”（渗水、长霉）。人生活在自然界中，在病象上，自然与人体是有全息性的。例如，风病多肢体动摇，热病多红肿胀痛，燥病多口干肤枯，寒病多痹痛，湿病多泄泻、皮痒等。人与自然是息息相应的。如自然界有春夏秋冬四季，呈生长收藏四时之象，主寒暑燥湿风四季之气。人有五脏，化生五脏之气，主喜怒悲忧恐诸情志变化。六淫可致病，情志也可致病。六淫多从外伤于形，情志多从内伤于气。

【原文】故重阴必阳，重阳必阴。故曰：冬伤于寒，春必温病；春伤于风，夏生飧泄；夏伤于暑，秋必痎疟；秋伤于湿，冬生咳嗽。

【赏析】按阴阳能量守恒法则，自然界在生长、收藏循环发展中，维持着动态的平衡。四季病象往往互为因果：冬季过伤于阴寒之气，春易发阳热温病；春季过伤于淫风之气，夏易发飧泄；夏季过伤于暑热之气，秋易发疟疾；秋季过伤于凉湿之气，冬易发咳嗽。

本段对四季病象的描述点出了古代几大常见病证，且这些病证构成了一个开放式体系。这个四季病象模式，反映了古人认识疾病的基本方法。正常情况下，春生夏长秋收冬藏；病理状态就是该生不生或过生，该长不长或过长，该收不收或过收，该藏不藏或过藏的异常。春天本为少火之象，现表现为温病（壮火）；夏天本为表阳发散之象，现表现为洞泄（下走）；秋天本为阳收内敛之象，现表现为阳热难收、寒热交争之象；冬天本为内藏之象，现表现为水气上逆、肺气受损而咳嗽，或收藏过度而痿厥之象。（这是基本模式）春天多温病（传染类），夏天多泄泻（消化病），秋天多疟疾（传染病），冬天多咳嗽、关节病（呼吸、骨病）。这个规律从古至今如此。本段内容充分反映了中医学对疾病的深刻认识。本段内容突出的是“象”的特征。中医学的各种“象”理论，无论视角如何不同，都保持着高度的同一性，或者说全息性。这些“象”图最终都可以组合成一张生命图，即“道在于一”“治之极于一”。

【原文】帝曰：余闻上古圣人，论理人形，列别脏腑，端络经脉，会通六合，各从其经。气穴所发，各有处名；溪谷属骨，皆有所起；分部逆从，各有条理；四时阴阳，尽有经纪；外内之应，皆有表里。其信然乎？

岐伯对曰：东方生风，风生木，木生酸，酸生肝，肝生筋，筋生心，肝主目。其在天为玄，在人为道，在地为化。化生五味，道生智，玄生神。神在天为风，在地为木，在体为筋，在脏为肝，在色为苍，在音为角，在声为呼，在变动为握，在窍为目，在味为酸，在志为怒。怒伤肝，悲胜怒；风伤筋，燥胜风；酸伤筋，辛胜酸。

南方生热，热生火。火生苦，苦生心，心生血，血生脾，心主舌。其在天为热，在地为火，在体为脉，在脏为心，在色为赤，在音为徵，在声为笑，在变动为忧，在窍为舌，在味为苦，在志为喜。喜伤心，恐胜喜；热伤气，寒胜热；苦伤气，咸胜苦。

中央生湿，湿生土，土生甘，甘生脾，脾生肉，肉生肺，脾主口。其在天为湿，在地为土，在体为肉，在脏为脾，在色为黄，在音为宫，在声为歌，在变动为哕，在窍为口，在味为甘，在志为思。思伤脾，怒胜思；湿伤肉，风胜湿；甘伤肉，酸胜甘。

西方生燥，燥生金，金生辛，辛生肺，肺生皮毛，皮毛生肾，肺主鼻。其在天为燥，在地为金，在体为皮毛，在脏为肺，在色为白，在音为商，在声为哭，在变动为咳，在窍为鼻，在味为辛，在志为忧。忧伤肺，喜胜忧；热伤皮毛，寒胜热；辛伤皮毛，苦胜辛。

北方生寒，寒生水，水生咸，咸生肾，肾生骨髓，髓生肝，肾主耳。其在天为寒，在地为水，在体为骨，在脏为肾，在色为黑，在音为羽，在声为呻，在变动为栗，在窍为耳，在味为咸，在志为恐。恐伤肾，思胜恐；寒伤血，燥胜寒；咸伤血，甘胜咸。

【赏析】本段主要描述了人体阴阳五行藏象系统。（人体就是意象思维的产物）

自然万物和人体生命结构如此复杂，人与自然究竟怎样相通相应呢？皆遵循阴阳五行原理。所以《黄帝内经》建立的阴阳五行藏象模型原理主要有以下几层含义。第一，自然界以五为基数，一切事物现象都可按“五行”之性（木之生发条达、火之燥热炎上、土之承载化育、金之清凉收杀、水之润泽顺下）归类，如五方、五气、五味、五脏、五体等。（孔子提出“天数五，地数五，五位相得而各有合。”）第二，五行属性相同的事物具有连锁性联系（生命链），如“东方生风，风生木，木生酸，酸养肝，肝主筋，肝开窍于目”等。五行学说将人与自然联系在了一起，并表明万事万物皆具有全息性、同一性倾向。第三，万物皆遵循阴阳五行原理而相生相克，制约平衡，如“肝生筋，筋生心”“怒伤肝，悲胜怒；风伤筋，燥胜风；酸伤筋，辛胜酸”等。五行生克表明了时空统一性规律及自然、社会的统一性。

【原文】故曰：天地者，万物之上下也；阴阳者，血气之男女也；左右者，阴阳之道路也；水火者，阴阳之征兆也；阴阳者，万物之能始也。故曰：阴在内，阳之守也；阳在外，阴之使也。

【赏析】本段说明太极图是阴阳五行藏象模型的动力轴。本段的意思是：天地上下承载万物；血气男女等有阴阳之分；左右为阴阳升降之道；水火为阴阳典型代表。阴阳是万物的初始本体。阴阳二者，阴静而守内，阳动而使外。

【原文】帝曰：法阴阳奈何？岐伯曰：阳胜则身热，腠理闭，喘粗为之俯仰，汗不出而热，齿干以烦冤，腹满死，能冬不能夏。阴胜则身寒，汗出，身常清，数栗而寒，寒则厥，厥则腹满死，能夏不能冬。此阴阳更胜之变，病之形能也。

【赏析】我们怎样遵循阴阳原理来保健和治病呢？首先，我们要善于辨“阴阳之病象”。阳胜的患者，往往发热，呼吸气粗，无汗，若发展到齿干而烦闷（精神异常）、病深达极限者（热耗津液），多病重，耐冬不耐夏（冬轻夏重）；阴胜者，往往怕冷，易汗出而寒栗，若手足冰冷，病深达极限者（阳虚），多病重，耐夏不耐冬（夏轻冬重）。

【原文】帝曰：调此二者奈何？岐伯曰：能知七损八益，则二者可调，不知用此，则早衰之节也。年四十而阴气自半也，起居衰矣。年五十，体重，耳目不聪明矣。年六十，阴痿，气大衰，九窍不利，下虚上实，涕泣俱出矣。故曰：知之则强，不知则老，故同出而名异耳。智者察同，愚者察异；愚者不足，智者有余。有余则耳目聪明，身体轻强，老者复壮，壮者益治。是以圣人为无为之事，乐恬憺之能，从欲快志于虚无之守，故寿命无穷，与天地终，此圣人之治身也。

【赏析】本段强调调整阴阳时要了解人体的生长衰老之象（体质说）。

调理人体阴阳平衡时，要充分了解不同年龄段人体的阴阳状态（七损八益之理），才能提早抗衰老。尤其是对40岁以后的人，要注意扶阴补阳。医为人在40岁左右时阴气（天癸）开始衰减，动作开始不够灵敏；50岁左右时，动作迟钝、耳不聪、目不明；60岁左右时，出现阴痿（性腺萎缩）、九窍不利（气大衰）、易流鼻涕和眼泪等衰老之象。所以说“知之则强，不知则老”就是指了解人的生长衰老规律有利于抗衰老。

在调整阴阳时，要善于抓普遍规律。

“智者察同，愚者察异”，智者善于掌握普遍规律，而愚者只会拘泥于个别现象。有智慧者善养生所以长寿健康。因智者能保持耳目聪明，身体轻强，越老越健康，越健康越易自我调理的良性循环状态。圣人为我们树立了养生的榜样。其修身之道即无为、恬憺、虚无与自然相协一致。

【原文】天不足西北，故西北方阴也，而人右耳目不如左明也。地不满东南，故东南方阳也，而人左手足不如右强也。帝曰：何以然？岐伯曰：东方阳也，阳者其精并于上，并于上则上明而下虚，故使耳目聪明而手足不便也。西方阴也，阴者其精并于下，并于下则下盛而上虚，故其耳目不聪明而手足便也。故俱感于邪，其在上则右甚，在下则左甚，此天地阴阳所不能全也，故邪居之。

【赏析】理解本段意义的关键在于要掌握意象、类比方法原则。

黄帝问："为何人右耳目不如左耳目，左手足不如右手足？"岐伯答："这也是天人相应现象。太阳东升西降，天不足于西北（太阳西沉），故西北方属阴，而人之右耳目往往也不如左耳目聪明（圣人面南而立，左东右西）。地不满于东南（太阳东升），故东南方属阳，而人左手足往往不如右手足强。东方属阳，太阳东升，伴精于上，呈上明而下虚之象，故相应地左耳目聪明，但左手足不强；西方属阴，太阳西下，伴精于下，呈下盛而上虚之象，相应地右耳目不聪明，但右手足强。所以当人感邪犯病时，往往右耳目甚于左（上部右侧虚应太阳西下），左手足甚于右（下部左侧虚应太阳东升）。此邪乘天地阴阳之虚而留之故也（王冰：'夫阴阳之应天地，犹水之在器也，器圆则水圆，器曲则水曲。人之血气亦如是，故随不足则邪气留居之'）。"

【原文】故天有精，地有形，天有八纪，地有五里，故能为万物之父母。清阳上天，浊阴归地，是故天地之动静，神明为之纲纪，故能以生长收藏，终而复始。惟贤人上配天以养头，下象地以养足，中傍人事以养五脏。天气通于肺，地气通于嗌，风气通于肝，雷气通于心，谷气通于脾，雨气通于肾。六经为川，肠胃为海，九窍为水注之气。以天地为之阴阳，阳之汗，以天地之雨名之；阳之气，以天地之疾风名之。暴气象雷；逆气象阳。故治不法天之纪，不用地之理，则灾害至矣。

【赏析】天空旷却充满精气，地敦实而有形有味；天有八节之纪（时间），地有五行五方（方位），所以天地为万物之父母。清升浊降、天地动静，皆由神明主司（宇宙的力量）。所以自然界才有生长收藏四季之变的终而复始。智慧之人（贤人）懂得将自然大宇宙配人体小宇宙以养生。如头配天阳之象以养（头圆），足拟地阴之象以养（足方接地气），五脏配人事（五行）以养（人事更易，五脏递迁）。天气拟肺（气道），地气（味）拟嗌（食道），风气拟肝（筋之动），雷气拟心（火之烈），谷气拟脾（营养），雨气拟肾（主水）。六经拟川，肠胃拟海，九窍拟为水之进出口。将整个天地纳入阴阳原理之内，阳虚出汗以天之下雨比拟，功能气机以天之疾风比拟，气机亢奋以天之雷比拟，气机逆上以天之阳比拟。治人之理等同于顺从自然之理。

【原文】故邪风之至，疾如风雨。故善治者治皮毛，其次治肌肤，其次治筋脉，其次治六腑，其次治五脏。治五脏者，半死半生也。故天之邪气，感则害人五脏；水谷之寒热，感则害于六腑；地之湿气，感则害皮毛筋脉。

【赏析】辨阴阳还要注意“因时制宜”。

外邪乘虚伤人，只在一瞬间。但病变发展是有过程的，往往由浅入深，由皮毛、肌肤、筋脉而至脏腑。高明的医生善于分析疾病的不同阶段（善于截图），以堵截病变的深入（治未病）。四肢皮膝卫于外（阳），五脏六腑守于内（阴）。如果疾病涉及五脏，表明疾病已较重了（半生半死）。

病因也有阴阳。致病因素不外三条，即外感六淫、饮食水谷、居处阴湿。外感六淫可伤人五脏，饮食水谷多伤人六腑（互文），居处阴湿则多伤人皮肉筋骨。

【原文】故善用针者，从阴引阳，从阳引阴；以右治左，以左治右；以我知彼，以表知里。以观过与不及之理。见微得过，用之不殆。

善诊者，察色按脉，先别阴阳。审清浊，而知部分；视喘息、听音声而知所苦；观权衡规矩，而知病所主；按尺寸，观浮沉滑涩，而知病所生。以治则无过，以诊则不失矣。

故曰：病之始起也，可刺而已；其盛，可待衰而已。故因其轻而扬之，因其重而减之，因其衰而彰之。形不足者，温之以气；精不足者，补之以味。其高者，因而越之；其下者，引而竭之；中满者，写之于内；其有邪者，渍形以为汗，其在皮者，汗而发之。其慓悍者，按而收之；其实者，散而泻之。审其阴阳，以别柔刚，阳病治阴，阴病治阳，定其血气，各守其乡；血实宜决之，气虚宜掣引之。

【赏析】取象准确（诊断），就容易达到调理的目的。

善于治疗者，会根据阴阳原理，从阴引阳，从阳引阴，以左治右，以右治左，以表知里，察虚实状态，观阴阳进退，以细微之征兆测病势之发展。

治疗的前提是要善于诊病、察色切脉，要先别阴阳。通过审营养代谢、听呼吸声音、切脉、按诊等技术手段，辨明病之所属部位，以便准确施治。

至于在具体的治疗方面，是有一些技巧的。治疗宜讲究因势利导，以平衡阴阳为目的。如病之始，可抑制其发展；病之盛，宜掌控病势，使之向积极的方面发展（待衰）。病势呈轻扬态势者宜发散，病势呈重浊态势者宜荡涤，正气衰者宜辅佐之。形（阴）不足者助之以气（阳），精（阳）不足者补之以味（阴）。病势高者宜吐（越），病势低者宜导泄；内实者宜消，外邪者宜汗；病势急者宜抑制，病瘀实者宜通。总之，治疗疾病宜审阴阳、别虚实、通调血气。

可见，中医治病方法论实际上就是围绕"阴阳原理"的一个观象、取象、调象的过程。意象就是直接观察，以"象"表述，尽量将对事物认识的综合性图像（意象），用语言描述出来。意象即为认识摄取物象，其特点往往是：形神一体、抽象具体一体。天人一体，时空一体。

总之，《素问·阴阳应象大论》紧扣阴阳原理分析疾病的发生发展，分析患者阴阳平衡状态，强调"治病必求其本"。关于阴阳平衡原理的阐释，我们古人发明了太极图。一切象都在阴阳范畴内，任何象要么对应"阴"（黑鱼），要么对应"阳"（白鱼）；而如果任一象对应"阴（或阳）"，则必然存在与该象相对存在的另一象"阳（或阴）"对应。这就是"阴阳象对"概念。所以《黄帝内经》强调："阴阳者，数之可十，推之可百，数之可千，推之可万，万之大不可胜数，然其要一也。"

阴阳是动态的，互相交感、互为依存（阴阳交界处呈曲线形），你中有我，我中有你（太极图的眼睛），如天为阳在上，地为阴在下；云升在上为阳，雨降在下为阴（清升浊降）；但雨可以蒸上化为云，云可以下降变为雨。人体也是一幅与自然相对应的景观图，精微清轻之气上升布散，营养全身，并支持上窍（眼耳口鼻）的视、听、嗅、味功能；污浊废弃之气下降出下窍（二阴）以维持新陈代谢功能。四肢皮肤布于外主动、主护卫；五脏六腑藏于内主静、主内守。阳升阴降的平衡秩序一旦破坏，那么正常的布散就会变成䐜胀等异象，正常的排泄就会变成飧泄等异象。

阴阳又是在互相制约中维持平衡的。水是阴之典型代表，火是阳之典型代表，水火不相容。火代表自然界的能量、功能，水代表自然的能源、物质。二者就像太阳和海水，维持着地球的平衡，缺一不可。同样，人体的能量和能源就是气和味。气为阳，味为阴。气味相互制约、转化，维持平衡。

第六节　阴阳取象思维

我们可以根据《素问·阴阳应象大论》理论原理建一个开放性的“阴阳象对”海量信息库（如表2－1）。

表2－1　阴阳象对信息表

归类	阴	阳	归类	阴	阳
自然	地	天	病理	慢病	急病
自然	静	动	病证	旧病	新病
自然	秋冬	春夏	病证	阴证	阳证
自然	收藏	生长	病证	恶寒	发热
自然	寒	热	病证	无汗	易汗
自然	下沉	上升	病证	手足冷	齿干
自然	浊	清	病证	耐冬不耐夏	耐夏不耐冬
自然	雨	云	体质	年老	年轻
自然	空旷	敦实	体质	体质弱	体质盛
自然	水	火	自然	地不满东南	天不足西北

续表

归类	阴	阳	归类	阴	阳
自然	物质	功能	自然	太阳西沉	太阳东升
自然	下	上	体质	右手足强	左耳目强
自然	女	男	治疗	补味	补气
自然	右	左	治疗	从阴引阳	从阳引阴
自然	内	外	治疗	以右治左	以左治右
自然	夜	昼	治疗	治里	治表
自然	下午	上午	治疗	荡涤	发散
自然	相克	相生	治疗	调血	调气
人体	下窍	上窍	治疗	扶正	祛邪
人体	排污	出气	荣养	味	气
人体	五脏六腑	腠理四肢	荣养	阴味	阳味
人体	脏	腑	荣养	质重	质轻
病理	阴寒伤形	阳热伤气	荣养	抑制	亢奋
病证	肿	痛	荣养	外散	内郁
病因	情志	六淫	荣养	壮火	少火
病因	风寒	风热	荣养	食气	生气
病理	内伤	外感	荣养	酸苦咸	辛甘淡
问诊	恶寒	发热	问诊	盗汗	自汗
问诊	无汗	有汗	问诊	五心低热	全身高热
问诊	缓痛	急痛	问诊	腹痛拒按	腹痛喜按
问诊	喜冷饮	喜热饮	问诊	口不渴	口渴
问诊	便溏	便秘	问诊	尿清长	尿短赤
问诊	嗜睡	失眠	问诊	抑郁	烦躁
问诊	经色淡	经色暗	问诊	月经后期	月经前期
问诊	阳痿	阳强	问诊	带下稀白	带下黄稠
问诊	食量过少	食量过多	问诊	手足冷	手足热

续表

归类	阴	阳	归类	阴	阳
问诊	倦怠乏力	心烦焦躁	望诊	色枯	色荣
望诊	无神	有神	望诊	舌淡胖	舌红瘦
望诊	舌淡	舌红	望诊	苔白	苔黄
望诊	苔薄滑	苔薄干	望诊	吐白痰	吐黄痰
望诊	苔白腻	苔黄腻	望诊	流清涕	流浊涕
望诊	痰稀	痰脓	望诊	苔厚	苔少
望诊	口流清涎	时吐黏涎	闻诊	语声低微	语声高亢
闻诊	呼吸微慢	呼吸气粗	切诊	脉迟	脉数
切诊	脉涩	脉滑	切诊	脉细小	脉浮大
切诊	脉沉	脉浮	切诊	脉小	脉大
……			……		

上表中的每组代表着一个“阴阳象对”。阴阳辨证实际上就是对一个以上相关的“阴阳象对”群组的综合分析。所以，掌握合理的“阴阳取象”原则至关重要。

宇宙空间不外“东西南北中”，宇宙时间不外“春夏（长夏）秋冬”。空间的“东、西”与“南、北”、时间的“春、夏”与“秋、冬”都是相互对立的。宇宙内无论空间还是时间，都遵循着阴阳原理而变化。万物皆讲求阴阳平衡。人生活在宇宙中，同样如此。站在阴阳学说角度看，人与宇宙具有全息趋向。

什么是全息现象？一切事物都具有时空四维全息性。同一个体的部分与整体之间、同一层次的事物之间、不同层次与系统中的事物之间、事物的开端与结果、事物发展的大过程与小过程、时间与空间，都存在着相互对应的全息现象。全息论的核心观点就是：机体的每一个局部都是整体的缩影，贮存着整个物像的全部信息。

阴阳属性的划分不仅具有相对性，还有意象性（取象思维），如《黄帝内经》以“云雾不精，则上应白露不下”的自然界天地之气不得升降的异常现象来说明气机必须升降不息、阴阳协调的道理。自然界中，江河湖海的水，以及土壤和动、植物的水分，随时蒸发到空中变成水汽。水汽进入大气后，成云致雨，或凝聚为霜露，然后又返回地面，渗入土壤或流入江河湖海。然后再蒸发（汽化），再凝结（凝华）下降。周而复始，循环不已。人体内同样如此。阴阳升降，气机协调，则气血津液得以布散，四肢百骸得以润养。如肺在内脏中位置最高，状如华盖。肺主宣发主肃降。肺气肃降，上焦水液得以下输膀胱，水道通调。历代医家一直用《黄帝内经》的思想指导临床，如治疗癃闭用吐法开宣上焦，治便秘用宣肺的紫菀等“提壶揭盖”的药物，治喘息胸闷则用通便的方法等。这些都是宣上导下、启上闸而开下流、导下而开宣上焦，使气机通调、升降交通的方法。这就是一种意象性思维。

阴阳理论是建立在“阴阳取象”思维基础之上的。《黄帝内经》一书通过黄帝的眼睛，展示了古人的自然观、生命观。黄帝是一位智者，更是一种象征，在这个伟大的智慧人眼中，世界是怎样的呢？是一幅幅摄入眼中的图像。“易学把宇宙虚空中所有精神及物质的存在，在人的认识系统中所映现的影像名为‘象’（通相）。”象者，图像，形象，象征。

几千年来，中华民族的历代智者，在观察、研究宇宙现象（简称“象”）的历程中发现，这些“象”都能归纳为“互为前提、非此即彼、互相依存、对立统一”的两类相对关系。如地与天、月与日、古与今、时与空、进与退、君与臣、女与男、母与父、弱与强、方与圆、负与正、衰与旺、黑与白、小与大、低与高、后与前、非与是、右与左、守与攻、无与有、下与上、恨与爱、痴与智、静与动、顺与逆、暗与明、恶与善、热与冷、卑与尊、精神与物质、美与丑、贫与穷、高与矮、胖与瘦、微观与宏观、有形与无形……

上述每一组象都代表着两类特性：阴象和阳象（阴阳对）。即两类象一定是一个对应于“阴象”，另一个则对应于“阳象”。建立这种阴阳对立关系的过程就是“阴阳取象”过程。由于一切象是无穷无尽的，所以“阴阳取象”的范围也就无穷无尽。通过“阴阳取象”过程可以建立一个开放性的“阴阳象对”海量信息库（这个库可涵盖人体生命信息“阴阳象对”的专题信息库）。

为了便于研究，古代智者把表示“阴”的变量符号“－－”名为“阴爻”，把表示“阳”的变量符号“—”称为“阳爻”，把二者统称为“阴阳爻”。

我们知道在《周易》里所有的“卦”都是由“阴爻”和“阳爻”来构成的。易学里的“阴阳爻”不但继承了自然界“阴阳”的符号，同时还复制了自然界阴阳能量对立统一的规律，并通过阴阳、五行、干支等文字符号以及“卦”的图形符号模拟了阴阳能量的相互影响和作用。虽然它不能像计算机一样形象地、切实地给人们一种感性认识，但它能抽象地通过阴阳的变化规律和朴素的符号来告诉我们现实世界“万有”的存在和演化规律。

中医学思维方式就是“观象明理”的思维方式。四季中春夏属阳，秋冬属阴；五方中，东南属阳，西北属阴；五脏中，心肝属阳，肺肾属阴。具体到病理方面，病位有表有里、病性有寒有热、病证有虚有实，这都是疾病过程中所表现出的一组组既对立又统一的正反现象。这些正反现象，可以用阴阳来加以概括。例如，临床表现方面，阴证多见面色暗淡、精神萎靡、神倦肢冷、气短懒言、口不渴、尿清便溏、舌淡、脉沉细无力；阳证多见面红身热、神烦气粗、声大多言、口渴饮冷、尿赤便干、苔黄、脉数有力等。临床上往往把阳盛之热称作“实热”，把阴虚之热称作“虚热”；把阴盛之寒称作“实寒”，把阳虚之寒称作“虚寒”。

“阴阳取象”的原则有三个。①相关性：即用阴阳所分析的事物或现象，应该是在同一范畴、同一层次或同一交点上的，即是在相关的基础上的。如以天而言，则昼为阳，夜为阴。不相关的事物或现象不宜分阴阳。②相对性：即指各种事物或现象的阴阳属性不是一成不变的，而是在一定条件下可相互转化的。例如，中原十月份的气候较之七月份的炎夏属阴，但较之十二月份的严冬又属阳；胸相对背来说为阴，但相对于腹来说又为阳。③可分性：即指阴阳之中可再分阴阳。例如，以天而言，昼为阳，夜为阴；白昼又可再分，上午为阳中之阳，下午为阳中之阴；黑夜亦可再分，前半夜为阴中之阴，后半夜为阴中之阳。

第七节　中医临床阴阳辨证方法论

阴阳定律体现了事物的根本。第一，事物的阴阳双方是对立统一的。阴阳双方是相互排斥、相互斗争的，这种排斥和斗争是事物发展的内在动力。但阴阳双方也是统一的，如天和地相对，但都统一于宇宙；冷与热相反，但都统一于温度；快与慢相别，但都统一于速度。第二，阴阳双方是互根互用的，即事物的一方是以另一方的存在为前提的。所谓“阴生于阳，阳生于阴，无阴则阳无以生，无阳则阴无以化”（见《素问·阴阳应象大论》），阴阳双方的任何一方都不能脱离另一方而孤立存在。第三，阴阳双方是消长转化的，即阴阳双方是相互转化和运动着的。阴阳双方相互作用可使新的事物产生。阴阳相互作用、相互影响可使双方力量对比产生变化，而事物正是通过这种消长和转化达到动态平衡的。阴阳消长是一个量变的过程，而阴阳转化则是质变的过程。阴阳消长是阴阳转化的前提，而阴阳转化则是阴阳消长发展的结果。

中医阴阳辨证方法论就是阴阳定律在中医临床上的运用。

《中医内科学》教材中将感冒分为“风寒感冒”与“风热感冒”。风寒感冒症状为：恶寒重，发热轻，无汗，鼻塞声重，喷嚏，流清涕，咽痒，痰白清稀，头痛，肢节酸重，口不渴或渴喜热饮，舌苔薄白，脉浮紧。风热感冒症状为：发热较重，微恶寒，汗出不畅，头痛，鼻塞，流浊涕，咽喉红肿疼痛，咳嗽，痰黏或黄，口干欲饮，舌苔薄微黄，舌边尖红，脉浮数。

根据上述症状信息，我们可以建一个“阴阳象对”表（如表2－2）。

表2－2　感冒症状的“阴阳象对”表

四诊	阴（风寒）	阳（风热）
问诊	恶寒	发热
问诊	无汗	有汗
问诊	口不渴	口渴
望诊	流清涕	流浊涕
望诊	吐白痰	吐黄痰
望诊	苔白腻	苔黄腻
切诊	脉迟	脉数

当然，中医临床辨证不是一个简单的对号入座过程，而是一个收集、分析病情信息，并做出准确诊断的过程。要做好中医辨证必须要明白以下三点。

第一，明白如何采集信息，如何确定不同病证的取象内容（象对群组）。

第二，明白如何进行阴阳变量分析。其实临床上，出现上述典型症状的患者常很难见到。或者说，患者不可能等到典型症状出齐了才来就诊。（定性）

第三，明白如何定量（如发热程度、流清涕多少、面赤轻重等）与定性。

无论是风寒表证还是风热表证，或者燥邪伤肺和寒湿阻肺等，都存在着人体阴阳动态交争的过程。阴阳的偏盛是有轻有重的，需要我们综合判决。阴阳辨证实际上就是对患者相关的“阴阳象对信息”关系群组的综合分析，是一个观象、取象、分析的过程。

所以诊断信息的采集既要有针对性又要全面。例如，对于上述感冒患者，我们还应了解患者是受寒还是受热、生病的季节、病程的长短、年龄的大小。这样才能贯彻“三因制宜”的根本理念。

明代著名医家汪机曾治一病：“一人年三十，六月因劳取凉，梦遗，遂觉恶寒，连日惨惨而不爽，三日后头痛躁闷。家人诊之，惊曰脉绝矣。议作阴证，欲进附子汤。未决，邀予往治。汪机曰：阴证无头痛。今病如是，恐风暑乘虚入于阴分，故脉伏耳，非脉绝也。若进附子汤，是以火济火，安能复生？姑待以观其变，然后议药。次日，未末申初果病。寒少热多，头痛躁渴，痞闷呕食，自汗，大便或泻或结，脉皆濡小而驶，脾部兼弦。此非寻常驱疟燥烈劫剂所能治。遂用清暑益气汤减苍术、升麻，加柴胡、知母、厚朴、川芎，以人参加作二钱，黄芪钱半，白术、当归各一钱，煎服二十余帖而愈。”

本案症见似一派阴寒象，又是感受寒邪，如果按“阴阳象对”信息，给患者的阴阳变量态势打分数表，患者家属无疑是因取象信息不够全面（如表2－3），以致被假象迷惑而做出错误诊断；汪机根据病在暑夏，阴证无头痛（表证）之经验，以及脉伏非脉绝，不为假象所迷，沉着冷静，准确地取象（如表2－4），意识到此病应是真热假寒证。患者暑天劳作后贪凉（喝冷水、洗冷水澡等），寒逼热郁不发而致病，症见梦遗、恶寒、脉绝等，似阴证而实为阳证，为真热假寒证。汪机诊断其为气虚热郁兼湿，但热重于湿，故以清暑益气汤加重人参、黄芪、白术、当归等补气阴之品的用量，减苍术、升麻等燥烈之品（热重湿轻），加柴胡、知母、厚朴、川芎清热透达治疗。调服20余帖而愈。这个案例提醒我们，阴阳辨证不是简单地将症状分类，而是需要在全面取象、动态取象、准确取象的基础上，根据阴阳定律，判断阴阳象对关系的总体变量值。

表2－3　患者家人对患者阴阳变量的分析表

四诊	阴	阳	备注
因劳取凉	－		
恶寒	－		
头痛	－		
脉绝	－		

表2－4　汪机对患者阴阳变量的分析表

四诊	阴	阳	备注
三十岁		－	
六月		－	暑湿
取凉	－－		因劳
未申		－	
寒少热多	－	＋＋	
头痛		＋	
自汗		＋	
便结或便泻	－	＋	热、虚
脉濡小而驶	－	＋	虚中有实

所以说，中医阴阳辨证就是对患者一个以上相关的“阴阳象对”关系群组的综合分析。所以获取患者的“阴阳象对”信息至关重要。诸如信息要全，取象要准，取象要有意义等。这些都是中医辨证论治方法论的重要内容。在继承传统的基础上，建立科学的“临床阴阳象对变量值分析方法学”是很有必要的。

总之，阴阳失调，人就会不舒服，治病的根本就是调和阴阳。尽管疾病错综复杂，但把握住了阴阳就把握住了生命的方向。对于同样的病证，也许不同的中医大夫所用处方不尽相同（多线型思维），但殊途同归，所有中医大夫的处方都是为了使患者机体恢复“阴平阳秘”的状态。

世界上所有事物之间都相互联系、相互作用、相互制约，特别是在生物界，无论是动物、植物，还是微生物，它们的存在必然会影响到其他生物。盛衰依存，祸福倚伏，所有生物共同形成一张环环互扣、丝丝相连的大网。每一种生物都是它所在食物链上的一个环节，通过食和被食的关系和其他生物相连。所以，中国传统文化中所蕴藏的对待自然的智慧和伦理原则极具环保意识。中医学的治病观，正是立足于这种观念之上的治病方法。在治疗方面，给予“和于阴阳，调于四时”“毒药攻邪，五谷为养”“四时五脏，病随五味所宜”的调理，强调主体的自我控制与整体把握，而不是分析感染了什么细菌、病毒。一切以养为主，以治为辅；以内为主，以外为辅。一切养生和诊治方法都是为了恢复自身调动内在的生命因素的能力，使机体能够靠自身的内在功能，去适应自然，以达到健康与长寿的目的。所以，无论是调和营卫的“桂枝汤”，还是清热解毒的“银翘散”，还是辛温解表的“麻黄汤”等历代名方，其根本都是提高人体与自然相适应的能力，都是调和阴阳，都以提高健康指数为要旨。这与西医的杀细菌或灭病毒等针锋相对、短兵相接的方法有所不同。为什么 2000 年以前的《伤寒论》中的处方到现在还有效？因为中医学治疗疾病，是用药物的偏性来纠正人体的偏性，使致病因子赖以生存的条件被打破，使人体的内环境得到自我修复。

第八节　学术陷阱——历史上的东垣派与丹溪派的阴阳之争

金元四大家是指：火热派代表刘完素、攻邪派代表张从正、补土派代表李东垣、滋阴派代表朱丹溪。他们的生卒年代分别是：刘完素（约 1110—1200）、张从正（1156—1228）、李东垣（1180—1251），朱丹溪（1281—1358）。可见，朱丹溪生于李东垣去世 30 年以后，比金元四大家中的其他三家皆晚。

是谁最先提出“金元四大家”的呢？元末明初著名文学家宋濂（1310—1381）在为朱丹溪《格致余论》作序时说“金以善医名者凡三人，曰刘守真氏、曰张子和氏、曰李明之氏，虽其人年之有先后，术之有攻补，至于推阴阳五行升降生成之理，皆以《黄帝内经》为宗，而莫之异也”，并称《格致余论》“有功于生民者甚大，宜与三家所著并传于世”。（见《钦定四库全书》本）之后，“金元四大家”之称流于世。

新安医学代表医家汪机（1463—1539）生于明代中期，按汪机自己在其所著《营卫论》中所形容，此时期正是东垣学风受冷落、丹溪学说受捧之时。“凡百诸病，一切主于阴虚，而于甘温助阳之药一毫不敢轻用，岂理也哉？”人们将丹溪树为“滋阴派”的代表，并将“滋阴派”与东垣的“补土派”对立，汪机却对此却有自己的见解。

首先，汪机认为丹溪“阳有余阴不足”之说，“无非戒人保守阴气”而已，“非论治阴虚之病也”，并举丹溪治产后阴虚时言“右脉不足，补气药多于补血药；左脉不足，补血药多于补气药”，感叹“丹溪固不专主于血矣。何世人昧此，多以阴常不足之说横于胸中?”

其次，丹溪学说，本是对当时滥用《太平惠民和剂局方》辛香燥热流弊的纠偏，但矫枉过正，一些医家偏执于丹溪滋阴之说，临床过用苦寒，戕伤元气，使丹溪学说渐成新的时弊，从一个极端走向了另一个极端。明代浙江医家王纶所著《明医杂著》中的“忌用参芪论”，就是在丹溪阴火论的基础上夸大了人参、黄芪的副作用。汪机针对此内容撰写了《辨〈明医杂著〉忌用参芪论》一文，认为“丹溪治火，未尝废人参而不用”。文中列举了诸多丹溪用人参、黄芪取效的案例以论证，内容翔实，影响深远。

汪机认为“阳有余阴不足”之说本是丹溪在《黄帝内经》理论基础上借日月以喻人之禀赋。其意思是日常明为有余之象；月常缺为不足之象。人禀天地日月同样也呈“阳有余而阴不足”之象，“女人必须积养十四五年，血方足而经行，仅及三十余年，血便衰而经断，阴之不足，固可验矣”。（笔者认为十二经脉皆阳经长而阴经短，也是“阳有余阴不足”之象）自然界和人体都在“阳有余”和“阴不足”之象中维系着统一，这本是阳强阴柔的属性。所以汪机认为“阳有余阴不足”只是强调人体生理禀赋，并不代表病理上人体就不易有阳虚之证，“人于日用之间，不免劳则气耗，悲则气消，恐则气下，怒则气上，思则气结，喜则气缓。凡此数伤，皆伤气也。以有涯之气，而日犯此数伤，欲其不虚难矣”。

汪机既反对过用辛香燥热之品，也不赞同拘泥于寒凉滋阴之法，却独崇东垣的甘温之法。他在形式上似乎更注重补阳，但认识的视角却有所不同。汪机创“营卫一气”论，阐释了固本培元的学术理念。

首先，汪机认为扶阳是本。丹溪所言“阴有余阴不足”，就像太阳和月亮中太阳起主宰作用一样，即《易》之所谓“天行健”的自然力量。“月虽阴，而不禀日之阳，则不能光照而运行矣”，阳生则阴长，所以《素问·生气通天论》强调“阴阳之要，阳秘乃固”。扶阳就是固本，就是培护生命之元气。

其次，汪机所说的扶阳不是与护阴对立的，而是在“阴阳一气”的基础上立论的。其从卫气入手进行了发挥、阐释，认为“营”贯穿于气血阴阳，“补阳者，补营之阳；补阴者，补营之阴”，将丹溪的滋阴论巧妙地引向了东垣的补气论，“补营即补阴也”。所以，“丹溪以补阴为主，固为补营；东垣以补气为主，亦补营也。以营兼血气而然也。”汪机的补阳是扶助人体生命活动的原动力——元气。元气源于先天，但人体出生以后，先天元气必须不断得到后天之气的滋养。《黄帝内经》有言“卫气者，水谷之悍气也”“营气者，水谷之精气也”，用人参、黄芪等甘温补气之品（甘能生血、温能助气）可达到气血双补的效果，最终使阴阳平衡恢复。

总之，汪机的营卫理论与李东垣的补中益气说有殊途同归之势，且又能巧妙地融合丹溪理论。

其实将东垣说与丹溪说对立起来是后人自设的一个学术陷阱。治疗上，滋阴与补阳本是纠人体阴阳失衡的治疗法则，二者是对立统一的。我们要辩证地看待滋阴与补阳的关系。北方人东垣注重补阳，南方人丹溪关注护阴本无可厚非，但作为一名医生一生中所面临的患者群不可能永远都是阴虚或阳虚患者，如果人们偏偏将丹溪的寒凉滋阴与东垣的甘温补气绝对地对立起来，抛开因时、因地、因人制宜的要素不谈，要争辩清楚扶阳和护阴哪个更为重要（这和一定要回答爸爸和妈妈哪个好的问题是一样的），这无疑是给自己设了一个学术陷阱。事实上，东垣并非是非滋阴不用；丹溪也很擅长补气补阳。

第九节 大道至简，知易行难

“大道至简”源自老子的道家思想。道，即道理、理论。大道，是指事物的本源，生命的本质。大道至简的含义就是最有价值的道理其实是最朴素的道理，很重要的道理其实是很平常的道理。大道至简是一种境界。就像读一本书，初读是从简单到复杂，再读是从复杂到简单，读熟了就只剩一个大纲了。大道至简也是一种哲学。无论是做人还是做事大道至简都会给人以指导。在当今这个层层叠叠的大千世界中，我们要学会把复杂的东西变简单，用智慧创造“简单”，并使其在变迁中不断地升华。

“大道至简”有两个出处。①出自《周易·系辞》：“乾以易知，坤以简能；易则易知，简则易从；易知则有亲，易从则有功；有亲则可久，有功则可大；可久则贤人之德，可大则贤人之业。易简而天下之理得矣。天下之理得，而成位乎其中矣。”易有三义：简易、变易、不易。易简而天下之理得，为“大道至简”之理。②出自老子《道德经》：“万物之始，大道至简，衍化至繁。”意思是说大道理（指基本原理、方法和规律）是极其简单的。把复杂冗繁的表象层层剥离之后就是事物最本质的道理。

简单至上。复杂的生命遗传系统，就是由DNA双链四个碱基两两配对控制的。四个碱基指挥着无数的氨基酸合成蛋白质，最后形成复杂的生命体。所以《黄帝内经》强调“智者察同，愚者察异”。

大道至简，简单并非是贫乏，而是看起来简单，但本质却错综复杂。它要求人们能洞察事物的本质和相互关系，并在博采众长、融会贯通的基础上，去粗取精，剔除那些无效的、可有可无的、非本质的东西，抓住要害和根本，融合成少而精的东西。这个整合创新的过程，是化繁为简后的一种觉醒。所以，“大道至简”知易行难。当某东西简单到无处不在的时候，往往易被我们忽视，就好像老子《道德经》所言的“大音希声”“大象无形”一样，声音美到极限你就感觉不到美了，形象大到极限你就感觉不到形象了。

阴阳理论就是简单至上理论。

中医基本理论的构架就是：阴阳核心观、阴阳四时藏象论、三阴三阳六经体系等。

第十节　对中医教材中阴阳理论体系的一些反思

作为中医学的核心基础理论，阴阳学说贯穿于中医学理论体系。阴阳学说的理论价值和应用价值体现在哪里呢？按照从理论到技术再到运用的知识构架，阴阳理论体系应该反映在《中医基础理论》《中医诊断学》《中医内科学》等教材中。

一、《中医基础理论》教材中的阴阳理论

每版《中医基础理论》教材中，都会在“绪论”后，首先介绍“阴阳学说”。阴阳学说包括阴阳概念、阴阳学说基本内容、阴阳学说在中医学中的应用。

（一）阴阳的基本概念

阴阳是中国古代哲学的基本范畴。阴和阳之间有着既对立又统一的辩证关系。阴阳的对立统一是宇宙的总规律：阴阳不仅贯穿于中国古代哲学，而且与天文、历算、医学、农学等具体学科密切相关，且成为各门具体学科的理论基础，促进了各门具体学科的发展。阴阳的对立、互根、消长和转化构成了阴阳的矛盾运动，成为阴阳学说的基本内容。

阴阳具有普遍性、相对性和关联性。

1. 阴阳的相对性

阴阳相对性表现在两个方面。

（1）相互转化性。在一定条件下，阴和阳之间可以发生相互转化，如在人体气化运动过程中，生命物质和生理功能之间，物质属阴，功能属阳。二者在生理条件下，是可以互相转化的，物质可以转化为功能，功能也可以转化为物质。如果没有这种物质和功能之间的相互转化，生命活动就不能正常进行。

（2）无限可分性。阴阳的无限可分性即阴中有阳，阳中有阴，阴阳之中复有阴阳，不断地一分为二，以至无穷。例如，昼为阳，夜为阴；而上午为阳中之阳，下午则为阳中之阴；前半夜为阴中之阴，后半夜则为阴中之阳。随着对立面的改变，阴阳之中又可以再分阴阳。

2. 阴阳的关联性

阴阳的关联性指阴阳所分析的事物或现象，应是在同一范畴、同一层次，即相关的基础之上的。只有相互关联的一对事物或一个事物的两个方面，才能构成一对矛盾，才能用阴阳来说明，如天与地、昼与夜、寒与热等。如果不具有这种相互关联性的事物，不是统一体的对立双方，不能构成一对矛盾，就不能用阴阳来说明。

（二）阴阳学说的基本内容

1. 阴阳对立

对立是指处于一个统一体的矛盾双方的互相排斥、互相斗争。如天与地、上与下、内与外、动与静、升与降、出与人、昼与夜、明与暗、寒与热、虚与实、散与聚等。万事万物都是阴阳对立的统一。对立是相反的一面，统一则是相成的一面。

生命是生命形体的气化运动。气化运动的本质就是阴精与阳气、化气与成形的矛盾运动，即阴阳的对立统一。阴阳在对立斗争中，取得了统一，维持着动态平衡状态，即所谓“阴平阳秘”。如果阴阳的对立斗争激化、动态平衡被打破，出现阴阳胜负、阴阳失调，就会导致疾病的发生。

2. 阴阳互根

互根指相互对立的事物之间相互依存、相互依赖，任何一方都不能脱离另一方而单独存在。如物质属阴，功能属阳，物质是生命的物质基础，功能是生命的主要标志；物质是功能的基础，功能则是物质的反映。脏腑功能活动健全，就会不断地促进营养物质的化生，而营养物质的充足，才能保护脏腑活动功能的正常。

3. 阴阳消长

阴阳消长是阴阳对立双方的增减、盛衰、进退的运动变化。阴阳对立双方不是处于静止不变的状态，而是始终处于此盛彼衰、此增彼减、此进彼退的运动变化之中。其消长规律为阳消阴长，阴消阳长。阴阳双方在彼此消长的动态过程中保持相对的平衡，人体才能保持正常的运动规律。自然界和人体所有复杂的发展变化，都包含着阴阳消长的过程，是阴阳双方对立斗争、依存互根的必然结果。

4. 阴阳转化

转化即转换、变化，指矛盾的双方经过斗争，在一定条件下走向自己的反面。阴阳转化，是指阴阳对立的双方，在一定条件下可以相互转化，阴可以转化为阳，阳可以转化为阴。阴阳的对立统一包含着量变和质变。事物的发展变化，表现为由量变到质变，又由质变到量变的互变过程。如果说“阴阳消长”是一个量变过程，那么“阴阳转化”便是一个质变过程。

但必须指出的是，阴阳的相互转化是有条件的。不具备一定的条件，二者就不能各自向相反的方向转化。阴阳的消长（量变）和转化（质变）是事物发展变化过程中密不可分的两个阶段。阴阳消长是阴阳转化的前提，而阴阳转化则是阴阳消长的必然结果。

总之，阴阳的对立、互根、消长、转化是阴阳学说的基本内容。这些内容不是孤立的，而是互相联系、互相影响、互为因果的。了解了这些内容后，理解阴阳学说在中医学的运用，就比较容易了。

（三）阴阳学说在中医学中的应用

阴阳学说贯穿于中医学理论体系的各个方面。阴阳学说可被用来说明人体的组织结构、生理功能、病理变化，以及指导临床诊断和治疗。

1. 说明人体的组织结构

阴阳学说对人体的部位、脏腑、经络、形气等的阴阳属性，都做了具体划分。

就人体部位来说，人体的上半身为阳，下半身属阴；体表属阳，体内属阴；体表的背部属阳，腹部属阴；四肢外侧为阳，内侧为阴。

按脏腑功能特点分，心、肺、脾、肝、肾五脏为阴，胆、胃、大肠、小肠、膀胱、三焦六腑为阳。五脏之中，心、肺为阳，肝、脾、肾为阴。心、肺之中，心为阳，肺为阴。肝、脾、肾之间，肝为阳，脾、肾为阴。而且每一脏之中又有阴阳之分，如心有心阴、心阳，肾有肾阴、肾阳，胃有胃阴、胃阳等。

经络也分阴阳。经属阴，络属阳，而经之中又有阴经与阳经，络之中又有阴络与阳络。就十二经脉而言，有手三阳经与手三阴经之分、足三阳经与足三阴经之别。在血与气之间，血为阴，气为阳。在气之中，营气在内为阴，卫气在外为阳。

总之，人体上下、内外、表里、前后各组织结构之间，以及每一组织结构自身各部分之间，无不包含着阴阳的对立统一。

2. 说明人体的生理功能

中医学运用阴阳学说分析人体健康和疾病的矛盾，提出了维持人体阴阳平衡的理论。

中医学运用阴阳学说说明物质与功能之间的关系，强调人体生理活动的基本规律可概括为阴精（物质）与阳气（功能）的矛盾运动。属阴的物质与属阳的功能之间的关系，就是阴阳对立统一关系的体现。

气化活动是生命运动的内在形式，是生命存在的基本特征。升、降、出、入是气化活动的基本形式。阳主升，阴主降。阴阳之中复有阴阳，人体阴精与阳气的矛盾运动过程，就是气化活动的过程。

不论是物质与功能的矛盾运动，还是生命活动的基本形式，都说明在生理情况下，阴与阳是相互对立又相互依存，且处于一个有利于生命活动的相对平衡的协调状态的。如果阴阳不能相互为用而分离，阴精与阳气的矛盾运动消失，升降出入停止，那么人的生命活动也就终结了。

3. 说明人体的病理变化

疾病的发生发展过程就是邪正斗争的过程。邪正斗争导致阴阳失调，就会出现各种各样的病理变化。无论是外感病还是内伤病，其病理变化的基本规律不外乎阴阳的偏盛或偏衰。

（1）阴阳偏盛，即阴盛、阳盛，是属于阴阳任何一方高于正常水平的病变。

1）阳盛则热。阳盛是病理变化中阳邪亢盛而表现出来的热的病变。阳邪致病，如暑热之邪侵入人体可造成人体阳气偏盛，出现高热、汗出、口渴、面赤、脉数等表现，其性质属热，所以说“阳盛则热”。因为阳盛往往可导致阴液的损伤，如在高热、汗出、面赤、脉数的同时，必然出现阴液耗伤而口渴的现象，故曰“阳盛则阴病”。“阳盛则热”是指因阳邪所致的疾病的性质；“阳盛则阴病”是指阳盛必然损伤人体的正气（阴液）。

2）阴盛则寒。阴盛是病理变化中阴邪亢盛而表现出来的寒的病变。阴邪致病，如纳凉饮冷，可以造成机体阴气偏盛，出现腹痛、泄泻、形寒肢冷、舌淡苔白、脉沉等表现，其性质属寒，所以说“阴盛则寒”。阴盛往往可以导致阳气的损伤，如在腹痛、泄泻、舌淡苔白、脉沉的同时，必然出现阳气耗伤而形寒肢冷的现象，故曰“阴盛则阳病”。“阴盛则寒”是指因阴邪所致疾病的性质；“阴盛则阳病”是指阴盛必然损伤人体的正气（阳气）。

用阴阳消长的理论来分析，“阳盛则热”属于阳长阴消，“阴盛则寒”属于阴长阳消。其中，以“长”为主，以“消”为其次。

（2）阴阳偏衰，即阴虚、阳虚，是属于阴阳任何一方低于正常水平的病变。

1）阳虚则寒。阳虚是人体阳气虚损。根据阴阳动态平衡的原理，阴或阳任何一方的不足，必然导致另一方相对的偏盛。阳虚不能制约阴，则阴相对偏盛而出现寒象，如机体阳气虚弱，可出现面色苍白、畏寒肢冷、神疲蜷卧、自汗、脉微等表现，其性质亦属寒，所以称“阳虚则寒”。

2）阴虚则热。阴虚是人体的阴液不足。阴虚不能制约阳，则阳相对偏亢而出现热象，如久病耗阴或素体阴液亏损，可出现潮热、盗汗、五心烦热、口舌干燥、脉细数等表现，其性质亦属热，所以称“阴虚则热”，

用阴阳消长理论来分析，“阳虚则寒”属于阳消而阴相对长，阴虚则热属于阴消而阳相对长。其中，以消为主，因消而长，长居其次。

（3）阴阳互损。根据阴阳互根的原理，机体的阴阳任何一方虚损到一定程度，必然导致另一方的不足。阳损及阴，阴损及阳。阳虚至一定程度时，因阳虚不能化生阴液，而同时出现阴虚的现象，称“阳损及阴”。同样，阴虚至一定程度时，因阴虚不能化生阳气，而同时出现阳虚的现象，称“阴损及阳”。“阳损及阴”或“阴虚及阳”最终导致“阴阳两虚”。阴阳两虚是阴阳的对立处在低于正常水平的平衡状态，是病理状态而不是生理状态。

在病理状态下，对立的邪正双方同处于疾病的统一体中并进行剧烈的斗争，它们的力量对比是不断运动变化着的。邪正斗争是疾病自我运动转化的内在原因；医疗护理是促使转化的外部条件，外因通过内因而起作用。由于阴中有阳，阳中有阴，阴证和阳证虽然是对立的、有显著差别的，但这种对立又互相渗透，阳证之中还存在着阴证的因素，阴证之中也存在着阳证的因素，所以阳证和阴证之间可以互相转化。

4. 用于指导疾病的诊断

中医诊断疾病的过程，包括诊察疾病和辨别证候两个方面。

《素问·阴阳应象大论》指出“察色按脉，先别阴阳”，强调了阴阳学说在诊断中的纲领性意义。将阴阳学说用于诊断学中，旨在分析通过四诊而收集来的临床资料和辨别证候。

（1）阴阳是分析四诊资料之目。如色泽鲜明者属阳，晦暗者属阴；语声高亢洪亮者属阳，低微无力者属阴；呼吸有力、声高气粗者属阳，呼吸微弱、声低气怯者属阴；口渴喜冷者属阳，口渴喜热者属阴；脉之浮、数、洪、滑者属阳，沉、迟、细、涩者属阴。

（2）阴阳是辨别证候的总纲。如八纲辨证中，表证、热证、实证属阳；里证、寒证、虚证属阴。在临床辨证中，只有分清阴阳，才能抓住疾病的本质，做到执简驭繁。

总之，由于阴阳偏盛偏衰是疾病过程中病理变化的基本规律，所以疾病的病理变化虽然错综复杂、千变万化，但其基本性质可以概括为阴和阳两大类。

5. 用于指导疾病的防治

（1）指导养生防病。摄生的具体方法是以阴阳学说为依据的。阴阳学说认为，人体的阴阳变化与自然界四时阴阳变化协调一致，人就可以延年益寿。因而在养生上，中医学主张顺应自然，春夏养阳，秋冬养阴，精神内守，饮食有节，起居有常，做到“法于阴阳，和于术数”（《素问·上古天真论》），以保持机体内部以及机体内外界环境之间的阴阳平衡，达到增进健康、预防疾病的目的。

（2）用于疾病的治疗。疾病发生发展的根本原因是阴阳失调，因此，治疗疾病即调整阴阳。补偏救弊，促使阴阳恢复相对平衡，是治疗疾病的基本原则。阴阳学说在指导疾病的治疗中的作用：一是确定治疗原则，二是归纳药物的性能。

6. 确定治疗原则

阴阳偏盛的治疗原则为损其有余，实者泻之。如阳盛则热，属实热证，宜用寒凉药以制其阳，治热以寒，即“热者寒之”；阴盛则寒，属寒实证，宜用温热药以制其阴，治寒以热，即“寒者热之”。因二者均为实证，所以称这种治疗原则为“损其有余”，即“实者泻之”。

阴阳偏衰的治疗原则为补其不足，虚者补之。如阴虚不能制阳而致阳亢者，属虚热证，治当滋阴以抑阳；一般不能用寒凉药直折其热，须用“壮水之主，以制阳光”（《素问·至真要大论》）的方法补阴，是“阳病治阴”法。若阳虚不能制阴而造成阴盛者，属虚寒证，治当扶阳制阴；一般不宜用辛温发散药散阴寒，须用“益火之源，以消阴翳”（《素问·至真要大论》）的方法益火消阴或扶阳退阴，是“阴病治阳”法。

7. 归纳药物的性能

在疾病的治疗中，阴阳不仅可被用来确立治疗原则，而且也可被用来概括药物的性味功能，以指导临床用药。治疗疾病，不但要有正确的诊断和确切的治疗方法，同时还必须熟练地掌握药物的性能。根据治疗方法，选用适宜药物，才能收到良好的疗效。

中药的性能，是指药物所具有的四气、五味、升降浮沉的特性。四气（又称四性）即寒、热、温、凉。五味即酸、苦、甘、辛、咸。四气属阳，五味属阴。四气之中，温、热属阳；寒、凉属阴。五味之中，辛味能散、能行，甘味能益气，故辛、甘属阳，如桂枝、甘草等；酸味能收，苦味能泻下，故酸、苦属阴，如大黄、芍药等；淡味能渗泄利尿（物质的浓淡对比而言，浓属阴，淡属阳）故属阳，如茯苓、通草；咸味药能润下，故属阴，如芒硝等。按药物的升降浮沉特性分，药物质轻，具有升浮作用的属阳，如桑叶、菊花等；药物质重，具有沉降作用的属阴，如龟板、赭石等。治疗疾病，就是根据病情的阴阳偏盛偏衰，确定治疗原则，再结合药物的阴阳属性和作用，选择相应的药物，从而达到“谨察阴阳所在而调之，以平为期”（《素问·至真要大论》）的治疗目的。

《中医基础理论》告诉了我们这样一个道理：人体生理、病理等一切生命信息都存在阴阳对立统一；人体的这种阴阳变量关系总体上是保持协调平衡的；一旦阴阳协调关系破坏，人就处于不健康状态，就需要想办法进行调整，使其恢复协调状态。阴阳学说不仅可以说明人体的病理变化，而且可以指导疾病的诊断及防治。

如何用阴阳理论来指导疾病的诊断和防治？就是说在实际操作上用什么方法才能判断人体的阴阳协调关系破坏了呢？这应当是《中医诊断学》教材的内容。

二、《中医诊断学》教材中的阴阳理论

每版《中医诊断学》教材主要内容都有：四诊法、辨证论治。

中医“四诊法”是认识疾病的主要方法。“辨证”是在分析四诊信息基础上对疾病的诊断。

纵览《中医诊断学》的“四诊”内容，其中虽然有问疼痛、望色、嗅气味、诊脉等获得患者信息的手段，以及有关寒热、虚实、表里的辨析，但在总体上并没有突出阴阳的纲领性地位，尤其是缺少“阴阳”变量关系对比分析的具体方法介绍（这是最重要的环节），所以阴阳辨证的技术性内容难以被人掌握。

既然阴阳学说可以指导疾病的诊断，那什么是“阴阳诊断”法？教材往往仅在“八纲辨证”一节中有“阴证”与“阳证”之辨，其基本内容如下。

阴证是指具有抑制、沉静、衰退、晦暗等特点的证候，如里证、寒证、虚证；特点为内的、向下的、不易发现的；病邪性质为

阴邪致病；病情变化缓慢；以面色苍白或暗淡，精神萎靡，身重蜷卧，畏冷肢凉，倦怠无力，语言低怯，纳谷不香，口淡不渴，尿清长或短少，大便溏泄气腥，舌淡胖嫩，脉沉迟细弱等为主要表现；治疗原则为温阳散寒。

阳证是指具有兴奋、躁动、亢进、明亮等特点的证候，如表证、热证、实证；特点为外的、向上的、容易发现的；病邪性质为阳邪致病；病情变化较快；以面色赤，恶寒发热，肌肤灼热，烦躁不安，语声高亢，呼吸气粗，喘促痰鸣，口渴欲饮，尿短赤涩痛，大便秘结奇臭，舌红绛，苔黄黑生芒刺，脉浮数、洪大、滑实等为主要表现；治疗原则为清热祛邪。

上述内容和《中医基础理论》教材中“阴阳学说用于指导疾病诊断”部分的内容基本是重复的（翻版内容而已）！没有体现出《中医基础理论》和《中医诊断学》在理论指导和技术操作上的层次区别。

事实上，《中医诊断学》教材中的“阴阳学说”已“隐身”于四诊、八纲辨证、脏腑辨证等之中而让人难觅其踪了，缺少在理论高度上对“阴阳诊断”技术标准的提炼。怎样才算“气粗”？怎样辨明“面色暗”？怎样算“无力”？

三、《中医内科学》教材中的阴阳理论

在最新版的“十二五”规划教材《中医内科学》中，阴阳学说消失得无影无踪。教材内容分“总论”和“各论”。

“总论”主要介绍了中医内科学的定义范畴、发展简史、分类方法、辨证方法、治疗方法。其“辨证方法”仅介绍了“脏腑辨证”“气血津液辨证”“风寒暑湿燥火辨证”“六经、卫气营血、三焦辨证”。

“各论”则按肺系病证、心系病证、脑系病证、脾胃系病证、肝胆系病证、肾系病证、气血津液病证、肢体经络病证八大系统进行了介绍。

阴阳学说在指导疾病的防治上到底起什么作用？教材没有交待。

中医系列教材中的阴阳学说理论，就好像一个“侏儒人”，有着大大的畸形头颅，和发育极其不良的身子。在《中医基础理论》中虽然突出了中医“阴阳理论”的核心思想，并强调了“阴阳学说可以说明人体的病理变化、指导疾病的诊断、指导疾病的防治”的作用价值，但在《中医诊断学》中却无“阴阳诊断”方法和技术标准的提炼，至于在《中医内科学》中“阴阳辨证”更是难觅其踪了。

“阴阳”理论怎么成了一道食之无味的“鸡肋菜”？我们需要反思一下我们的学习路径。通过教材，我们是否能掌握阴阳理论的内涵精神？

生拉硬套地去模仿现代医学的套路编写《中医生理学》《中医病理学》《中医诊断学》等教材内容，也许本身就是一个歧途。

参考文献

（1）金湛东．易学基本原理探究．北京：中国书籍出版社，2009.

（2）孙广仁．中医基础理论（新世纪全国高等中医药院校规划教材）．北京：中国中医药出版社，2002.

（3）孟凯韬．阴阳五行数学及其在中医学上的应用．北京：科学出版社，2007.

（4）张伯礼，薛博瑜．中医内科学．北京：人民卫生出版社，2002.

（5）袁肇凯，王天芳．中医诊断学（新世纪全国高等中医药院校创新教材）．北京：中国中医药出版社，2007.

（6）翟双庆．内经选读（全国中医药行业高等教育“十二五”规划教材）．北京：中国中医药出版社，2013.

第三章
五行原理——人体平衡码表

引　言

《黄帝内经》时代虽没有建立解剖学，但不代表那时的人们没有解剖常识和解剖行为。《灵枢·肠胃》描述“咽门……至胃长一尺六寸”“小肠……长三丈二尺。回肠……长二丈一尺。广肠……长二尺八寸”即食管长“一尺六寸”，下消化道长“五丈五尺八寸”，二者比例是1∶35。而今天的解剖学数据表明：成人食管长约25厘米，下消化道925厘米，二者比例是1∶37。这说明古人的解剖知识已相对精确。

《黄帝内经》立足于阴阳五行原理建立了阴阳五行藏象模型理论，开辟了一条认识生命的、宏观的独特视角。这种视角下的核心理念是追求平衡和谐，包括人体内的平衡以及人与自然、社会间的平衡。

所以《黄帝内经》提出了“五脏六腑皆令人咳，非独肺也”这种举一反三的论点。这就要求我们在进行“五脏辨证”时，要立足于局部，放眼脏腑全局，只有纵览五脏系统全局，才能进行临床辨证，才能分析本脏病和他脏病之间的关系。如果说“阴阳分析”是把握人体平衡的方向盘，那“五行藏象分析”则是把握人体平衡的码表。

第一节　数字“五”的魅力

中国古代把数字分为阳数和阴数，一、三、五、七、九为阳，二、四、六、八为阴。阳数中九为最高，五居正中，因而《易经》中以“九”和“五”象征帝王的权威，称之为“九五之尊”。中国人喜爱“五”是因为这个数字很大气。前面说过，宇宙方位不外东、西、南、北、中，宇宙时间不外春、夏（长夏）、秋、冬，故时空统一于五，万事万物容纳其中；“五方”可以涵盖一切方位，“五季”可以涵盖一切时间。

中国人喜欢“五”，还因为大自然造物、造人的鬼斧神工。为何人有五根手指、五根脚趾，而不是六根手指、脚趾？从进化论角度看，肯定只有五根才是最佳的。有四根或六根手指的人都因种种不便而影响到生存，最终被淘汰了。

人的头部和伸展开的四肢可形成一个五角星；最美丽的凸多边形是五角星，他们的美丽与黄金分割点有关系。很多国家的国旗都是以五角星为主题的，如中国国旗和美国国旗。五角星为什么非常美丽？因为在五角星中可以找到的所有线段之间的长度关系都是符合黄金分割比的。连接正五边形对角线后出现的所有三角形，都是黄金分割三角形（黄金分割是一种数学上的比例关系。黄金分割具有严格的比例性、艺术性、和谐性，蕴藏着丰富的美学价值）。

中国古代的汉学大师，把汉字的基本笔画和部首分成了金、木、水、火、土五种类型。现代计算机的五笔输入法，将键盘分为五个汉字字根区。这些都显示了“五”具有孕育万物、包容万物的特性。

就社会系统结构而言，五行结构往往是最理想的。因为五行之间既相互促进又相互制约，且这利于社会的平衡与稳定。如有人指出，在我国，按照社会分工的不同可分为经济社会和政治社会，经济社会中的工、农、商、文、管分别与木、水、火、土、金五行对应；政治社会中的党、政、军、民、学分别与火、土、金、水、木五行对应。

再如，有人提出建立企业的“五行管理体制”。其包括五个环节，即信息分析与参谋、决策与计划、组织实施、经济核算、评价与审计。其中，“信息分析与参谋”要有流动性及灵活性（水性）；“决策与计划”要有创造性和应变性（木性）；“组织实施”要有果断性与坚决性（火性）；“经济核算”要平实（土性）；“评价与审计”要讲原则（金性）。从“信息分析与参谋”到“决策与计划”，即水生木；从“决策与计划”到“组织实施”，即木生火；从“组织实施”到“经济核算”，即火生土；从“经济核算”到“评价与审计”，即土生金；通过评价得到关于本企业的各种新信息，又回到“信息与参谋”，即金生水。另一方面，这五环节之间也存在相互制约作用。“诀策与计划”受到“评价与审计”的制约，即金克木；“经济核算”受到“决策与计划”制约，即木克土；“信息分析与参谋”的正确性要用经济效益来衡量，即受到“经济核算”的制约，即土克水；“组织实施”受到“信息分析与参谋”原制约，即水克火；“评价与审计”正确性要受到实践的检验，即受到“组织实施”的制约，即火克金。上述五个环节既相互促进又相互制约，使企业得以正常运转。

天地以“五”为基数。100 多年前，法国著名的天文学家和数学家拉普拉斯曾预言：“将来会有一个简单的公式，来解释世界上的万物万事。”但他不知道，在中国，2600 年前的孔子，在他的

《系辞》中已提出了“天数五，地数五，五位相得而各有合。天数二十有五，地数三十，凡天地之数五十有五，此所以成变化而行鬼神也”的简单公式，来解释世界上的万物万事。

第二节 《黄帝内经》五行大论赏析

《黄帝内经》建立起了一个严谨的阴阳五行藏象模型（如图3－1），原文详见《金匮真言论》《阴阳应象大论》等。

【原文】东方生风，风生木，木生酸，酸生肝，肝生筋，筋生心，肝主目。其在天为玄，在人为道，在地为化。化生五味，道生智，玄生神。神在天为风，在地为木，在体为筋，在脏为肝，在色为苍，在音为角，在声为呼，在变动为握，在窍为目。在味为酸。在志为怒……

南方生热，热生火，火生苦，苦生心，心生血，血生脾，心主舌。其在天为热，在地为火，在体为脉，在脏为心，在色为赤，在音为徵，在声为笑，在变动为忧，在窍为舌，在味为苦，在志为喜……

中央生湿，湿生土，土生甘，甘生脾，脾生肉，肉生肺，脾主口。其在天为湿，在地为土，在体为肉，在脏为脾，在色为黄，在音为宫，在声为歌，在变动为哕，在窍为口，在味为甘，在志为思……

西方生燥，燥生金，金生辛，辛生肺，肺生皮毛，皮毛生肾，肺主鼻。其在天为燥，在地为金，在体为皮毛，在脏为肺，在色为白，在音为商，在声为哭，在变动为咳，在窍为鼻，在味为辛，在志为忧……

北方生寒，寒生水，水生咸，咸生肾，肾生骨髓，髓生肝，肾主耳。其在天为寒，在地为水，在体为骨，在脏为肾，在色为黑，在音为羽，在声为呻，在变动为栗，在窍为耳，在味为咸，在志为恐……

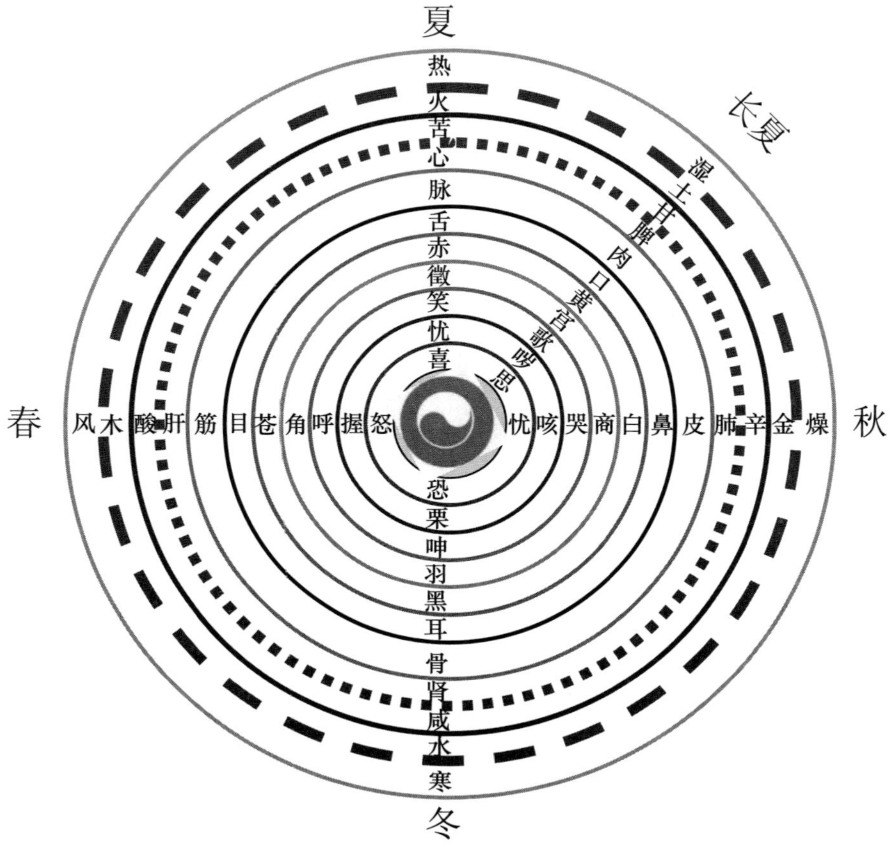

图 3－1　阴阳五行藏象模型

【赏析】 这个模型的意义主要有以下三个。

(1) 此模型说明了五行与阴阳的关系。如果说，阴阳原理是把握万事万物平衡的方向盘，五行生克原理就是把握平衡的码表。万事万物统一于阴阳五行藏象模型，一日中，太阳东升、西降；一年中，春生、夏长、秋收、冬藏。古人把一年分为五季，即所谓的“木为东方，为春季；火为南方，为夏季；土为中央，为长夏；金为西方，为秋季；北为北方，为冬季”。五行代表阴阳二气周期性相对变化的五个不同的阶段。可以说，五行学说是阴阳学说的引申和发展。

(2) 此模型说明了五脏系统的“天人合一”关系，包括人与自然、人与社会的关系。原文中的“东方生风，风生木，木生酸……”之“生”只是五行归属的类生关系，不是绝对的因果或母子关系。本段原文显示了五行各系统间的类比关系，反映了人与自然、社会的全息性、因果性、隶属性、衍生性等倾向。通过取象比类来诊察病情。例如，五声，即病人的五种声音，中医学可借其诊察病情。五声为呼（叫）、笑、歌、哭（或为悲）、呻。其中，呼声象征风声呼啸（象征木）；笑声象征扬越兴奋（象征火）；歌声象征美好悦耳（象征土）；哭声象征凄凉悲伤（象征金）；呻声象征沉痛（水）。

(3) 此模型说明了五脏系统间的关系，即生克乘侮关系。古代智者观察发现，地球上五种物质“金、木、水、火、土”有如下特性。自然界的“金石”都是结晶体，即所谓“金石一家”；这些结晶体在特定温度下能熔成液态，为“金生水”之象；冰是水的结晶体，冰化成水亦为“金生水”之象；金属制成的工具可锯断木头，则为“金克木”之象。自然界的“水”滋润植物生长则为“水生木”之象，而水能灭火，则为“水克火”之象。自然界的“草木”能燃烧生火为“木生火”之象，而木生长于土根扎于土为“木克土”之象。自然界的“火”燃烧后化为灰烬为“火生土”之象，而火燃烧炼制金属为“火克金”之象。自然界的“土”中蕴藏金属则为“土生金”之象，而土堆积成堤坝可阻挡水的流动为“土克水”之象。五脏系统之间遵循五行的生克原理。

《黄帝内经》建立的“阴阳五行藏象模型”原理还体现了如下观点。第一，整体观。自然界以五为基数，一切事物现象都可按

“五行”之性（木之生发条达、火之燥热炎上、土之承载化育、金之清凉收杀、水之润泽顺下）归类对应，如五方、五气、五味、五脏、五体等。第二，系统观。万物间同类性事物具有连锁性。如东方生风，风生木，木生酸，酸养肝，肝主筋，肝开窍于目等，将人与自然有机地联系在了一起，并表示万事万物皆具有全息性、同一性倾向。第三，动态观。万物皆遵循阴阳五行原理而相生相克、制约平衡。

近年相继有学者提出“世界统一于全息境界”的观点，其实，阴阳五行理论就是自然全息规律的编码。《黄帝内经》有言“智者察同，愚者察异”，智慧之人善于掌握天人合一的自然全息规律。中医系统观其实就是人体全息论，如人体经络系统、脚掌、手掌、耳朵上的不同部位都可映射人体全息部位，所以可以有针对性地进行按摩保健、治疗。

大自然的鬼斧神工显示了全息规律的奇特。《黄帝内经》反复强调的一个观点就是“天人相应”。“地有高山深谷，人有肩膝腋腘。地有十二经水，人有十二经脉。天有风雨雷电，人有喜怒声音。地有茅草，人有毫毛。”“天有四时五行以生长收藏，以生寒暑燥湿风。人有五脏化五气，以生喜怒悲忧恐。”其实，无论是中国古代哲学还是西方哲学都认为人与自然是全息的。人“懂得了雷霆、风雨和暴风的起源，便懂得腹痛和动脉扭塞是怎样来的”（《自然科学史》）。西方“自然哲学派”也提出了“宇宙是历史发展的产物”的思想。他们认为，人是整个宇宙的缩影，人是最完善的小宇宙。了解自然界的活动规律，有助于了解人的生命奥秘。

所以“五脏系统”论是合理的。

刘力红教授分析“为什么日本人喜吃纳豆”的问题对我们有所启发。日本医学家春山茂雄所著的《脑内革命》的一个焦点问题就是探讨如何提高大脑的效率，唤醒脑细胞的巨大潜能。而这个焦点又集中在如何引发大脑的α波、如何激活内啡呔的分泌。在增加内啡呔的分泌，使大脑处于更多α波状态这个关键环节上，春山茂雄总结并提出了许多有效的方法。在饮食方面，春山茂雄的研究显示，在日本所有的常用食品中，唯独有一种日本人很钟爱的食品，在促进内啡呔分泌方面独占鳌头。这种食品类似中国的豆豉，是大豆经过发酵以后制成的，这是日本人每天早餐必备的食品。这种食品为什么对提高大脑功能有这样独特的作用呢？答案在《黄帝内经》里面。上过《中医基础理论》的人都很清楚，属于神经系统的脑，与肾的关系最密切，有道是"肾主骨生髓，髓通于脑"。所以，要想改善和提高脑的功能，从中医的角度来思考，就要从肾入手。这是一个基本的方向和原则。《素问·金匮真言论》中讲，肾的谷为豆，其臭为腐。为什么说肾之谷为豆？豆的外形与肾简直一模一样，只是缩小了。另外，经过发酵的豆，使上述这个"亲情"关系又密切了许多。为什么呢？因为发酵实际上就是一个腐质化的过程。所以，发酵以后的豆，对肾的作用更大；对肾的作用大，当然对脑的作用就大。这就从经典的角度印证了春山茂雄的研究。（刘力红，《思考中医——对自然与生命的时间解读》）

链接：类比思维是中国古代的重要思维形态，其基本特征是思维的横向性和联想性。所谓横向性是指思维是在个别或具体的事物与现象之间的水平运动，从个别走向个别，从具体走向具体，从事物与现象走向事物与现象。在横向思维中涉及的两端之间并无本质上的类属关系，仅是一种表象上的"类"似，与纵向思维沿着种属即从一般到个别的垂直方向进行不同。所谓联想性是指思维具有随意性，只要两个物象在某一点上具有相似性，思维就可以跨越巨大的种类界限和知识空间，在两个看似完全不着边际的物象之间建立联系，而不像推理必须在一个限定范围内循规蹈矩地进行。类比思维具有比较强烈的主观色彩，虽有想象力和创造力丰富的优点，但它缺少严格的客观准则的制约，易陷于主观无据的泥潭。它也必然具有类比的推理特点，即其结论是或然的，可靠性小、创造性大。因此，五行归类，或称五行大系，不仅要揭示自然界一切事物之间的关系，而且又刻意地去寻求和规定自然与人事之间的联系，将大千世界网罗净尽，不免有牵强附会、机械类比之嫌。但五行大系的可贵之处在于：将宇宙万事万物各以类相从并相互作用，构成五个结构系统图式，组成一幅有序平衡、生机盎然的生存形态图，揭示了天人合一的宇宙之道。

第三节 “五行取象”原则

基于万事万物统一于阴阳五行的理念，中国人传统的处事接物都习惯将其纳入五行的框架，对天文、气象和医学的研究更是如此。阴阳五行学说最根本的问题在于如何理解五行的本质。经过长期的演变，五行已升华为一个比较抽象的哲学概念，不再特指木、火、土、金、水这五种物质本身，而是指这五种物质的性质和作用。五行，也就成了五种基本倾向。木、火、土、金、水五行与阴阳的关系，同样源自古人对自然的观察。古人把一年分为五季即所谓的“木为东方，为春季，火为南方，为夏季，土为中央，为长夏，金为西方，为秋季，北为北方，为冬季”。五行代表阴阳二气周期性相对变化的五个不同的阶段。所以说，五行学说是阴阳学说的引申和发展。

《黄帝内经》处处围绕五行原理进行阐释，认为人体就是一个以五脏为核心的系统。人有五脏（心、肝、脾、肺、肾），五脏分阴阳，则心、肝为阳，肺、脾、肾为阴。阴阳再分阴阳，则肝为阴中之阳（对应春），心为阳中之阳（对应夏），肺为阳中之阴（对应秋），肾为阴中之阴（对应肾），脾为阴中之至阴。

五行学说在中医学领域中的应用，主要是运用五行的特性来分析和归纳人体的形体结构及功能，以及人体与外界环境各种要素的五行属性间关系；运用五行的生克制化规律来阐述人体五脏系统之间、局部与局部及局部与整体之间、人与外界环境之间的相互关系；用五行乘侮胜复规律来说明疾病的发生发展的规律和自然界五运六气的变化规律。五行学说不仅具有理论意义，而且还有指导临床诊断、治疗和养生康复的实践意义。

根据《黄帝内经》阴阳五行藏象模型，我们可以建一个开放的“五脏五行系统信息库”（如表3－1）。它应该是“阴阳象对信息库”的延伸（兼容性）。

表3－1 《黄帝内经》五脏五行系统信息库(表)

五行	木	火	土	金	水	出处(篇)
五方	东	南	中	西	北	金匮真言论
五季	春	夏	长夏	秋	冬	金匮真言论
五脏	肝	心	脾	肺	肾	金匮真言论
五气	风	火	湿	燥	水	阴阳应象大论
五味	酸	苦	甘	辛	咸	金匮真言论
五体	筋	脉	肉	皮	骨	金匮真言论
五窍	目	耳	口	鼻	二阴	金匮真言论
五色	青(苍)	赤	黄	白	黑	金匮真言论
五音	角	徵	宫	商	羽	金匮真言论
五声	呼	笑	歌	哭	呻	阴阳应象大论
五变	握	忧	哕	咳	栗	阴阳应象大论

续表

五行	木	火	土	金	水	出处(篇)
五情	怒	喜	思	忧	恐	阴阳应象大论
五臭	臊	焦	香	腥	腐	金匮真言论
过食五味	肝气以津，脾气乃绝	脾气不濡，胃气乃厚	心气喘满，色黑肾气不衡	筋脉沮弛，精神乃央	大骨气劳，短肌，心气抑	生气通天论
五病	病在筋	病在五脏	病在舌本	病在背	病在溪	金匮真言论
五季病	病在肝，俞在颈项	病在心，俞在胸胁	病在脾，俞在脊	病在肺，俞在肩背	病在肾，俞在腰股	金匮真言论
五季病症状	病在头，善鼽衄	病在脏，善病胸胁	病在脏，善洞泄寒中	病在肩背，善病风疟	病在四肢，善痹厥	金匮真言论
五脏所主	谋虑	神明	五味	治节	伎巧	灵兰秘典论
五脏其华	爪	面	唇	毛	发	六节藏象论
五脏其充	筋	脉	肌	皮	骨	六节藏象论
过食五味	肉胝䐢而唇揭	皮槁而毛拔	骨痛而发落	筋急而爪枯	脉凝泣而变色	五脏生成
五脏病死色	青如草兹	赤如衃血	黄如枳实	白如枯骨	黑如炲煤	五脏生成
五脏生气色	青如翠羽	赤如鸡冠	黄如蟹腹	白如豕膏	黑如乌羽	五脏生成
五脏生气色诊	以缟裹绀	以缟裹失	以缟裹栝楼实	以缟裹红	以缟裹紫	五脏生成
五方民俗	食鱼而嗜咸	嗜酸而食腐	食杂而不劳	华食而肥脂	乐野处而乳食	异法方宜论
五方多病	多痈疡	多挛痹	多痿痹寒热	多病于内	多藏寒生满病	异法方宜论
治法多宜	砭石	九针	导引按跷	毒药	灸焫	异法方宜论
搏坚而长脉	病坠喘逆	病舌卷不能言	病少气	病唾血	折腰	脉要精微论
有胃气脉	微弦	微钩	微软弱	微毛	微石	平人气象论

续表

五行	木	火	土	金	水	出处(篇)
胃气少脉	弦多胃少	钩多胃少	弱多胃少	毛多胃少	石多胃少	平人气象论
无胃死脉	但弦无胃	但钩无胃	但代无胃	但毛无胃	但石无胃	平人气象论
伴反脉	胃而有毛曰秋病	胃而有石曰冬病	软弱有石曰冬病	毛而有弦曰春病	石而有钩曰夏病	平人气象论
反脉	毛甚曰今病	石甚曰今病	弱甚曰今病	弦甚曰今病	钩甚曰今病	平人气象论
五脏脉刑日	见庚辛死	见壬癸死	见甲乙死	见丙丁死	见戊己死	平人气象论
五脏平脉	软弱招招，如揭长竿末梢	累累如连珠，如循琅玕	和柔相离，如鸡践地	厌厌聂聂，如落榆荚	喘喘累累如钩,按之而坚	平人气象论
五脏病脉	盈实而滑，如循长竿	喘喘连属，其中微曲	实而盈数，如鸡举足	不上不下，如循鸡羽	如引葛,按之益坚	平人气象论
五脏死脉	急益劲,如新张弓弦	前曲后居，如操带钩	锐坚如乌之喙	如物之浮，如风吹毛	发如夺索，辟辟如弹石	平人气象论
五脏脉	弦	钩		浮	石	玉机真藏论
五脏脉象	软弱轻虚而滑,端直以长	来盛去衰		轻虚以浮，来急去散	沉以搏	玉机真藏论
真脏脉	中外急,如循刀刃责责然，如按琴瑟弦	坚而搏,如循薏苡子累累然	弱而乍数乍疏	大而虚,如以毛羽中人肤	搏而绝,如指弹石辟辟然	玉机真藏论
受惊夺汗	疾出恐惧，汗出于肝	惊而夺精，汗出于心	摇体劳苦，汗出于脾		持重远行，汗出于肾	经脉别论
五脏天干	甲乙	丙丁	戊己	庚辛	癸壬	脏气法时论

续表

五行	木	火	土	金	水	出处(篇)
五脏所苦	急	缓	湿	气上逆	燥	脏气法时论
调五脏所苦	急食甘以缓之	急食酸以收之	急食苦以燥之	急食苦以泄之	急食辛以润之	脏气法时论
五脏所欲	欲散	欲软	欲缓	欲收	欲坚	脏气法时论
调五脏所欲	食辛补之，食酸泻之	食咸补之，食甘泻之	食甘补之，食苦泻之	食酸补之，食辛泻之	食苦补之，食咸泻之	脏气法时论
五脏病	实胁下痛，虚目恍恍	实胸中痛，虚胸腹大	实身重善肌，虚腹满肠鸣	实喘咳逆气,虚少气不能息	实腹大胫肿，虚胸中前	脏气法时论
养五脏	宜食甘	宜食酸	宜食咸	宜食苦	宜食辛	脏气法时论
五味食品	粳米,牛肉，枣，葵	小豆,犬肉，李，韭	大豆,豕肉，栗，藿	麦，羊肉，杏,薤	黄黍,鸡肉，桃，葱	脏气法时论
五味功效	酸收	苦坚	甘缓	辛散	咸软	脏气法时论
五味所入	酸入肝	苦入心	甘入脾	辛入肺	咸入肾	宣明五气论
五气所病	语	噫	吞	咳	欠	宣明五气论
五脏所恶	肝恶风	心恶热	脾恶湿	肺恶寒	肾恶燥	宣明五气论
五脏化液	泪	汗	涎	涕	唾(尿)	宣明五气论
五脏五神	魂	神	意	魄	志	宣明五气论
五脏所主	筋	脉	肉	皮	骨	宣明五气论
五劳所伤	久行伤筋	久视伤血	久坐伤肉	久卧伤气	久立伤骨	宣明五气论
五脉应象	弦	钩	代	毛	石	宣明五气论
五脏热面诊	左颊先赤	颜先赤	鼻先赤	右颊先赤	颐先赤	刺热

续表

五行	木	火	土	金	水	出处(篇)
五脏疟	色苍然,太息,其状若死	烦心甚,欲得清水,反寒多,不甚热	寒,腹中痛,热则肠中鸣,鸣已汗出	寒甚热,热间善惊,如有所见者	洒洒然,腰脊痛,宛转,便难,目眴眴然,手足寒	刺疟
五脏咳	咳则两胁下痛	咳则心痛,喉中如梗	咳则右胁下痛	咳则喘息有音	咳则腰背相引而痛	咳论
五脏风	多汗恶风,善悲,色微苍	多汗恶风,焦绝,善怒吓,赤色	多汗恶风,身体怠堕,四肢不欲动,色薄微黄	多汗恶风,色皏然白,时咳短气,昼日差,暮则甚	多汗恶风,面痝然浮肿,脊痛不能正立,其色炲	风论
五脏痹	筋痹	脉痹	肌痹	皮痹	骨痹	痹论
五脏痹象	夜卧则惊,多饮数小便	烦则心下鼓,暴上气而喘	四肢懈堕,发咳呕汁,上为大塞	烦满喘而呕	善胀,尻以代踵,脊以代头	痹论
五脏痿	筋痿	脉痿	肌痿	皮痿	骨痿	痿论
五脏痿象	筋膜干则筋急而挛	下脉虚胫纵而不任地也	胃干而渴,肌肉不仁	皮毛虚弱急薄	腰脊不举,骨枯而髓减	痿论
五脏痿诊	色苍而爪枯	色赤而脉络溢	色黄而肉蠕动	色白而毛败	色黑而齿槁	痿论
……						

《黄帝内经》认为，人是一个以五脏为核心，通过经络气血联系全身的有机整体。《黄帝内经》从宏观的视角将五脏系统整体纳入视野范围内，“立足局部，放眼全局”地去谈论生命、谈论疾病，

即总体地、动态地观察和把握人体的生命活动规律，追求阴阳五行平衡。

五行取象原则有三个。一是整体宏观性，即始终将五脏核心系统整体纳入视野，如五脏咳、六腑咳等。二是层次性，即在论五行间关系的平面，要有相关性和同一性（“阴阳五行藏象模型图”中的每一圈），如五味五行、五官五行、五色五行等；还要掌握局部与全局的关系，针对不同目标，理清不同“五行系统信息”群组的主次关系。第三就是动态性，即一定要有动态观意识。五行生命系统的建立同样不是简单的归类，而是“取象释理”。

“脏腑辨证”过程必须遵循“五行取象”原则。《黄帝内经》处处体现了这一观点。上述所总结出来的《黄帝内经》“五脏五行系统信息库表”就体现了此观点。

《素问·金匮真言论》介绍了四季五脏病象：“东风生于春，病在肝，俞在颈项；南风生于夏，病在心，俞在胸胁；西风生于秋，病在肺，俞在肩背；北风生于冬，病在肾，俞在腰股；中央为土，病在脾，俞在脊。故春气者，病在头；夏气者，病在脏；秋气者，病在肩背；冬气者，病在四肢。故春善病鼽衄，仲夏善病胸胁，长夏善病洞泄寒中，秋善病风疟，冬善病痹厥。”

《素问·五脏生成》介绍了五脏病色：“心之合脉也，其荣色也，其主肾也。肺之合皮也，其荣毛也，其主心也。肝之合筋也，其荣爪也，其主肺也。脾之合肉也，其荣唇也，其主肝也。肾之合骨也，其荣发也，其主脾也。”

《素问·玉机真脏论》强调了五脏病间的传变规律：“五脏受气于其所生，传之于其所胜，气舍于其所生，死于其所不胜。病之且死，必先传行至其所不胜，病乃死。此言气之逆行也。”

《素问·经脉别论》介绍了人因受到惊吓而致病时应诊五脏、

调五脏："黄帝问曰：人之居处动静勇怯，脉亦为之变乎？岐伯对曰：凡人之惊恐恚（huì）劳动静，皆为变也。是以夜行则喘出于肾，淫气病肺。有所堕恐，喘出于肝，淫气害脾。有所惊恐，喘出于肺，淫气伤心。度（dù）水跌仆，喘出于肾与骨。当是之时，勇者气行则已，怯者则着（zhù）而为病也。故曰：诊病之道，观人勇怯，骨肉皮肤，能知其情，以为诊法也。"

同样，劳累汗出的疲劳病也应诊五脏、调五脏："故饮食饱甚，汗出于胃。惊而夺精，汗出于心。持重远行，汗出于肾。疾走恐惧，汗出于肝。摇体劳苦，汗出于脾。故春秋冬夏，四时阴阳，生病起于过用，此为常也。"

此外，《素问·脏气法时论》介绍了五脏病的诊断、病象（症状）以及五味调治方法；《素问·刺热》介绍了五脏热的症状和面部诊断法；《素问·刺疟》介绍了五脏疟的症状及治疗；《素问·气厥论》介绍了五脏间移热移寒的病理变化；《素问·风论》介绍了五脏风病象；《素问·痹论》介绍了五脏痹病象；《素问·痿论》介绍了五脏痿的症状及治疗；《素问·咳论》介绍了五脏咳的病象及治疗。

《黄帝内经》提出了"五脏六腑皆令人咳，非独肺也"的著名观点。这是一个举一反三的观点，可以将句中"咳"字换为"疟""痿""痹"等字。《黄帝内经》的很多著名观点都是这种性质。

咳是人体的一种保护性呼吸反射动作。肺主呼吸，所以咳是肺的特异症状。中医学认为，人是一个不可分割的整体，咳嗽一定是由五脏间的协调异常所致。所以《黄帝内经》立足于阴阳五行藏象模型，提出了"五脏六腑皆令人咳，非独肺也"的论点。原文强调：皮毛为人体最外表，往往先受（寒）邪伤；肺主皮毛，病情进一步发展可伤及肺。另外，若食入寒冷食物，则可侵及肺脉（肺脉起于中焦）。邪气里应外合而客留，可引发肺咳。五脏多易在所旺之月受病，非旺月则往往按生克规律而发生传变。因人与天地相呼应（自然全息），所以五脏各有所主之时令。寒邪轻微，则留皮毛，内通于肺故咳。寒邪甚则入里而致泻泄或腹痛。旺月受病指秋季肺先受病；春季肝先受病；夏季心先受病；长夏脾先受病；冬季肾先受病。

如何鉴别诊断五脏之咳？肺咳的特点是：咳而喘息有音，甚则唾血（咯血）。心咳的特点是：咳伴心痛，喉中有声如有梗塞，甚则咽喉肿痛。肝咳的特点是，咳多伴左胁痛，痛甚则不能转身，转身则痛及右胁而致两侧胁胁皆胀痛。脾咳的特点是：咳伴右胁下痛，并隐隐引肩背痛，痛甚则不可能动身，动身则咳加剧。肾咳的特点是：咳伴腰背牵引性痛，痛甚则咳吐黏液。

“五脏六腑皆令人咳，非独肺也”的著名观点表明，《黄帝内经》是在认识到咳嗽为肺的特异症状的基础上，提出了独特的认识疾病的思维方式，即“阴阳五行藏象病理模型”。原文尤其强调“五脏各以其时受，非其时，各传以与之”，在辨五脏六腑咳基础上要“因时制宜”。辨五脏六腑的根本目的不在于找出病变部位，而在于调整人体阴阳平衡。

此外，《黄帝内经》很强调五行理论指导下的“因时制宜”原则。《素问·疟论》：“帝曰：论言夏伤于暑，秋必病疟。今疟不必应者，何也？岐伯曰：此应四时者也。其病异形者，反四时也。其以秋病者寒甚，以冬病者寒不甚，以春病者恶风，以夏病者多汗。”《素问·八正神明论》：“凡刺之法，必候日月星辰四时八正之气，气定乃刺之。”《素问·生气通天论》：“故阳气者，一日而主外，平旦人气生，日中而阳气隆，日西而阳气已虚，气门乃闭。是故暮而收拒，无扰筋骨，无见雾露，反此三时，形乃困薄”等。

第四节　基于五行原理的脏腑辨证方法论

《黄帝内经》认为，人体就是一个以五脏为中心的系统（大圆盘）。这个系统是具有生命力的活系统（动态的）。很显然，只有纵览五脏系统全局，才能进行临床辨证，才能分析本脏病和他脏病之间的关系，才能实现“三因制宜”原则。

五行脏腑辨证论治方法主要环节在于：五行取象—分析—辨证—治则—方药。

五行脏腑辨证的关键在于“五行取象”。临床上如何采集相关信息呢？上述“《黄帝内经》五脏五行系统信息表”的内容皆取自《黄帝内经》原文，《黄帝内经》不仅介绍了诸多人体五行相关信息，还介绍了一些采集信息的技巧（很值得全面整理）。

如《素问·五脏生成》介绍了五色望诊：“五脏之气，故色见青如草兹者死，黄如枳实者死，黑如炲者死，赤如衃血者死，白如枯骨者死，此五色之见死也。青如翠羽者生，赤如鸡冠者生，黄如蟹腹者生，白如豕膏者生，黑如乌羽者生，此五色之见生也。生于心，如以缟裹朱；生于肺，如以缟裹红；生于肝，如以缟裹绀；生于脾，如以缟裹栝楼实；生于肾，如以缟裹紫，此五脏所生之外荣也。”

再如《素问·脉要精微论》介绍了望眼睛之五色诊：“夫精明五色者，气之华也。赤欲如白裹朱，不欲如赭；白欲如鹅羽，不欲如盐；青欲如苍璧之泽，不欲如蓝；黄欲如罗裹雄黄，不欲如黄土；黑欲如重漆色，不欲如地苍。五色精微象见矣，其寿不久也。夫精明者，所以视万物，别白黑，审短长。以长为短，以白为黑，如是则精衰矣。”

《黄帝内经》还介绍了诊脉的时间要求。《黄帝内经》认为诊脉最佳时间在平旦（早晨6点），因为此时饮食未进，经络之气的运营未受外界干扰而维持在最本色的状态，人阴阳之气处于最基础状态（基础体温最低），异常之脉易被诊出。此时诊脉之搏动情况，察精明五色（神色），容易发现五脏六腑之有余、不足，以判断患者之病情。

诊病的环境也是有要求的：“闭户塞牖，系之病者，数问其情，以从其意”（《素问·移精变气论》）。

完善对“《黄帝内经》五脏五行系统信息库”建设研究，包括对采集信息方法和技术标准的研究，使其更具开放性、适用性、临床指导性，是很重要的基础工作。

临床的“脏腑辨证”过程应该是：辨主证、辨五脏六腑相关信息、定治则、选方药。

临床辨证时，要获取足够全面的信息量。首先，症状取象包括主要症状及兼症等。其次，应结合“色诊”“脉诊”，以及“五季”（病因）、“五味”（饮食）、“五窍诊”“五体诊”“五方诊”（地理环境）、“五情”（精神）、“体液”等信息综合分析脏腑的五行态势。重病患者还应注意“真脏脉”等。分析时要有动态观、整体观。

在四诊合参基础上，确定病变部位，推断病情的轻重顺逆，为确立治则、处方用药奠定基础。

例如，咳嗽病的辨证方法如下。

第一，辨外感与内伤、新病与久病。外感咳嗽，多属新病，发病急，病程短，多兼有寒热、头痛、鼻塞等肺卫症状，多属邪实。

内伤咳嗽，多是宿疾，常反复发作、迁延不已，兼见他脏病证，多属于邪实正虚。

第二，了解咳嗽现状。问患者咳嗽时的主观感觉及一些基本情况，如是否呛咳、咳痰，昼夜咳嗽情况，痰多还是痰少，咳嗽是气急还是重浊有声；还应注意了解咳嗽伴随的有可能与其他脏腑有关系的症状，如是否伴有咳而两胁下痛，或咳而腰痛，或咳而咽痒等症状。

第三，全面采集相关五行系统信息，包括体质、生活环境、饮食习惯、精神状态、就诊时间、宿疾、体液、色诊、舌诊、脉诊等。具体的采集方法可以有：面诊、五脏其华诊、问五味、问五情、记五时、记五方、望舌、脉诊。

第四，辨证处方。（应在五行学说基础上，探讨五脏信息变量规律）

当前《中医内科学》教材肺系病证中将“咳嗽”病分为外感咳嗽和内伤咳嗽；将其主要证型定为风寒袭肺、风热犯肺、风燥犯肺、痰湿蕴肺、痰热郁肺、肝火犯肺、肺阴亏耗，并介绍了每一证型的症状、病机、治法、方药（如表3－2）。

表3－2　咳嗽常见证型、主症、主方表

	主要证型	主症	主方
外感	风寒袭肺	咳嗽，流清涕，恶寒发热，无汗，苔薄白，脉浮紧。	三拗汤合止嗽散
	风热犯肺	咳嗽，咽痛，口渴，身热，汗出，苔薄黄，脉浮数	桑菊饮
	风燥伤肺	干咳，口舌干燥，痰少难咳，咽干痛，舌红干，脉浮数	桑杏汤

续表

	主要证型	主症	主方
内伤	痰湿蕴肺	咳嗽，痰多黏腻，胸闷，腹胀，大便时溏，苔白腻，脉濡滑	二陈汤合三子养亲汤
	痰热郁肺	咳嗽气粗，痰多质黏，面赤身热，口干欲饮，舌红苔黄，脉滑数	清金化痰汤
	肝火犯肺	咳嗽，咽干口苦，咳引胁痛，面红目赤，舌红脉弦	黄芩泻白散合黛蛤散
	肺阴亏损	干咳，痰少黏白或痰中夹血，神疲消瘦，盗汗，舌红少苔，脉细数	沙参麦冬汤

上述证型只是具有代表性的几种常见证型的模板。“辨证论治”不是记住证型，然后“对号入座”的过程。患者不会严格按照教材的模板证型来表现临床症状，故临诊时我们同样需要建立一个能反映这个患者当前病情态势的“个体五脏五行态势信息分析表”。这同样应该有方法学和技术标准。

临床上咳嗽的证型是远远不止上述教材所介绍的几种证型的。现举例如下。

竺左，咳嗽延今半载，纳少便溏，形肉渐削，肺病及脾，上损及中之象，肺痨根萌已著，清肺无益，专培中土。炒潞党参、云茯苓、炒怀药、北秫米各三钱，米炒於术、诃子、御米壳各二钱、清炙草四分，炮姜炭四分，橘白、水炙远志各一钱，干荷叶一角。（选自《丁甘仁医案》）

按： 此乃久咳伤肺金而病传脾土、子病犯母之例。方用四君子理中“专培中土”，以实肺金，属五行母令子实的相生治法。

赵左，春令木旺，肝胆之火升腾，风燥之邪外袭，肺金受制，阳络损伤，咳呛吐血，胁肋牵痛，燥化火，火刑金，肺炎叶举，脉数苔黄，虑其血涌狂吐，及拟凉肝清燥，润肺祛瘀。冬桑叶、粉丹皮、茜草根、川贝、象贝各二钱，生石决明八钱，马勃八分，侧柏叶钱半，冬瓜子、甜杏仁、竹茹各三钱，白茅花一钱、活芦根一尺去节，蚕豆花霜、枇杷叶露各四两冲服。（选自《丁甘仁医案》）

按：此乃肝木火腾，夹燥邪化火，反克肺金伤及血络，属太过反侮的吐血案例。方中重用石决明以镇肝泻火，佐服露汁之品护肺金，共复肝肺五行制化关系。

中书鲍希伏素阴虚，患咳嗽，服清气化痰丸及二陈、芩、连之类痰益甚，更用四物、黄柏、知母、元参之类，腹胀咽哑，右关脉浮弦，左尺脉洪大。薛曰：脾土既不能生肺金，阴火又从而克之，当滋化源，朝用补中益气加山萸、麦冬、五味，夕用六味丸加五味。三月余，喜其慎疾，得愈。（选自《丁甘仁医案》）

按：此乃久虚之体，脾肾两虚之咳。

前患失血，先伤其阴；继以久咳，枯涸日甚，以致肌肉消瘦，音声嘶哑，按脉细数而弦。殆即《内经》所谓弦绝者，其音嘶败；病深者，其声哕也。是谓坏府，毒药莫治，短针无取。差幸谷气未惫，苟能安静善摄，成一老虚损，亦未始非幸也。

海蛤粉飞、青黛、诃子皮（蜜炙）、百药煎、金钗斛、丹参二钱，丝瓜络三钱，藕节（炒）四钱，绿萼梅八分，白石英、南沙参、甘草、生苡仁、生地黄、阿胶珠、枇杷叶（去毛布包）五钱。（选自《王仲奇医案》）

按：此乃久虚阴枯，胃气尚存之咳。

《黄帝内经》曰：“五脏六腑皆令人咳，非独肺也。”心、脾、肝、肾功能失常皆可引起咳嗽，以下分别论述。

心主一身之血，肺主一身之气；气血为脏腑功能的基础。若肺气虚弱，行血无力或肺失宣肃，肺气壅塞，可影响心的行血功能，而致心血瘀阻；反之，若心气不足，心阳不振，血行不畅，也可影响肺的呼吸功能，导致胸闷、咳嗽等。

肺司呼吸而摄纳清气，脾主运化而化生谷气，故有“肺为主气之枢，脾为生气之源”之说。临床上，肺虚易累脾，脾虚易累肺。若脾失健运，水液不化，聚湿生痰，为饮为肿，影响及肺，则肺失宣降而致痰嗽喘咳之证。脾病所致咳嗽的标在肺，而本在脾，故有“脾为生痰之源，肺为贮痰之器”之说。

肝主升发，肺主肃降。肝气疏泄，升发条达，有利于肺气的肃降。肺气充足，肃降正常，有利于肝气的升发。一方面，肝火可耗伤肺阴，使肺气不得肃降而出现咳嗽、胸痛、咯血等。阴阳学说称之为“左升太过，右降不及”；五行学说称为“木火刑金”或“木旺侮金”。另一方面，肺失清肃，燥热内盛，也可伤及肝阴，致肝阳亢逆，而出现头痛、易怒、胁肋胀痛等肺病及肝之候。

肺为水之上源，肾为主水之脏；肺主呼吸，肾主纳气；肺属金，肾属水，金水相生。肺与肾的关系，表现在水液代谢、呼吸运动等方面。临床上，肺肾功能失调可致水液代谢障碍而出现水肿、咳嗽、呼吸困难等症状；金水相生，肺虚与肾虚常同时并见，故老年久病痰饮喘咳者，多属肺肾两虚。

《黄帝内经》不仅介绍了五脏咳，还有介绍了六腑咳：“帝曰：六府之咳奈何？安所受病？岐伯曰：五脏之久咳，乃移于六腑。脾咳不已，则胃受之，胃咳之状，咳而呕，呕甚则长虫出。肝咳不已，则胆受之，胆咳之状，咳呕胆汁。肺咳不已，则大肠受之，大肠咳状，咳而遗失。心咳不已，则小肠受之，小肠咳状，咳而失气，气与咳俱失。肾咳不已，则膀胱受之，膀胱咳状，咳而遗溺。久咳不已，则三焦受之，三焦咳状，咳而腹满，不欲食饮。此皆聚于胃，关于肺，使人多涕唾而面浮肿气逆也。”

因为五脏之间有生克乘侮的密切联系，而脏与腑之间又存在着表里关系。所以五脏久咳，必会累及六腑。尤其肺与大肠相表里，临床上，肺气壅塞，失于肃降，气不下行，津不下达，可引起腑气不通，肠燥便秘；若大肠实热，传导不畅，腑气阻滞，也可影响到肺的宣降，出现胸满咳喘。临床上为什么有些大便困难患者，会加宣肺之品？因为肺气虚的患者，常伴有便秘。

《黄帝内经》还强调“五脏各以其时受病，非其时，各传以与之。人与天地相参，故五脏各以治时，感于寒则受病，微则为咳，甚者为泄为痛。乘秋则肺先受邪，乘春则肝先受之，乘夏则心先受之，乘至阴则脾先受之，乘冬则肾先受之”的动态观点。

临证时我们必须在“五行取象”的宏观视野上，才能综合分析是否有“子母相及”和“乘侮胜复”之变。教材仅述“肝火犯肺”型咳嗽的症状：气逆咳嗽阵作，咳时面红目赤，咽干口苦，常感痰滞咽喉，难以咳出，量少质黏，咳引胸痛，症状可随情绪波动增加，舌质红，苔薄黄少津，脉弦数。

临床上怎么去判断是木过度亢进，以致金不能克木，反被木克（木火刑金），还是肺之燥热累及肝（金乘木）呢？《黄帝内经》有诸多与此相关的诊断方法和技巧。例如，《素问·刺热》有“五脏面热诊”法可参考：“肝热病者，左颊先赤；心热病者，颜先赤；脾热病者，鼻先赤；肺热病者，右颊先赤；肾热病者，颐先赤”。

临床上的情况多是复杂多变的，处方用药也应随之而变。若上述肝炎犯肺型咳嗽患者的症状是气逆咳嗽阵作、咳时面红目赤、咽不干、口不苦、痰易咳出、量多质黏、咳引胸痛、症状可随情绪波动增加、舌质淡红、苔薄黄少津、脉弦数，（病程短）应如何辨证处方？若生活在东方海滨之域的患者，与生活中西方沙石之地的患者的处方是否一样？秋天发作的患者与春天发作的患者处方是否一样？

细致地辨证才能丝丝入扣地指导治疗。例如，情志郁结化火犯肺者，多以黛蛤散合清金化痰汤为主；肝经热邪炽盛，上犯于肺者，可用龙胆泻肝汤合泻白散化裁；肝火灼伤肺络，症见咯血者，以黛蛤散合泻白散为主，加凉血止血药。

肝肺同病，主要责之于肝。但治肝疗效不显著者，应注意调整治法。如肝火上炎灼肺，清之不已者，可予清金制木法，选用沙参、麦冬、天冬、石决明等；肾水亏虚而肝火亢，清之不应者，可予补母法，用六味地黄丸之类。肝主升，肺主降，肝肺同时受病，肝升太过，肺降不足，气机升降失调时，应注意药物升降浮沉之性及其与病证是否相宜，尤当注意重用沉降之药。

在治疗过程中，还要注意火为阳邪，木火燔灼，最易伤津、耗血动血，常引起肺阴不足。治疗时，要注意顾护肺阴。清肝泻肺之药，大多苦寒伤胃，故脾胃薄弱者慎用。

第五节 阴阳与五行——生命的方向盘与平衡码表

“阴阳”的概念最早见于《周易》，“五行”的概念最早见于《尚书》，但两种观念的产生，可以追溯到更久远的年代。到战国时代，阴阳和五行渐渐合流，形成一种新的观念，即以“阴阳消长，五行转移”为理论基础的宇宙观。

《黄帝内经》以自己的独特视角认识着人体生命。如果说“阴阳太极”是把握人体平衡的方向盘，那“五行系统”就是生命平衡的码表。

脏腑辨证的关键就是要掌握好五行的相生相克关系（也称为制化关系）。相生与相克是不可分割的两个方面。没有生，就没有事物的发生和成长；没有克，就不能维持正常协调关系下的变化与发展。因此，必须生中有克（化中有制），克中有生（制中有化）。只有这样才能维持和促进事物相对平衡协调和发展变化。如木位为阳长阴消，金位为阳消阴长，而肝主升，肺主肃降，故而木和金分别与肝和肺对应。同理，因为水位有阳长阴消的一面，所以肾具有温煦的作用。因为水位由阳消阴长转阳长阴消，火为阳长阴消，所以肾水可抑制心火，且肾水与心火相互资生、相互助长。因为金为阳消阴长，又因为金水相生，相生的双方主、客体关系并不是绝对的，金可生水，水亦可生金，所以肺气清肃下行可使水液滋肾，而肾之精气又可滋养肺。

总之，以相生言之，木能生火，但是木之本身又受水之所生，这种“生我”“我生”的关系是平衡的。如果只有“我生”而无“生我”，那么就会形成木太过，就像收入与支出不平衡一样。另一方面，水与火之间，又是相克的关系，所以相生之中，又有相克的关系，而不是绝对的相生，这样就保证了生克之间的动态平衡。

以相克言之，木能克土（我克），金又能克木（克我），而土与金之间又是相生的关系，所以就形成了木克土、土生金、金又克木（子复母仇）。这说明五行相克不是绝对的；相克之中，必须寓有相生，才能维持平衡。换句话说，被克者本身有反制作用，所以当发生相克太过的时候，这种反制作用在一定条件下可使机体维持平衡协调关系。

生克制化规律是一切事物发展变化的正常现象，在人体则是机体正常的生理状态。在这种相反相成的生克制化关系中，还可以看出五行之间的协调平衡是相对的。因为相生相克的过程，也就是事物消长发展的过程。在此过程中，一定会出现太过和不及的情况。这种情况本身就是再一次相生相克的调节。这样，又出现再一次的协调平衡。这种在不平衡之中求得平衡，而平衡又立刻被新的不平衡所代替的循环运动，不断地推动着事物的变化和发展。人们用五行学说的这一理论来说明自然界气候的正常变迁和自然界的生态平衡，以及人体的生理活动。

因此，在阴阳五行学说的基础上，探索建立新型的中医系统论是中医学发展的一条根本之路。

潘卫星认为中医诊断内容是："五行定位律：运用四诊技术，考察患者的五体、五官、五华、五志等方面的病态变化，按五行类别做出脏腑定位诊断；阴阳定性律：分析四诊资料，辨识疾病的寒热虚实等特征。定位和定性是疾病诊断的最基本内容。用数学方法或许更易说清。在平面上确定一个点，必须给定两个坐标值，即需要建立一个直角坐标系。因为如果只给一个坐标值，则只能确定一条线。对疾病的辨识来说，如果定性和定位只确定一项，它的特异性不强。例如，只定位，便不能区别该脏不同性质的病状，治疗针对性就不强。阴阳五行理论为中医诊断学初步建立了一个直角坐标系。只不过这个坐标轴上的'刻度'过于稀疏些，也就是说，定性、定位的标准还不够细致，特异性仍不够强。但毕竟有一个可供研究的参考系了，后人可再往上增添必要的刻度，即定性、定位的内容，如可将'痰''瘀''伤'"等定性内容加上。"

系统论看似是现代文明的结晶，其实中国古来有之。

系统论实际是将整体分门别类论。整体就是系统。系统内分门别类的要素相互关联，且有层级。同时系统与外界也有关联。

当然，中国古代的系统论或曰中国传统的系统论是感性的，现代系统论是理性的。中国古代系统论的宇宙观是天、地、人一体，这天、地、人也是由不可分的一个整体演变出来的。中医学比较典型地反映了系统论。中医治病是把人体看成一个与外界相关联的整体。疾病是由人体失衡所致，故治病是针对人体整体调治。中医的经脉论是通过感性经验来研究的。中医的五脏论也是感性的。现代医学有基因理论，中医学有人体全息论，如人体经络、脚掌、手掌、耳朵上的不同部位都可映射人体不同部位。

1980 年钱学森提出，人体科学一定要有系统观，而中医的核心观点，正是强调了系统论思想及其价值。20 世纪 80 年代“中医系统学”课程成为中医课程。在医学的发展中有整体论、还原论、系统论三种不同思路，中医学的思路是系统论。中医学理论包含丰富的系统论思想，是现代系统论的一种雏形。系统论是中医学术思想的精髓，是中医学特色的实质或核心。中医学系统论已提出的理论主要有：整体性原理、联系性原理、功能性原理、有序性原理、自主性原理等。中医学系统论的研究对象是人的健康和疾病的系统规律。它的进一步发展将建立起医学系统论和医学系统工程，并在临床上发挥理论和方法的作用。

链接：

现代系统论是美籍奥地利理论生物学家和哲学家贝塔朗菲在 20 世纪 40 年代创造的、专门运用科学方法去考察一般系统的理论。它是指把工作对象作为一个系统来认识和处理问题的科学理论，是研究系统的模式、性能、行为和规律的一门科学。它为人们认识各种系统的组成、结构、性能、行为和发展规律提供了一般方法论的指导。系统论的诞生，突破了传统的局限性。多角度、多维性地思考问题，为处理、解决复杂系统提供了新的思路。

20世纪40年代以来，随着现代系统论的广泛应用和发展，系统方法日益为人们所瞩目。不同的人对系统的定义不同。贝塔朗菲认为，系统是相互联系、相互作用着的诸元素的统一体；而我国著名的科学家钱学森则认为，系统是由相互作用和相互依赖的若干组成部分合成的、具有特定功能的有机整体，而且该系统本身又是它所从属的一个更大的系统的组成部分。

系统论的核心思想是系统的整体观念。贝塔朗菲强调，任何系统都是一个有机的整体，而不是各个部分的机械组合或简单相加；系统的整体功能是各要素在孤立状态下所没有的新性质。他用亚里士多德的“整体大于部分之和”的名言来说明系统的整体性，反对那种认为要素性能好，整体性能一定好，以局部说明整体的机械论的观点。他还认为，系统中各要素不是孤立地存在着，每个要素在系统中都处于一定的位置上，起着特定的作用。要素之间相互关联，构成了一个不可分割的整体。要素是整体中的要素，如果将要素从系统整体中割离出来，它将失去要素的作用。就像手在人体中是劳动的器官，一旦将手从人体中砍下来，那时它将不再是劳动的器官了一样。

简单来说，就是我们要从整体出发，考虑整体与部分、层次、结构、环境的相互联系，全面分析、综合处理问题。这种方法着眼于整体，考虑多种因素的影响和制约，对于复杂的系统尤为适用。

根据系统论观点，任何事物都是相互联系、相互影响、发展变化的。系统独立存在，又与其他系统相互作用；系统内各要素相互作用；一个大系统又有许多子系统，子系统相互影响、相互制约，而且子系统与大系统以及大系统内部各子系统之间相互协调和作用。此谓系统的相关性。

关于中医学科的发展，目前存在着两个极端：一个是试图从哲学角度来解释中医，认为中医根本就不属于科学；另一个是总是试图找到气、经络的物质实体，如电磁感应、场理论等，而其实还是还原论思维。

对中医学的认识应从以实体为中心的水平，提高到以系统为中心的水平，即人体是一个有机的、多要素互相联系互相作用的复杂系统。因而还原论、形而上学的思维方式都不适合认识、学习与实践中医。系统理论和系统科学的产生，从不同侧面、不同深度和广度揭示了有组织复杂系统的某些普遍运动规律，弥补了人类科学史和认识史上的空白，为人们提供了如实地把对象作为复杂系统加以定量研究的理论和方法，使人们的认识从以实物为中心的水平，提高到以系统为中心的水平。所以在结构功能层面，中医学根本不必寻找以及证明阴阳经络以及魂、魄、神、精、志等实体的存在。

中国古人很早就从整体角度来认识世界，尤其重视星体对地球气候、物候的影响，并且通过长期观测与实践，建立了这种复杂相互作用的简化模型。所以，我们要抛弃现代科学高高在上的想法，抛弃自认为古人蒙昧无知的想法，以系统观重新研究中医理论的产生与运用，以现代语言来诠释中医学的概念及理论，结合系统观来解释人体与环境的作用机制与论治依据，用系统思维进行疾病诊断。

系统论把自己研究的对象看作是一个系统整体，要求在整体中把握部分，把部分放在整体中来研究，而不是让任何部分的东西凌驾于整体之上，同时重视整体与环境的相互作用。“系统中心论”与中医学的“天人合一”整体观念有着惊人的相似之处。实际上系统、控制、信息都是整体方法论的不同侧面，中医学的整体思维已经具备了现代系统思维的诸多特征，但区别还是明显的。“天人合一”整体观虽然强调构成人体的各个组成部分之间、人体与外界环境之间的相互作用，但其中构成人体的各“组成部分”主要是以阴阳五行哲学思想为原始模型，依据阴阳五行的特性人为划分的，因此无法明确各“组成部分”的形态结构及其相对应的特定功能。（宋琳莉、孟庆刚，《基于复杂性科学的系统思维与中医整体思维辨析》）

第六节　对中医教材中的五行学说理论体系的一些反思

和“阴阳学说”一样，作为中医学的核心基础理论，五行学说同样贯穿于中医学的各个方面。按照从理论到技术再到运用的知识构架，五行理论体系同样应该反映在《中医基础理论》《中医诊断学》《中医内科学》等教材中。

一、《中医基础理论》教材中的五行学说

所有《中医基础理论》教材的“阴阳学说”后都是“五行学说”。五行学说的主要内容有：五行的概念、五行学说的基本内容、五行学说在中医学中的应用。现简要整理如下。

（一）五行学说的基本概念

1. 基本概念

五行是中国古代哲学的基本范畴之一，是中国原始的科学思想。五，即木、火、土、金、水五种物质；行，四通八达，流行和行用之谓，是行动、运动的古义，即运动变化、运行不息的意思。五行，是指木、火、土、金、水五种物质的运动变化。五行不是表

示五种特殊的物质形态，而是代表五种功能属性，“是五种强大的力量不停地循环运动而不是消极无动性的基本（主要的）物质”（英·李约瑟，《中国科学技术史》）。五行是自然界客观事物内部阴阳运动变化过程中五种状态的抽象，属于抽象的概念，也是中国古代朴素唯物主义哲学的重要范畴。

五行学说是说明世界永恒运动的一种观念。一方面认为世界万物是由木、火、土、金、水五种基本物质所构成，对世界的本原做出了正确的回答；另一方面又认为任何事物都不是孤立的、静止的，而是在不断地相生、相克运动中维持着协调平衡。所以，五行学说不仅具有唯物观，而且含有丰富的辩证法思想，是中国古代用以认识宇宙、解释宇宙事物在发生发展过程中相互联系法则的一种学说。

可以肯定，至少在战国晚期五行学说就已成形。因为就在这个时期，《黄帝内经》把五行学说应用于医学。

中医学把五行学说应用于医学领域，以系统的观点来观察人体，阐述人体局部与局部、局部与整体之间的有机联系，以及人体与外界环境的统一，加强了中医学整体观念的论证，使中医学所采用的整体系统方法进一步系统化。五行学说对中医学特有的理论体系的形成，起了巨大的推动作用，成为中医学理论体系的哲学基础之一和重要组成部分。随着中医学的发展，中医学的五行学说与哲学上的五行学说日趋分离。中医学的五行学说着重用五行互藏理论说明自然界多维、多层次、无限可分的物质结构和属性，以及脏腑的相互关系，特别是人体五脏之中各兼五脏（即五脏互藏规律），揭示机体内部与外界环境的动态平衡的调节机制，阐明健康与疾病、疾病的诊断和防治的规律。

2. 五行的特性

木的特性：日出东方，与木相似。古人称“木曰曲直”。“曲直”，实际是指树木的生长形态，为枝干曲直，向上、向外周舒展。因而说具有生长、升发、条达舒畅等作用或性质的事物，均归属于木。

火的特性：南方炎热，与火相似。古人称“火曰炎上”。“炎上”，是指火具有温热、上升的特性。因而说具有温热、升腾作用的事物，均归属于火。

土的特性：中原肥沃，与土相似。古人称“土爰稼穑”。“土爰稼穑”是指土有种植和收获农作物的作用。因而说具有生化、承载、受纳作用的事物，均归属于土。故有“土载四行”和“土为万物之母”之说。

金的特性；日落于西，与金相似。古人称“金曰从革”。“从革”是指“变革”的意思。因而说具有清洁、肃降、收敛等作用的事物，均归属于金。

水的特性：北方寒冷，与水相似。古人称“水曰润下”。是指水具有滋润和向下的特性。因而说具有寒凉、滋润、向下运行的事物，均归属于水。

3. “五行”系统方法论

五行学说采用“取类比象”和“推演络绎”的方法，将宇宙间的所有事物和现象的不同性质、作用和形态与五行的特性进行类比，并将其分别归属于木、火、土、金、水五行之中。五行学说对事物属性的归类推演法则是：以天人相应为指导思想，以五行为中心，以空间结构的五方、时间结构的五季、人体结构的五脏为基本框架，将自然界的各种事物和现象以及人体的生理、病理现象，按其属性进行归纳。

凡具有生发、柔和、条达、舒畅等性质和作用的事物，统属于木；具有温热、炎上等性质和作用的事物，统属于火；具有承载、生化、长养等性质和作用的事物，统属于土；具有收敛、肃降、清洁等性质和作用的事物，统属于金；具有寒凉、滋润、向下等性质和作用的事物，统属于水。在这种类比演绎的基础上，人们寻找出了宇宙全息性、万物平衡性、时空统一性、天人合一性的规律，从而将人体的生命活动与自然界的事物和现象联系起来，形成了人体内外互相关联的五行系统。如日出东方，人体的肝喜条达与木的升发、条达特性相似，故将东方、肝归属于木，这就是取类比象法。

根据已知的某些事物的五行归属，推演归纳其他相关的事物的方法是推演络绎法。如已知肝属木，由于肝合胆，主筋膜，其华在爪，开窍于目，因此可推演络绎出胆、筋、爪、目属于木，我们称其为“肝系统”。依次类推，心属火，小肠、脉、面、舌与心相关，故亦属于火；脾属土，胃、肌肉、唇、口、与脾相关，故亦属于土；肺属金，大肠、皮肤、毛发、鼻与肺相关，故亦属于金；肾属水，膀胱、骨、发、耳、二阴与肾相关，故亦属于水。

五行学说认为世界上的一切事物，都是由金、木、水、火、土五种基本物质之间的运动变化生成的。同时，五行学说还以五行之间的生克关系来阐释事物之间的相互联系，认为任何事物都不是孤立的、静止的，而是在不断的相生、相克的运动之中维持着协调平衡。这即是五行学说的基本含义。

五行整体思维的特点在于：这种思维方式认为自然、社会与人及人与人之间的关系是相通的（全息倾向）。五行学说认为“金、木、水、火、土”五个基本元素，可以对应为人体内脏中的“肺、肝、肾、心、脾”，人的情感中的“忧、怒、惧、喜、思”乃至道德行为的“仁、义、礼、智、信”，五行不仅反映了自然之理，同时也反映社会、人事变化发展的一般规律。

中国古代的科学方法具有勤于观察、善于推类、精于运数、重于应用和长于辩证的特点。推类，即善于用举一反三、引而申之的推类方法去研究自然界的未知事物。在“仰观天象，俯察地理”“近取诸身，远取诸物”的“观物取象”的基础上，“以类族辨物”，并进一步“引而申之，触类而长之”（即触类旁通），由已知事物推广到其他未知的事物。五行学说的归类和推演的思维方法是：观物—取象—比类—运数（五行）—求道（规律），即应象以尽意。立象类比是手段，尽意求道是目的。这是一种以直接观察为基础的综合类比的思维方法。

（二）五行学说的基本内容

1. 五行生克

如图3－2所示，木、火、土、金、水之间，组成了圆圈关系和五角关系。圆圈关系代表相生，即木生火，火生土，土地金，金生水，水生木。五角关系代表相克，即木克土，土克水，水克火，火克金，金克木。相生相克关系是由阴阳（黑白）变量决定的。木为阳长阴消，火为阳长阴消，土为阳长阴消转阳消阴长，金为阳消阴长，水为阳消阴长转阳长阴消。根据阴阳的消长情况即可判断任意二行具有同一性或对立性。而其所具有的同一性或对立性则是相生或相克的决定因素所在。两行之间具有同一性则相生，具有对立性则相克。具体说，木与火皆为阳长阴消，所以木与火具有同一性，故而相生；火为阳长阴消，土有阳长阴消

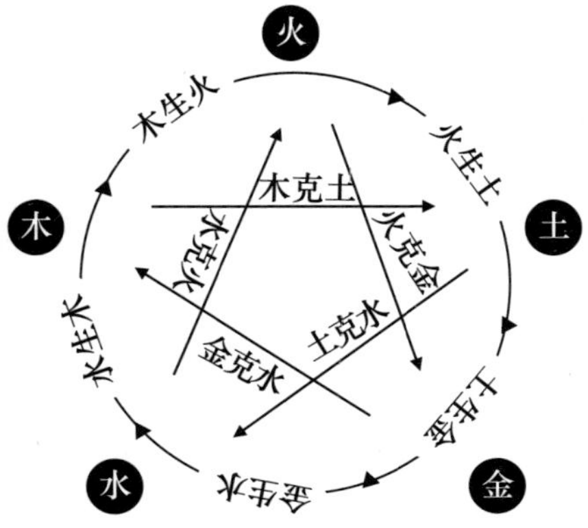

图3－2　五行生克关系图

的一面，所以火与土具有同一性，故而相生；土有阳消阴长的一面，金为阳消阴长，所以土与金具有同一性，故而相生；金为阳消阴长，水有阳消阴长的一面，所以金与水具有同一性，故而相生。

木为阳长阴消，土有阳消阴长的一面，所以木与土具有对立性，故而相克；火为阳长阴消，金为阳消阴长，所以火与金具有对立性，故而相克；土为阳长阴消转阳消阴长，水为阳消阴长转阳长阴消，所以土与水具有对立性，故而相克；金为阳消阴长，木为阳长阴消，所以金与木具有对立性，故而相克；水有阳消阴长的一面，火为阳长阴消，所以水与火具有对立性，故而相克。

因为相生或相克的双方皆有处于主动地位和被动地位之分，故有主体和客体之别，即有原生和被生、原克和被克之异。但主、客关系并不是绝对的，而是存在相互转化的可能性的。

2. 五行制化

五行中的制化关系，是五行生克关系的结合。相生与相克是不可分割的两个方面。没有生，就没有事物的发生和成长；没有克，就不能维持正常协调关系下的变化与发展。因此，必须生中有克（化中有制），克中有生（制中有化）。只有这样才能维持和促进事物相对平衡协调和发展变化。五行之间这种生中有制、制中有生、相互生化、相互制约的生克关系，被称为制化。五行制化源于《素问·六微旨大论》“亢则害，承乃制，制则生化”。

3. 五行胜复

胜复指胜气和复气的关系。五行学说把由于太过或不及引起的对“己所胜”的过度克制称为“胜气”，而这种胜气在五行系统内必然招致一种相反的力量（报复之气）的压制，这种能报复“胜气”之气，称为“复气”，两者总称“胜复之气”。“有胜之气，其必来复也。”（《素问·至真要大论》）这是五行系统本身对于太过或不及的自行调节机制，旨在使机体恢复正常的制化调节状态。如木气太过，作为胜气则过度克土，而使土气偏衰，土衰不能制水，则水气偏胜而加剧克火，火气受制而减弱克金之力，于是金气旺盛起来，把太过的木气克伐下去，使其恢复正常。反之，若木气不足，则将受到金的过度克制，同时又因木衰不能制土而引起土气偏亢，土气偏亢则加强抑水而水气偏衰，水衰无以制火而火偏亢，火偏亢则导致金偏衰而不能制木，从而使不及的木气复归于平，以维持其正常调节状态。故曰："形有胜衰，谓五行之治，各有太过不及也。故其始也，有余而往，不足随之，不足而往，有余从之。"（《素问·天元纪大论》）

胜复的调节规律是：先有胜，后必有复，以报其胜。"胜气"重，"复气"也重；"胜气"轻，"复气"也轻。在五行具有相克关系的各行之间有多少太过，便会招致多少不及；有多少不及，又会招致多少太过。由于五行为单数，所以对于任何一行，有"胜气"必有"复气"。故曰"有重则复，无胜则否"（《素问·至真要大论》）、"微者复微，甚则复甚"（《素问·五常政大论》）是五行运动的法则。通过胜复调节机制，使五行系统整体在局部出现较大不平衡的情况下得以调节自身，继续维持其整体的相对平衡。

4. 五行子母相及

及，影响所及之意。子母相及是指五行生克制化遭到破坏后所出现的不正常的相生现象。包括母及于子和子及于母两个方面。母及于子与相生次序一致，子及于母则与相生的次序相反。如木行影响到火行，叫作"母及于子"；影响到水行，则叫作"子及于母"。

5. 五行相乘相侮

相乘相侮，实际上是反常情况下的相克现象。

（1）相乘规律。乘，即乘虚侵袭之意。相乘即相克太过，超过正常制约的程度，使事物之间失去了正常的协调关系。五行之间相乘的次序与相克同，但被克者更加虚弱。

相乘现象可分两个方面。其一，五行中任何一行本身不足（衰弱），使原来克它的一行乘虚侵袭（乘），而使它更加不足，即乘其虚而袭之。以木克土为例说明。正常情况下，木克土，木为克者，土为被克者；两者相互制约而维持着相对平衡状态。异常情况下，木仍然处于正常水平，但土本身不足（衰弱），失去了两者之间的平衡状态，则木乘土之虚而克之。这样的相克，超过了正常的制约关系，使土更虚。其二，五行中任何一行本身过度亢盛，而原来受它克制的那一行仍处于正常水平；在这种情况下，虽然“被克”一方正常，但由于“克”的一方超过了正常水平，所以也同样会打破两者之间的正常制约关系，出现过度相克的现象。仍以木克土为例说明。正常情况下，木能制约土，维持正常的相对平衡；若土本身仍然处于正常水平，但由于木过度亢进，从而使两者之间失去了原来的平衡状态，则会出现木亢乘土的现象。

“相克”和“相乘”是有区别的，前者是正常情况下的制约关系，后者是正常制约关系遭到破坏的异常相克现象。在人体，前者为生理现象，而后者为病理表现。但是近人习惯将相克与反常的相乘混同，将病理的木乘土称为“木克土”。

（2）相侮规律。侮，即欺侮，有恃强凌弱之意。相侮是指五行中的任何一行本身太过，使原来克它的一行，不仅不能去制约它，反而被它所克制，即反克，又称反侮。

相侮现象也表现为两个方面。以木为例说明。其一，当木过度亢盛时，金原克木，但由于木过度亢盛，则金不仅不能去克木，反而被木所克制，使金受损。这叫木反侮金。其二，当木过度衰弱时，金原克木，木又克土，但由于木过度衰弱，则不仅金来乘木，而且土亦乘木之衰而反侮之。习惯上把土反侮木称之为“土壅木郁”。

相乘相侮均为破坏相对协调统一的异常表现。乘侮，都凭其太过而乘袭或欺侮。“乘”为相克之有余，而危害于被克者，也就是某一行对其“所胜”过度克制。“侮”为被克者有余，而反侮其克者，也就是某一行对其“所不胜”的反克。为了便于理解，我们将乘侮区别开来一一加以分析。实际上，相乘和相侮是休戚相关的，是一个问题的两个方面。现在，我们将两者统一起来分析。如木有余而金不能对木加以克制，木便过度克制其所胜之土，这叫作“乘”；同时，木还恃己之强反去克制其“所不胜”的金，这叫作“侮”。反之，木不足，则不仅金来乘木，而且其所胜之土又乘其虚而侮之。所以说“气有余，则制己所胜而侮所不胜；其不及，则己所不胜侮而乘之，己所胜轻而侮之。”（《素问·五运行大论》）

总之，五行系统具有两种调节机制，一为正常情况下的生克制化调节机制，一为异常情况下的胜复调节机制。这两种调节机制，形成并保障了五行系统的动态平衡和循环运动。

（三）五行学说在中医学中的应用

1. 说明脏腑的生理功能及其相互关系

（1）人体组织结构的分属。五行学说以类比的方法，根据脏腑组织的性能、特点，将人体的组织结构分属于五行，形成了以五脏为中心的脏腑组织系统，从而为脏象学说奠定了理论基础。

（2）说明脏腑的生理功能。五行学说，将人体的内脏分别归属于五行，并以五行的特性来说明五脏的部分生理功能。如：木性可曲可直，条顺畅达，有生发的特性，故肝喜条达而恶抑郁，有疏泄的功能……

（3）说明脏腑之间的相互关系。五行学说运用五行生克制化的理论，来说明脏腑生理功能的内在联系。五脏之间既有相互滋生的关系，又有相互制约的关系。

五行学说用五行相生说明脏腑之间的联系。如木生火，即肝木济心火。肝藏血，心主血脉；肝藏血功能正常有助于心主血脉功能的正常发挥。火生土，即心火温脾土。心主血脉、主神志，脾主运化、主生血统血；心主血脉功能正常，使血能营脾，脾才能发挥主运化、生血、统血的功能。土生金，即脾土助肺金。脾能益气，化生气血，转输精微以充肺，促进肺主气的功能，使之宣肃正常。金生水，即肺金养肾水。肺主清肃，肾主藏精；肺气肃降有助于肾藏精、纳气、主水之功。水生木，即肾水滋肝木。肾藏精，肝藏血；肾精可化肝血，以助肝功能的正常发挥。这种五脏相互滋生的关系，就是用五行相生理论来阐明的。

用五行相克说明五脏间的相互制约关系。如心属火，肾属水；水克火，即肾水能制约心火；肾水上济于心，可以防止心火之亢烈。肺属金，心属火；火克金，即心火能制约肺金；心火之阳热，可抑制肺气清肃之太过。肝属木，肺属金；金克木，即肺金能制约肝木；肺气清肃太过，可抑制肝阳的上亢。脾属土，肝属木；木克土，即肝木能制约脾土；肝气条达，可疏泄脾气之壅滞。肾属水，脾属土；土克水，即脾土能制约肾水；脾土的运化，能防止肾水的泛滥。这种五脏之间的相互制约关系，就是用五行相克理论来说明的。

（4）说明人体与内外环境的统一。春应东方，风气主令，故气候温和，气主生发，万物滋生。人体肝气与之相应，故肝气旺于春。这样就将人体肝系统和自然春木之气统一起来。这也反映出人体内外环境统一的整体观念。

2. 说明五脏病变的传变规律

由于人体是一个有机整体，内脏之间又是相互滋生、相互制约的，故各脏在病理上必然相互影响。本脏之病可以传至他脏，他脏之病也可以传至本脏，这种病理上的相互影响被称为传变。从五行学说来说明五脏病变的传变，可以将其分为相生关系传变和相克关系传变。

（1）相生关系传变。相生关系传变包括“母病及子”和“子病犯母”两个方面。

1）母病及子：又称“母虚累子”。母病及子系病邪从母脏传来，侵入属子之脏，即先有母脏的病变后有子脏的病变。如水不涵木，即肾阴虚不能滋养肝木。其临床表现在肾，则为肾阴不足的表现，多见耳鸣、腰膝酸软、遗精等；在肝，则为肝之阴血不足的表现，多见眩晕、消瘦、乏力、肢体麻木，或手足蠕动，甚则震颤抽搐等。阴虚生内热，故亦见低热、颧红、五心烦热等症状。肾属水，肝属木，水能生木。现水不生木，其病由肾及肝，由母传子。由于相生的关系，病情虽有发展，但互相滋生作用不绝，病情较轻。

2）子病犯母：又称“子盗母气”。子病犯母系病邪从子脏传来，侵入属母之脏，即先有子脏的病变，后有母脏的病变。如心火亢盛而致肝火炽盛，有升无降，最终导致心肝火旺。心火亢盛，则见心烦或狂躁谵语、口舌生疮、舌尖红赤疼痛等症状；肝火偏旺，则见烦躁易怒、头痛眩晕、面红目赤等症状。心属火，肝属木，木能生火。肝为母，心为子，其病由心及肝，由子传母，病情较重。

疾病按相生规律传变，有轻重之分，“母病及子”为顺，其病轻；“子病犯母”为逆，病重。

（2）相克关系传变。相克关系传变包括“相乘”和“反侮”两个方面。

1）相乘：是相克太过为病，如木旺乘土（又称木横克土）。木旺乘土，即肝木克伐脾胃，先有肝的病变，后有脾胃的病变。由于肝气横逆，疏泄太过，影响脾胃，可导致消化功能紊乱。肝气横逆，则见眩晕头痛、烦躁易怒、胸闷胁痛等症状；及脾则表现为脘腹胀痛、厌食、大便溏泄或不调等脾虚之候；及胃则表现为纳呆、嗳气、吞酸、呕吐等胃失和降之证。由肝传脾称肝气犯脾；由肝传胃称肝气犯胃。木旺乘土，除了有肝气横逆的病变外，还有脾气虚弱和胃失和降的病变。肝属木，脾（胃）属土，木能克土。木气有余，相克太过，其病由肝传脾（胃）。病邪从相克方面传来，侵犯被克脏器。

2）相侮：又称反侮，是反克为害，如木火刑金。木火刑金是由肝火偏旺，影响肺气清肃所致。其临床表现既有胸胁疼痛、口苦、烦躁易怒、脉弦数等肝火过旺之症状，又有咳嗽、咳痰，甚或痰中带血等肺失清肃之候。肝病在先，肺病在后。肝属木，肺属金，金能克木。今肝木太过，反侮肺金，其病由肝传肺。病邪从被克脏器传来，此属相侮规律传变。生理上既制约于我，病则其邪必微。其病较轻，故《难经》谓“从所胜来者为微邪”。

总之，五脏之间的病理影响及其传变规律，可以用五行生克乘侮规律来解释。如肝脏有病，传心称为母病及子；传肾，称为子病及母。这是按相生规律传变，其病轻浅。肝病传脾，称为木乘土；传肺，称为木侮金。这是按乘侮规律传变，其病深重。

3. 用于指导疾病的诊断

人体是一个有机整体，当内脏有病时，人体内脏功能活动及其相互关系的异常变化，可以反映到体表相应的组织器官，出现色泽、声音、形态、脉象等方面的异常变化。五脏与五色、五音、五味等都以五行分类归属形成了一定的联系。这种五脏系统的层次结构，为诊断和治疗奠定了理论基础。因此，在临床诊断疾病时，就可以综合望、闻、问、切四诊所得的材料，根据五行的所属及其生克乘侮的变化规律，来推断病情。

（1）从本脏所主之色、味、脉来诊断本脏之病。如面见青色，喜食酸味，脉见弦象，可以诊断为肝病；面见赤色，口味苦，脉象洪，可以诊断为心火亢盛。

（2）推断脏腑相兼病变。从他脏所主之色来推测五脏病的传变。例如，脾气虚的患者，面见青色，为木克土；心气虚的患者，面见黑色，为水克火等。

（3）推断病变的预后。从脉与色之间的生克关系来判断疾病的预后。如肝病色青见弦脉，为色脉相符，如果不得弦脉反见浮脉则属相胜之脉，即克色之脉（金克木），为逆；若得沉脉则属相生之脉，即生色之脉（水生木），为顺。

4. 用于指导疾病的防治

五行学说在治疗上的应用，体现于药物、针灸、精神等诸多疗法之中，主要表现在以下几个方面。

（1）控制疾病传变。如肝气太过，木旺必克土，此时应先健脾胃以防其传变。脾胃不伤，则病不传，易于痊愈。这是用五行生克乘侮理论阐述疾病传变规律和确定预防性治疗措施。至于能否传变，则取决于脏腑的功能状态，即五脏虚则传，实则不传。

（2）确定治则治法。

1）根据相生规律确定治疗原则。母病及子，或子盗母气的基本治疗原则是补母和泻子，即所谓“虚者补其母，实者泻其子”（《难经·六十九难》）。

补母即“虚则补其母”，用于病变脏为母子关系的虚证。如肾阴不足，不能滋养肝木，而致肝阴不足者，称为水不生木或水不涵木。在治疗此病时，常不直接治肝，而是补肾之虚。因为肾为肝母，肾水生肝木，所以补肾水以生肝木。又如肺气虚弱发展到一定程度，可影响脾之健运而导致脾虚。其可用补脾气以益肺气的方法治疗。

泻子即“实者泻其子”，用于病变脏为母子关系的实证。如肝火炽盛，有升无降，出现的肝实证，在治疗时，可采用泻心法。因为肝木是母，心火是子，泻心火有助于泻肝火。

根据相生关系确定的治疗方法，常用的有以下几种。

滋水涵木法。滋水涵木法是滋肾阴以养肝阴的方法，又称滋养肝肾法、滋补肝肾法、乙癸同源法，适用于肾阴亏损而肝阴不足，及肝阳偏亢之证。该证表现为头目眩晕，眼干目涩，耳鸣颧红，口干，五心烦热，腰膝酸软，男子遗精，女子月经不调，舌红苔少，脉细弦数等。

益火补土法。益火补土法是温肾阳而补脾阳的一种方法，又称温肾健脾法、温补脾肾法，适用于肾阳式微而致脾阳不振之证。该证表现为畏寒，四肢不温，纳减腹胀，泄泻，水肿等。（这里必须说明，就五行生克关系而言，心属火、脾属土。火不生土应当是心火不生脾土。但是，我们所说的“火不生土”多是指命门之火不能温煦脾土的脾肾阳虚之证，少指心火与脾阳的关系。）

培土生金法。培土生金法是用补脾益气而补益肺气的方法，又称补养脾肺法，适用于脾胃虚弱不能滋养肺脏而肺虚脾弱之候。该证表现为久咳不已，痰多清稀，或痰少而黏，食欲减退，大便溏薄，四肢乏力，舌淡脉弱等。

金水相生法。金水相生法是滋养肺肾之阴的一种治疗方法，又称补肺滋肾法、滋养肺肾法。金水相生是肺肾同治的方法，有“金能生水，水能润金之妙”（《时病论》卷之四），适用于肺虚不能输布津液以滋肾之证，或肾阴不足，精气不能上滋于肺，而致的肺肾阴虚证。该证表现为咳嗽气逆，干咳或咯血，音哑，骨蒸潮热，口干，盗汗，遗精，腰酸腿软，身体消瘦，舌红苔少，脉细数等。

2）根据相克规律确定治疗原则。相克的两行可分强弱，即克者属强，表现为功能亢进；被克者属弱，表现为功能衰退。因而，在治疗上同时采取抑强扶弱的手段，并侧重于制其强盛，使弱者易于恢复。强盛而尚未发生相克现象的，必要时也可利用这一规律，预先加强被克者的力量，以防止病情的发展。

抑强：用于相克太过。如肝气横逆，犯胃克脾，出现肝脾不调、肝胃不和之证，称为木旺克土，治宜以疏肝、平肝为主。或者木本克土，反为土克，称为反克，亦叫反侮。如脾胃壅滞，影响肝气条达，当以运脾和胃为主。抑制其强者，则被克者的功能自然易于恢复。

扶弱：用于相克不及。如肝虚郁滞，影响脾胃健运，称为木不疏土，治宜以和肝为主，兼顾健脾，以加强双方的功能。

根据相克规律确定的治疗方法，常用的有以下几种。

抑木扶土法。抑木扶土法是以疏肝健脾药治疗肝旺脾虚的方法。疏肝健脾法、平肝和胃法、调理肝脾法属此法范畴，适用于木旺克土之证。该证的临床表现为胸闷胁胀，不思饮食，腹胀肠鸣，大便或秘或溏，脘痞腹痛，嗳气，矢气等。

培土制水法。培土制水法是用温运脾阳或温肾健脾药治疗水湿停聚的方法，又称敦土利水法、温肾健脾法，适用于脾虚不运、水湿泛滥而致的水肿胀满之候。若肾阳虚衰，不能温煦脾阳，则肾不主水，脾不制水，水湿不化。此病机常见于水肿证，是由水反克土所致。治当以温肾为主，兼顾健脾。（培土制水法，适用于脾肾阳虚、水湿不化所致的水肿胀满之证。如以脾虚为主，则重在温运脾阳；若以肾虚为主，则重在温阳利水。此法实际上是脾肾同治之法。）

佐金平木法。佐金平木法是清肃肺气以抑制肝木的一种治疗方法，又称泻肝清肺法。临床上多适用于肝火偏盛、影响肺气清肃之证，又称“木火刑金”。该证表现为胁痛，口苦，咳嗽，痰中带血，急躁烦闷，脉弦数等。

泻南补北法。泻南补北法即泻心火滋肾水，又称泻火补水法、滋阴降火法，适用于肾阴不足、心火偏旺，水火不济，心肾不交之证。该证表现为腰膝酸痛，心烦失眠，遗精等。因心主火，火属南方；肾主水，水属北方，故称本法为“泻南补北”法。这是水不制火时的治法。（注意：肾为水火之脏，肾阴虚使相火偏亢而出现梦遗、耳鸣、喉痛、咽干等，也称水不制火。这种属于一脏本身的水火阴阳偏盛偏衰，不能与五行生克的水不克火混为一谈。）

在运用五行生克规律来治疗，必须分清主次。或是治母为主，兼顾其子；或是以治子为主，兼顾其母。或是以抑强为主，扶弱为辅；或是以扶弱为主，抑强为辅。但是又要从矛盾双方来考虑，不得顾此失彼。

（3）指导脏腑用药。中药以色味为基础，以归经和性能为依据，按五行学说加以归类。如青色、酸味入肝；赤色、苦味入心；黄色、甘味入脾；白色、辛味入肺；黑色、咸味入肾。这种归类是脏腑选择用药的参考依据。

《素问·脏气法时论》：“毒药攻邪，五谷为养，五果为助，五畜为益，五菜为充，气味合而服之，以补精益气。”脏腑辨证论治的目的就是利用药物的气味，纠五脏之偏，以恢复脏腑平衡。

五味之间也存在着制约关系。因为酸味主收，辛味主散，所以辛味与酸味相克；因为辛味主升，苦味主降，所以苦味与辛味相克；因为甘味主补，苦味主泻，所以苦味与甘味相克；因为咸味主润，苦味主燥，所以苦味与咸味相克。五味之间保持平衡，人就不会生病；五味之间失去平衡，五脏之间也会失去平衡，从而导致病变。

治疗疾病时，利用五味间的生克关系对药物进行配伍，以达到缓和药性、减小其毒副作用的目的。例如，酸味敛涩，配以甘味则可去涩，酸甘相合还可生化阴液；苦味性寒，甘味性温，苦味配以甘味可减小其凉性；苦味偏燥，酸可生津润燥，苦味配以酸味可减小其燥性；辛味辛辣，酸味主收，甘味滋润，辛味配以酸味或甘味就不致升散太过；辛味偏热，苦味、咸味偏寒，辛味配以苦味或咸味可减小其热性。

（4）指导针灸取穴。在针灸疗法上，针灸医学将手足十二经四肢末端的腧穴分属于五行，即井、荥、输、经、合五种腧穴分别属于木、火、土、金、水。临床根据不同的病情以五行生克乘侮规律进行选穴治疗。

总之，五行学说是阴阳理论的延伸，其不仅是指导理论，而且可在技术操作层面上给予指导。从《中医基础理论》教材的介绍可以看出，五行学说可以说明人体的病理变化、指导疾病的诊断、指导疾病的防治。但其操作规范是什么？这就是《中医诊断学》教材的任务了。

二、《中医诊断学》教材中的五行理论

纵览《中医诊断学》教材内容，难觅五行诊断法踪影。虽然有“脏腑辨证”的内容，但却没有五行理论指导下的脏腑辨证法。我们今天的教材似乎并没有把“五行脏腑辨证方法论”提炼出来。尽管《黄帝内经》中的相关内容很丰富，但我们并没有按照《黄帝内经》的思维方式进行整理。中医基础理论一再强调，中医思维方法

的特点是注重宏观观察、整体研究。而《中医诊断学》正是缺少了在五行理论指导下的“脏腑辨证技术方法论和技术标准”的提炼。

三、《中医内科学》教材中的五行理论

《中医内科学》教材虽多以“脏腑病系”为纲，但五行理论却在教材中被边缘化了，其指导性作用不再被强调。虽然“脾胃系病证”中也偶有提及肝气犯胃的“胃痛”证，治疗以疏肝解郁、理气止痛法；“肺系病证”中也偶有提及肝火犯肺的“咳嗽”，治疗以清肺泻肝、化痰止咳法等内容的介绍，但“抑木扶土”法、“佐金平木”法原理及应用不再被提及。至于“五脏六腑皆令人咳，非独肺也”等著名观点，在肺系病证“咳嗽”的辨证论治中毫无体现。

和阴阳理论一样，在技术层面上，中医系列教材中的五行理论同样被逐渐边缘化了。

参考文献

（1）李泽厚．杂著集．北京：生活·读书·新知三联书店，2008．

（2）金湛东．易学基本原理探究．北京：中国书籍出版社，2009．

（3）孙广仁．中医基础理论（新世纪全国高等中医药院校规划教材）．北京：中国中医药出版社，2002．

（4）孟凯韬．阴阳五行数学及其在中医学上的应用．北京：科学出版社，2007．

（5）张伯礼，薛博瑜．中医内科学．北京：人民卫生出版社，2002．

（6）袁肇凯，王天芳．中医诊断学（新世纪全国高等中医药院校创新教材）．北京：中国中医药出版社，2007．

（7）翟双庆．内经选读（全国中医药行业高等教育“十二五”规划教材）．北京：中国中医药出版社，2013．

(8) 刘力红. 思考中医——对自然与生命的时间解读. 桂林：广西师范大学出版社，2006.

(9) 潘卫星. 反光——中医学方法论分析. 合肥：安徽科学技术出版社，1991.

(10) 宋琳莉，孟庆刚. 基于复杂性科学的系统思维与中医整体思维辨析. 北京中医药大学学报，2009，2 (2)：80－83.

第四章

经络——人体内的生命河流

引　言

我们常用“山山水水”来形容我们居住的地球家园。地球表面江河湖海密布。同样，人体内经络纵横交叉，布于全身，是身体内的生命河流。地球水系是关乎自然生态平衡的重要因素。旱涝洪灾等都是地球失去平衡的反应。挖渠、修闸、疏通、引水等是人类治理水系的手段。同样，当人体生命的河流——经络发生异常，也会出现相应的症状表现，而针刺腧穴、疏通经络就是治病保健的重要方法。十二经的经络命名就已表明：经络是一个阴阳平衡体系。

第一节 经络——人体内的生命河流

按照“天人相应”理论，经络是客观存在的。我们常用“山山水水”来形容我们居住的地球家园。地球表面江河湖海密布。同样，人体内经络纵横交叉，布于全身，是身体内的生命河流。《黄帝内经》认为，人体以五脏六腑为中心，以精气血津液为物质基础，并通过经络的联络作用，将脏腑之间以及脏腑之外的皮脉筋骨肉组织联系起来，构成一个有机的整体。《黄帝内经》的基本观点是：人与自然具有全息性。很多腧穴就是借用自然界的天体（日、月、星辰）、地貌（山、陵、丘、墟、溪、谷、沟、泽、池、泉、海、渎等）的名称，结合腧穴所在部位的形态特征或气血流注的情况而命名的，如上星穴、日月穴、太乙穴、太白穴、昆仑穴、承山穴、大陵穴、丘墟穴、合谷穴、阳溪穴、水沟穴、尺泽穴、天池穴、极泉穴、小海穴、四渎穴等。

地球水系是关乎自然生态平衡的重要因素，旱涝洪灾等都是地球失去平衡的反应。挖渠、修闸、疏通、引水等是人类治理水系的手段。同样，当人体生命的河流——经络发生异常，也会出现相应的症状表现，而针刺腧穴、疏通经络就是治病保健的重要方法内容。

古人建立了经络理论，至于经络的实质是什么，至今仍在用现代科技手段进行探索研究中。我们知道，经络是人体内运行气血的通道，包括经脉和络脉。“经”，有路径的含义，为直行的主干；“络”，有网络的含义，为侧行的分支。《灵枢·脉度》有：“经脉为里，支而横者为络，络之别者为孙。”就是说，经络有主干，有支脉，纵横交错，遍布全身，是人体重要的组成部分。经络就像一张网络，将人体联系成一个整体。

一、经络的发现

经络是怎么发现的？是古人给我们留下的遗产。我们今天所知道的经络知识是从《黄帝内经》等古典文献中了解到的。

现存最早记录经络理论的文献是在马王堆汉墓中发现的医学帛书《足臂十一脉灸经》《阴阳十一脉灸经》。这是现存最早的针灸学文献。它比《黄帝内经》还要早。

1972 年至 1974 年，我国考古工作者在湖南省长沙市东郊距市中心约 4 公里的马王堆，接连发掘了西汉长沙国丞相利苍夫妇及其儿子的墓葬。二号墓墓主利苍的下葬年代是吕后二年（前 186）。三号墓墓主利苍之子的下葬年代是文帝十二年（前 168）。一号墓墓主利苍夫人虽然没有明确的下葬年代，但是据考证，她的下葬年代应是在其子去世数年之后。马王堆三号汉墓中出土了大批简帛文献，这些文献的内容涉及古代的六艺、诸子、兵书、数术、方技等，是研究古代学术的重要资料。在方技类著作中，有记述古代脉学方面内容的文献，被称为“古脉书”，即《阴阳十一脉灸经》与《足臂十一脉灸经》。这两部书在学术界引起了极大轰动。

“古脉书”的下葬年代，如果按马王堆二号墓推算，应是公元前 168 年。从估定的古脉书最早的抄写时代为秦汉之际，最晚的为汉初（两书均用篆体或篆体向隶书转化时的字体所抄）来看，这批古脉书在这一时期，一直是作为有实用价值的书籍来传播的。它们的内容最迟在战国晚期就应当已经出现了。

比较帛书（《阴阳十一脉灸经》《足臂十一脉灸经》）与《黄帝内经》中关于经脉的内容可见，前者带有明显的早期经脉学说的特征，是研究经脉学说发生及其演变的重要资料。

二、经络主干有多少？

经络主干有多少呢？天有十二月，地有十二经水，人有十二经脉。

经络主干线有十二条，即十二经，又称十二正经。十二经包括手太阴肺经、手阳明大肠经、足阳明胃经、足太阴脾经、手少阴心经、手太阳小肠经、足太阳膀胱经、足少阴肾经、手厥阴心包经、手少阳三焦经、足少阳胆经、足厥阴肝经。其阴经走于人体内侧，阳经走于人体外侧。一阴一阳，互为表里。十二经具体的表里关系是：肺与大肠相表里；心与小肠相表里；脾与胃相表里；肾与膀胱相里；肝与胆相表里；心包与三焦经相表里。而这种联系是有经络循行基础的，即经脉通过一表一里相交接。十二经脉互为表里的两经，不仅由于衔接而加强了联系，而且由于脏经和腑经相互络属而在生理功能上互相配合、在病理上相互影响。

经络命名不是随意的。阴阳原理（阴阳鱼）是经络命名的基础。《黄帝内经》运用阴阳之理解释生命现象。《素问·阴阳离合论》展示了一幅经络模式原理图。

帝曰：愿闻三阴三阳之离合也。岐伯曰：圣人南面而立，前曰广明，后曰太冲。太冲之地，名曰少阴。少阴之上，名曰太阳。太阳根起于至阴，结于命门，名曰阴中之阳。中身而上，名曰广明，广明之下，名曰太阴，太阴之前，名曰阳明。阳明根起于厉兑，名曰阴中之阳。厥阴之表，名曰少阳。少阳根起于窍阴，名曰阴中之少阳。是故三阳之离合也，太阳为开，阳明为阖，少阳为枢。三经者，不得相失也，抟而勿浮，命曰一阳。

帝曰：愿闻三阴。岐伯曰：外者为阳，内者为阴，然则中为阴，其冲在下，名曰太阴，太阴根起于隐白，名曰阴中之阴。太阴之后，名曰少阴，少阴根起于涌泉，名曰阴中之少阴。少阴之前，名曰厥阴。厥阴根起于大敦，阴之绝阳，名曰阴之绝阴。是故三阴之离合也，太阴为开，厥阴为阖，少阴为枢。三经者，不得相失也，抟而勿沉，名曰一阴。

阴阳䨗䨗，积传为一周，气里形表而为相成也。

由《素问·阴阳离合论》原文可以得知其所展示的"经络模式原理图"的方位示意和开阖枢示意（如图 4－1）。

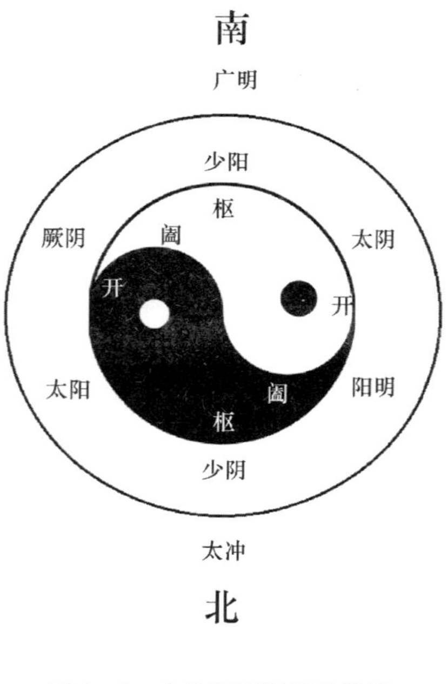

图 4－1　方位和开阖枢示意图

（一）方位示意

圣人面向南方站立，前方位叫广明（代表阳），后位叫太冲（代表阴）。太冲之位名少阴。少阴之上位是太阳。对应人体，则

（足）太阳膀胱经起于至阴穴，结（止）于命门，为阴中之阳。身正中之上（前）位称广明，广明之下位称为太阴。太阴前位为阳明（表里）。对应人体，则（足）阳明经起于厉兑穴，为阴中之阳。厥阴之表（上位）称为少阳。对应人体，则（足）少阳经起于窍阴穴，为阴中之少阳。

（圣人）身正中下（后）位为名太阴。对应人体，则（足）太阴脾经起于隐白穴，为阴中之阴。太阴的后一个阴位为少阴。对应人体，则（足）少阴经起于涌泉穴，为阴中之少阴。少阴的前一个阴位为厥阴。对应人体，则（足）厥阴经起于大敦穴，为阴之绝阴。

（二）开阖枢示意

太阳为开，阳明为阖，少阳为枢。太阴为开，厥阴为阖，少阴为枢。

将方位开阖枢示意图转为太极阴阳开阖枢模式图就比较容易理解了。在外（地平线上）的属阳（白鱼），在里（地平线下）的属阴（黑鱼）。

三阳的离合关系是：太阳位于开位（阳气初开），阳明位于阖位（阳气渐收），少阳位于半表半里之枢纽位（阴阳枢转）。此三阳离合之序，不能失调。三阳协调（抟）运转，聚而不浮散，与三阴内守的力量相互平衡，共为一体，曰一阳（白鱼）。

三阴经的离合关系是：太阴位于三阴之表位主开，厥阴位于三阴之里位主阖，少阴位于太阴、厥阴之间（半表半里）为枢纽。此三阴离合之序，不能相互失调。三者协调，阴聚而不沉，共为一体，曰一阴（黑鱼）。

“天地覆载，万物方生”，太极生阴阳，阴阳之气有了开、阖、枢运动变化状态，而化生万物。总之，阴阳离合不绝、顺序交流循环，气运于里，形立于表，一表一里，一阴一阳，相辅相成而为万物的生长消亡变化规律。所以说，开阖枢的变化，可以说明阴阳的动态平衡性、对称性、交替性、对立性。经络之道遵循的就是人体开阖枢生命运动的基本原理（太极阴阳原理），所以经络以三阴三阳而命名。此代表生命的根本。

原文阐述的开阖枢原理模型定律如下。（经络之道，贯穿于整个针灸学理论体系）

1. 有序性

一阴一阳次第相接，且按照“太阴—阳明—少阴—太阳—厥阴—少阳”循环。（交替性）太阳、少阳、阳明为阳；太阴、厥阴、少阴为阴。

2. 动态性

三阴和三阳分别以“开阖枢”的不断运动模式，保持阴阳对立统一平衡状态。（动态平衡性）阳开则阴阖，阴开则阳阖。

3. 对称性

阴阳对立，太阴与太阳对立、少阴与少阳对立、厥阴与阳明对立。

4. 表里性

从医学来说，阴主里，阳主表，一表一里，表里互根。太阴与阳明互为表里，少阴与太阳互为表里，厥阴与少阳互为表里。

5. 向心性

十二正经流注遵循三阴三阳的开阖枢模式，且经气的向心性与流注性的衔接是统一的。阴阳相贯，如环无端。

保持阴阳相贯，如环无端的是经气三级循环：一级是表里经之间，二级是手足三阴三阳各自内部之间，三级是三阴三阳之间。在三阴三阳模式基础上的经络三级循环，贯通全身，既保证了向心性，又保持了流注衔接。这是取穴治病的基础。

总之，十二经名称是以阴阳开阖枢运动平衡态为基础的。“三阴三阳”模式在人体手足上下布局，并通过表里关系络属脏腑。所以经络有“手三阴三阳”经和“足三阴三阳”经，共十二经。此是三阴三阳模式的延伸。

经络命名的含义表明：经络体系是个阴阳平衡态系统。在十二经的名称、流注、布局、表里关系等中皆能找到阐释阴阳的依据。

此外，经络在体表的影射分布、腧穴分布、刺灸原则、临床治疗等的阐释皆离不开三阴三阳理论基础。

三、经络实质的现代研究

“经络”不等于血管，因为经络的概念已远远超过了解剖意义上的内涵。它是一个多方位、立体、交叉、综合的概念。其立论的基础有四个方面。一是解剖知识。宏观解剖知识能够对经络理论做一些解释。经络系统是以脏腑、五体为基础的。二是针灸、按摩的感应规律总结。针刺时人类可以出现各种感觉传导现象。这种现象因人而异。《灵枢·行针》有这种情况规律的总结。三是气功导引规律的总结。“外练筋骨皮，内练一口气”，训练有素的气功师能够导引经气沿着“内景隧道”（经络）自主运行，以达到健身、治病的目的。四是临床经验规律的总结。了解了腧穴对局部的治疗作用，及腧穴对远隔部位的治疗作用的规律，自然而然就能了解经络与脏腑器官组织的联系规律。

经络理论是《黄帝内经》的重要理论之一。但是关于“经络”是什么，今天的人们有各种各样猜想。人们大多立足于现代医学视角，从最初的神经系统、血液循环系统、淋巴系统推测，到后来形成了几种假说。

（一）经络与中枢神经系统相关说

该学说认为：经络是大脑皮层各部位之间特有的功能联系，经络上的腧穴在大脑皮层上各有其相应的点。针刺一个腧穴引起大脑皮层相应的点兴奋，这一兴奋就按其特有的功能联系，有规律地扩散到同一经上有关腧穴的相应点，引起该系统的兴奋。神经系统发生兴奋后，在体表的投影，在主观上就形成了循经传导的感觉。

（二）经络－皮层－内脏相关学说

该学说是由张锡钧提出的。其主张“经络是与神经有联系的独特系统，是通过神经起作用的；而神经作用，是通过体液因素实现的”。赞同该学说的学者通过在生物实验模型中对比，证实经络是独特系统，并认为人体经络通路现象具备生物学结构与功能的客观真实性。

（三）“经络环”假说

该学说认为，经络存在着先天因素；基因决定着经络的表达和循行规律。并且持该学说的学者通过感传现象的现代研究证实，经络具有声、光、电、热磁、核、体液及化学离子等循经优势扩散的特异性，其所运行的通道（能量和信息流）是以经络环的形式存在的；经络环有效地将中枢神经系统以及外周组织等机体物质系统与能量信息系统联动起来，从而产生生理调解和病理调治作用。

（四）“波粒”二重性假说

该学说认为经络的载体是人体的物质系统；经络运行除有神经、体液、微循环和化学因子等参与外，尚须依托以电磁振荡与化学为主导的能量信息系统；能量信息系统是经络的源动。他们预测经络具有物质粒子与电磁和化学波动共存且相互转化的“波粒”二重“量子”特性。

（五）细胞间直接通讯说

有学者分析了人体内的三种细胞间的信息传递方式，即长程通讯、短程通讯和直接通讯系统，提出经络与细胞间直接通讯关系密切，认为经络可能是特化的细胞间隙连接的直接通讯系统。其依据是：①循经感传的速度与离子等物质在细胞间隙连接中的传导速度是相近的；②经络线上细胞间隙连接的启闭与经络表皮的低电阻密切相关；③影响间隙连接通道启闭的因素可影响针刺效应。

（六）第三平衡系统说

此观点是安徽中医药大学孟昭威教授提出的。他认为控制人体功能活动的总枢纽有四个部分。

1. 第一平衡系统

控制随意肌运动的躯体神经系统，保持运动中的快速动态平衡；传导速度为每秒 70～120 米。

2. 第二平衡系统

控制内脏活动的自主神经系统，保持内脏活动的较慢的动态平衡；传导速度为每秒 2～14 米。

3. 第三平衡系统

控制体表内脏之间协调平衡的经络系统，传递体表刺激对内脏的影响，保持其更慢的动态平衡；传导速度为每秒 2.7～8 厘米。

4. 第四平衡系统

控制全身内分泌系统以及其他一切器官组织的慢平衡；活动速度以分钟计算。

人体的正常活动是通过这四个系统的联合行动完成的。

还有学者提出“经络与‘信号转导’及基因调控”问题，认为经络与信号转导系统的内涵具有一致性。人体脏腑、四肢、百骸、皮毛、肌肉、血脉等组织与器官，各具不同的生理功能。其之所以能有机、整体地活动，主要依靠经络联系。经络能保持机体的相对平衡与协调。而这些生命信息的传递途径与信号转导基因表达调控的方式、途径是一致的。经络也许就是信号转导与基因表达调控网络在生物现象中的整体表现。提出这样的构想，是因为多细胞生物体生命活动的一个重要过程就是信号转导与基因表达调控过程。蛋白质的特定分子结构携带了特定信号，即有对应的“邮编”，所以蛋白质成了局部遗传信号载体。与此同时 DNA 中的表达调控信号也从 DNA 转贮到蛋白质上，蛋白质就是携带有表达调控信息的局部遗传信号的载体。蛋白质局部遗传信号载体物质及信息的扩展与延伸，构成了细胞这一生命的基本结构和功能单位，并从此由化学物质层次发展到了生命的层次，实现了从化学物质到生命的转化。多细胞生物体中细胞的外环境和内环境，以及相邻细胞构成了最直接的胞外、胞内、胞间的信号转导与基因表达调控。

信号转导与基因表达调控途径在多细胞生物体中构成了立体的、实现生命活动调控的网络。这个网络决定生物体的生长发育、组织再生与康复、功能的用进废退等，而这些功能恰恰与经络的功能相似。信号转导有随生物性状分布的规律，这种分布规律也许就是经络的循行路线。针灸经络与细胞信号转导系统的关系研究，如经络—脏腑相关的信号转导机制，循经感传、针刺麻醉、针灸治病原理、针刺补泻手法等与信号转导及基因调控的关系等，都将是经络研究的重点领域。

链接：循经感传现象（propagated sensation along channel，PSC）系指针刺、电脉冲及其他方法刺激腧穴时，人体出现一种酸、胀、麻等特殊感觉从受刺激的腧穴开始，沿古典医籍记载的经脉循行路线传导的现象。现代经络研究热潮的兴起源于 1973 年。解放军 301

医院的医生们观察到，有个患者在针刺后出现针刺局部的感觉沿着一定的线路向远处传导。由于传递线路与经络走行一致，于是称其为循经感传。后来大量的调查表明，约1%的人对针刺反应敏感，针刺腧穴可以诱发循经感传。此外，有的人在患病期间出现循经感传，病愈后即消失。循经感传现象提示：人体的体表或体内存在我们还不了解的信息传递途径，甚至线性物质结构。

20世纪70年代以来，我国对此现象进行了系统研究。卫生部颁发了循经感传现象观测的统一方法和分型标准。以低频电脉冲刺激井穴（或原穴），按照感传出现的不同程度分为敏感型、较敏感型、稍敏感型和不敏感型四型。在全国范围内进行的大规模普查发现，在17万人中感传出现率为20.3%，其中敏感型出现率为0.35%。同时，此次普查还发现循经感传现象有循经性、效应性、可阻滞性、慢速性、双向性、趋病性等特点。

循经感传机制的研究是揭示经络本质的一条重要途径。

四、腧穴是什么?

按照《黄帝内经》经文的描述，十四经主线上有许多关键的节点（经气交汇处，好比交通站）。这些节点映射于体表的定位点就是腧穴。医生给患者扎针都是在体表部位，这容易给我们造成“腧穴就是体表的点”的错觉。其实针灸针是要刺入皮下的经络通道的。关于“腧穴”的概念，《黄帝内经》有许多不同的比喻，如“节”“空（孔）”“气府”“气穴”“溪”“谷”“脉气所发”“骨空”“荥输”“合”等。此外，在古文献里“腧穴”“输穴”“俞穴”均指腧穴，往往通用。三者的本义都是输送、传送之意。这说明经穴的性质都是传输的通道。

《灵枢·九针十二原》曰：“所言节者，神气之所游行出入也，非皮肉筋骨也。”腧穴是有生命灵性的。它不是体表上一个个呆板的点（孔穴），而是十四经线上的关节交汇点，且其中有气的运行。《素问·气穴论》专论腧穴理论。其篇题以“气穴”名之，也表明了腧穴的特点。“节”，本义是竹节，引申为人和动物的骨节，这里指经穴。经络好比竹管状的通道，那经络上的腧穴就好比竹管中的“节”。刺激节点可以调节经气，所以要用针具刺入表皮（腧穴）以达节点。《灵枢·邪气脏腑病形》强调：“黄帝曰：刺之有道乎？岐伯答曰：刺此者，必中气穴，无中肉节。中气穴，则针游于巷；中肉节，即皮肤痛。”这是强调针刺腧穴时，一定要刺中气穴（节点）才行，而不是只刺入肌肉组织就行了。所以针刺要有“针感”。若是刺中了气穴，手下就会感觉到针尖好像游行于空巷隧道之中，针体进出自如；若是只刺中肌肉，则不但医者手下会感觉到针体进出有涩滞阻力，而且患者也只会有疼痛而无愈病的快感。

（一）人体经穴有多少？

《素问·气穴论》言：“气穴三百六十五，以应一岁”《灵枢·九针十二原》有“节之交，三百六十五会，知其要者，一言而终，不知其要，流散无穷。”《黄帝内经》原文多处提到“三百六十五节（会、穴）”。但这里的“三百六十五”并不是一个简单的人体经穴数的累加之和，这从原文的“以应一岁”以及“不知其要，流散无穷”的描述就可看出。

《黄帝内经》认为，地有九州，人有九脏；天有十二月，人有十二经；天有三百六十五日，人有三百六十穴。也就是说，整个自然界都存在着一种全息现象。天地日月，阴阳运行，寒暑交替。一年四季，三百六十五日。随着自然界的变更，人体内的经气也规律地运行于十二经脉中，并有规律地开启三百六十五腧穴（节点），上应三百六十五日。这是大自然的鬼斧神工所在。所以说，天圆地方，人头圆足方以应之；天有日月，人有两目；地有九州，人有九窍；天有冬夏，人有寒热；岁有三百六十五日，人有三百六十节；地有高山，人有肩膝；地有深谷，人有腋腘；地有十二经水，人有十二经脉等，都是天人同息现象的反映。

除《黄帝内经》外，先秦作品《韩非子·解老》《吕氏春秋·达郁》《春秋繁露·人副天数》《淮南子·天文训》等书都提到过人有“三百六十节”之说。战国、秦汉时期，这一说法通行。这也说明中医学与文化理念有非常密切关系。

晋代《针灸甲乙经》用分经、分部的方法载穴 349 个；宋代王惟一《铜人腧穴针灸图经》所载腧穴增至 354 个；明代杨继洲《针灸大成》记录 359 个腧穴；至清代，李学川《针灸逢源》所述腧穴总数达 361 个。由此可见，历代重要针灸著作中所载的腧穴数变化幅度并不大，固定在 360 个左右。这并不是一个巧合。实际上，人体体表的腧穴数目累加之和要远远超过 365 个，但重要的是我们要重点掌握那“与天相合”的 365 个腧穴的群组规律。

（二）腧穴是怎么命名的？

腧穴命名的基本方法之一就是“取类比象”，即“远取诸物，近取诸身”。这在腧穴的命名中也有充分的体现。如：唐代王冰注《素问》对鸠尾穴的释义：“鸠尾，其正当心蔽骨之端，言其垂下，如鸠鸟尾形，故以为名也。”所以孙思邈也说：“凡诸孔穴，名不徒设，皆有深意。”

腧穴的命名规律有：取自然之象、取人事物象、取人体之象。

一是取自然之象（天象地理）。即以日月山川的自然界名称为命名依据；或以天文学上的日、月、星、辰的名称为依据而命名，如日月、上星、太乙等；或以地理名称结合腧穴的形象而命名，以山、陵、丘、墟来比喻腧穴（如大陵、商丘、丘墟等），以溪、谷、沟、渎来比喻腧穴（如后溪、阳谷、水沟、四渎等），以海、泽、池、泉、渠、渊来比喻腧穴（如少海、尺泽、曲池、涌泉、经渠、太渊等），以交通要冲来比喻腧穴（如气冲、水道、关冲、风市等）。总体来说，以“水”来命名的腧穴占大多数。

二是取人事物象。或以动物名称来形容腧穴，如鱼际、鸠尾、伏兔等，或以植物名称来形容腧穴，如攒竹等；或以建筑物来形容腧穴，如天井、库房、天窗、步廊等；或以物品来形容或会意腧穴，如天鼎、悬钟等；或以人事活动来形容腧穴，如人迎、百会、归来等。

三是取人体之象。多以人体解剖部位来命名，如乳中、大椎、巨骨等；以人体生理功能来命名，如听会、承泣、气海、血海、魄户等；或以治疗作用来命名，如光明、水分、牵正等。

所以，我们常常能根据某些腧穴的名称来会意其功效，如治眼取光明、治口角㖞斜取牵正、治耳疾取听会、治血病取血海、治水液代谢失常取水分等。

五、腧穴的主治功效是如何被发现的？

体表的相应部位被确认为腧穴的前提条件是其有主治功效。应该说，腧穴是古代劳动人民在生存实践中发现的。在劳动中，由于肢体的某一部位被小树枝之类的东西刺扎了一下，使原有的某种病痛消除了或明显地减轻了。如此情况发生若干次之后，人们就会想到某一部位与某种病痛之间可能存在着某种联系，以后再发生类似病痛时，人们就会有意识地刺扎那个部位。很显然那个部位被刺扎几次之后，病痛就会减轻。人们的思维活动就是归纳。有意识地刺扎就是演绎的结果。若干次有意识地刺扎的结果都有一定的感应和疗效，于是一个腧穴就被发现了。经过同样的过程，人们发现了其他一系列的腧穴。人们对这些腧穴进行归纳，并进一步验证，找出规律，形成理论，传于后世。

当然，认识是无止境的，人们对腧穴的认识也在不断地发展变化中。我们今天对腧穴主治功效的认识不仅来自历代大量的古代文献记载，而且也有现代医生自身的临床实践经验的积累，甚至还有实验室的研究结果。可以这么说，关于腧穴的主治功效还有很多我们未知的、有待探索的内容。如“条口透承山治肩周炎”这条信息的被发现过程，就很有启示意义。

据黄龙祥教授介绍：条口穴是足阳明胃经穴，在小腿前；承山穴是足太阳膀胱经穴，在小腿后。“条口透承山”就是将针从前面的条口穴刺入，深达小腿后的承山穴。据黄龙祥教授考证，“条口透承山”针方本是治腰痛经验方。而最初报道其能治疗肩周炎的是天津市中医学院附属医院王文绵医生。王医生的方法是从小腿部压痛点透刺承山穴。压痛点在足三里下三寸左右。报道同时强调，如果找不到压痛点，即取条口透承山穴。2003 年的一项局级重大项目立项时，专门设计了“电针条口穴治疗肩关节周围炎临床研究”“针刺条口穴治疗肩关节周围炎临床疗效研究与评价”两个课题。从文献到临床和最后的实验研究都得出了肯定结果，即针刺条口穴治疗肩周炎有效。随着此透刺穴法在针刺治疗肩周炎的应用越来越广，有人干脆将条口穴称作“肩凝穴”。或受此影响，后来又在此穴附近发现了“肩痛穴”，并进行了数以千例大样本的临床观察，且在此基础上还形成了肩痛穴治疗肩周炎的技术规范。经验方“条口透承山”原本用于腰痛的治疗，是几千年来古人的经验；今天在临床被无意中用于治疗肩周炎而有效是一种新发现。最初治疗肩周炎的经验方是以小腿部压痛点透承山穴，这个压痛点不是一个固定的穴点。只有当肩周炎患者在这个区域探查不出压痛点，或压痛不明显时，才采用“条口透承山”这个经验方。显然条口穴不是专治肩周炎的特效穴。这涉及腧穴的有效性和特异性的区别问题，有待今后进一步研究。

六、四肢腧穴为何可以治脏腑病?

为什么四肢腧穴位可以治疗脏腑病变？经络体系阴阳相贯，如环无端，遍布全身。经络既有向心性、又有循环性。四肢腧穴可以治脏腑病变，与“标本”“根结”理论有关。《黄帝内经》的根结及标本理论都是阐释远端四肢与头、胸、腹中轴部关系的。人都是头顶于天，足立于地，活动于天地之间的。所以头为阳、为上，足为阴、为下。就好像一棵树，有树根和树梢之分，树根控制树梢一样。

按照取类比象的思维方式，古人以四肢部为“根”为“本”，以头及胸和腹为“结”、为“标”。根据脉气的向心性特点，标本根结理论强调了人体四肢与头身的密切联系，并进一步说明四肢肘膝以下的腧穴治疗远隔部位的脏腑及头面五官疾病的道理。标本根结理论是临床上“上下配穴”的重要依据。常活动手脚有利于健身也是这个道理。

具体说，“根”指根本、开始，即四肢末端的井穴；“结”指结聚、归结，即头、胸、腹部。“标”原为树梢之意，引申为上部，与人体头、面、胸、背的位置相应；“本”是树根，引申为下部，与人体四肢下端相应。四肢远端腧穴与头、胸、腹的对应关系与经络的循行布局保持一致。所以，无论是根结还是标本都遵循这样的规律：太阳远端穴与命门（眼部）周围有对应联系；少阳远端穴与天窗（耳部）周围有对应联系；阳明远端穴与颃颡（口鼻）周围有对应联系；三阴远端穴与胸、背、咽、舌有对应联系。这些都是临床取穴配穴的理论依据。

第二节 五体——人体的生命河床

有河流必有河床，经脉是生命的河流，“行分肉间”，肌肉伸缩联系于筋膜，筋膜附着于骨。筋肉之表受皮肤屏障的保护。所以，《黄帝内经》认为皮、脉、筋、骨、肉（五体）是人体的基本构形要素，就像自然界的地理山川。

《灵枢·经脉》开篇指出：“黄帝曰：人始生，先成精，精成而脑髓生，骨为干，脉为营，筋为刚，肉为墙，皮肤坚而毛发长。谷入于胃，脉道以通，血气乃行。雷公曰：愿卒闻经脉之始生。黄帝曰：经脉者，所以能决死生，处百病，调虚实，不可不通。”人的生命源自父母天癸之精（精子和卵子结合而为受精卵）。精成之后，进一步发育出大脑，再进一步渐成人形。其以骨为支柱，以脉营运气血精微，以筋约束活动骨骼，以肉附着围护骨骼及内脏，以皮和毛发为人体屏障。而生命靠饮食水谷入于胃、经脉通调、气血营运来维持（先天和后天缺一不可）。经脉能决断生死、诊断百病、调理人体虚实，所以必须要掌握经脉。（河床是静的，河流是动的）

这段描述实际上介绍了一幅形神交织的人体生命图像。寥寥数语却高度凝练了人的整个生命现象（时空统一的生命整体）。从受精卵到成人形，支撑人形的是脑脊、骨脉、筋肉、皮毛。中医常用“五体”表示人体有形的层次，从里到表依次是骨、筋、脉、肉、皮。这五体其实就是人体的基本构形要素。

四肢部的“五体”呈实心状，而躯干部的“五体”呈空心状。躯干部的“五体”围成了一个胸腹腔，腔内容纳五脏六腑器官（注意：腹部无骨，腹下筋膜增厚，以及腹部脂肪易堆积，故腹部易膨大）。头部也是由五体构成腔隙状（内容大脑），只是结构相对复杂。经络游行于五体间。

经络学说是与“五体”说相呼应的（如表4－1）。“脉”之营运有经脉、脉络之分。“经脉为里，支而横者为络”，所以有十二经、十二络理论；结于关节附近的“筋”组织有十二经筋理论；骨架支撑人体可作为测量脉度的依据，所以有骨度理论；经络在体表的布局（影射区）形成十二皮部理论。《黄帝内经》原文强调经络“循分肉间”，说明经络应循行于皮和骨之间的“筋、脉、肉”区。《灵枢》关于经络阐述的篇题布局也说明了经络构架的思路，如“经脉”“经别”“经水”“经筋”“骨度”“五十营”“营气”“脉度”“营卫生会”。（很完整）

表4－1　经络与五体对应表

五体	经络体系
皮	十二经皮部
脉	十二经
肉	十五络
筋	十二经筋
骨	骨度

生命不是静态的，维持生命则要靠饮食入胃，化生气血，再通过“脉道”运营而滋养全身。人体有形有神，有动有静，形神兼备。我们要会观赏这幅生命之图像，并能看出这幅画的着眼点（神韵）是“脉络”系统，也就是经脉在整个生命现象中的重要意义。因为经络“能决死生，处百病，调虚实”。这就是中医对经络概念认识的一种视角。

第三节　为何说“小针之要，易陈而难入”？

自古以来，诊脉、开方子、针灸是传统中医的看家本领（三大绝活）。针灸疗法是古老而又神奇的治疗方法。

针灸是不是一学就会？不能将针刺当作一项简单的技术来对待。其背后依托的是博大的传统文化。针刺讲究进针、运针手法技术，讲究针感得气效果。《针灸学》是一门综合性很强的课程。从其名称看，针和灸本身就是两套不同治疗手段。但无论是针刺还是灸术，都是在中医理论指导下，运用特有治疗工具（针具或灸具），以经络腧穴理论为依据选定人体的特定部位，按照规范要求进行操作，以达到治病目的的治疗方法。之所以说这门课程综合性很强，是因为它涵盖了许多知识点，包括《中医基础理论》《经络学》《腧穴学》《刺法灸法学》《针灸临床治疗学》等学科中的知识。如果展开来，它们都是相对独立的、系统的知识体系。另外，针灸只是治疗的手段而已。其是要用于临床各科疾病的治疗的，所以还必须要事先掌握内、外、妇、儿、五官、皮肤等诸科疾病的病因、病机、生理、病理、诊断等基础知识。

《黄帝内经》强调“小针之要，易陈而难入”，意思是说针灸技术入门容易，但想要达到出神入化的精深境界很难。

小针之要，易陈而难入。粗守形，上守神。神乎神，客在门。未睹其疾，恶知其原？刺之微，在速迟。粗守关，上守机。机之动，不离其空，空中之机，清静而微，其来不可逢，其往不可追。知机之道者，不可挂以发，不知机道，叩之不发。知其往来，要与之期，粗之暗乎，妙哉工独有之。往者为逆，来者为顺，明知逆顺，正行无问。逆而夺之，恶得无虚，追而济之，恶得无实，迎之随之，以意和之，针道毕矣。

原文大意是，运用小小的针具给患者治病，道理说起来似乎容易，可要达到真正理解的境界是很难的。技术水平不高的医生，只知道拘守于静态的躯体进行治疗；而技术高明的医生则能观察患者动态的生命特征进行治疗。这个道理是很深刻的！只有真正掌握了针灸治疗的深刻道理，才能进入针灸治疗领域。就像医生如果不仔细审察病情，就不能了解疾病发生的原因。针刺治疗技术的关键，在于掌握针刺过程中经气的运行状态。技术低劣的医生只知道拘守于肢体表面静态的腧穴来治疗，技术高明的医生知道体察腧穴内经气来往的动静变化，以准确的、补虚泻实的针法来治疗。经气在经穴内的来往运行，变化迅速，稍纵即逝，微妙而不易察觉，医生须细心体察。掌握了经气运行的变化规律，就能抓住治疗时机，就像射箭一样，瞄准了目标，就要及时射出箭去。如果没有掌握经气运行的变化规律，就不能抓住治疗时机，就像叩住箭而不知射向何处。所以说掌握了经气往来的运行状况，就好像和经气约好了似的而能严格准确地掌握针刺时机。技术不高明的医生对这个道理昏昧无知；只有高明的医生才能掌握这个技术。经气在经穴中运行不息，有虚有实；离去时经脉呈空疏状态，游来时经脉呈充实状态。掌握经气的这种往来虚实状态，就可以大胆地及时施行相应的针刺手法。经气虚则不宜施泻法；经气实则不宜施补法。根据上述理论正确地调理气虚气实。

这段文字实际上描述的是对经气的感悟，讲的是针法的枢机。临床用针，如果手法能娴熟到如文中所描述的那样得心应手的程度，就成了高明的针法大家。这段文字把针刺的枢机描写的最惟妙惟肖。所以任应秋教授认为可以据此解释《灵枢》的“枢”。他认为《灵枢》的本义是：“灵者，验也。针刺的疗效，至为灵验，但必须得其刺法之枢机而后灵，故名之曰《灵枢》。”

第四节 为何说针灸是国宝？

2010 年正在肯尼亚首都内罗毕举行的联合国教科文组织保护非物质文化遗产政府间委员会第五次会议于 11 月 16 日审议通过了中国申报项目“中医针灸”和“京剧”，并将其列入人类非物质文化遗产代表作名录。本次会议为期 5 天，有来自近 130 个国家和地区的 450 余名代表出席；共有来自 29 个国家和地区的 47 项遗产申报项目被列入人类非物质文化遗产代表作名录。该名录目前已收录了 77 个国家和地区的 166 项非物质文化遗产项目。遗产的申报能够扩大该非物质文化遗产的影响，提高大众对其重要性的认识。申报方还必须制定保护措施，确保其健康发展。

我们知道，物质文化遗产是以物化形态而存在的，是有形的，是看得见摸得着的实体，它不受当今人们活动的影响而存在于世(天灾和人为毁灭除外)。例如，建造于几百年前的武侯祠、杜甫草堂及各宗教寺庙和道观，仍立今世。但它的建造工艺、流程以及一些绘画的用料配方，都是无形的、非物质的。再如，蜀锦是看得见摸得着的东西，是以物质形态存在的，但其工艺的绝技、艺术的构思、行规、信仰、禁忌等，及倾注在作品中的个人情感，是看不见摸不着的，是无形的，就属于非物质文化遗产。

很显然，针灸也属于非物质文化遗产范畴。非物质文化遗产的要素有四点。第一，传承性及可持续发展性。既然是遗产，首先应当是被遗留下来的东西。其次，应是至今仍然在中华民族相关的人群生活中延续，并且具有厚重的历史价值、美学价值，能给我们的物质和精神生活带来积极向上意义的文化遗产。第二，不断地创新性及突出的历史地位。所有的非物质文化形式都与孕育它的民族、地域一起构成文化综合体，并随着其所处环境、与自然界的相互关系和历史的条件的变迁而不断地创新。第三，民族（地域、家族等）认同性。非物质文化遗产及其扎根、生长、发展的人文环境和自然环境，是其作为遗产的整体价值所在。第四，受冲击性。非物质文化遗产往往比物质的、有形的遗产更加脆弱。例如，近年来，伴随着城市化、工业化而产生的各类流行文化风靡各维吾尔社区，使新疆维吾尔木卡姆等传统文化受到了强烈冲击。

针灸入选名录的理由是：中医针灸是中国人以天人合一的整体观为基础，以经络腧穴理论为指导，运用针具与艾叶等主要工具和材料，通过刺入或熏灼身体特定部位，以调节人体平衡状态而达到保健和治疗的传统知识与实践。作为凝聚着中华民族的智慧和创造力的独特文化表现形式，中医针灸稳定的实践频率以及历代延续的完整知识体系，为保障相关群体的生命健康发挥着重要作用，并成为其持有人文化认同的重要符号。

历代针灸名著有哪些?《黄帝内经》《难经》《针灸甲乙经》是针灸的奠基性著作。此外，在针灸学史上占有一席之地的主要针灸著作还有：宋代王执中的《针灸资生经》、闻人耆年的《备急灸法》；南宋窦材的《扁鹊心书》；金代何若愚的《流注指微赋》、窦默的《针经指南》；元代王国瑞的《扁鹊神应针灸玉龙经》、滑伯仁的《十四经发挥》；明代徐凤的《针灸大全》、汪机的《针灸问对》、高武的《针灸聚英》、杨继洲的《针灸大成》、李时珍的《奇经八脉考》等；清代吴谦的《医宗金鉴·刺灸心法要诀》、廖润鸿的《针灸集成》、李学川的《针灸逢源》等。这些皆是流传至今的针灸学的相关专著。

值得一提的是，唐代孙思邈虽未有针灸专著，但其《备急千金要方》中有丰富的针灸学内容。根据文献记载，最早的彩色经络腧穴图《明堂三人图》（已佚）出自孙思邈。同时，孙思邈还提出了“阿是穴”“指寸法”理论。这些在针灸学史上都有重要的地位。

第五节 应如何看待我国与周边国家的文化资源之争？

2008 年 6 月 18 日韩国韩医协会表示：“世界卫生组织没有选择中国和日本的腧穴作为标准，而是选择了韩国。”而亲自参与制定针灸国际标准的我国知名学者黄龙祥说，人体 361 个腧穴中的 359 个，都是依照中国标准制定的，比例接近 100%，韩国人的说法完全失实。

不同国家和民族围绕文化、传统和宗教问题展开一些争论是常有的事。曾有美国学者说法国文化沉沦了，法国学者马上为法国文化进行辩护。还有几年前被炒得沸沸扬扬的韩国为“江陵端午祭”申遗，我国知名学者王达三说，过端午节已经不是中国的专利，更不是韩国人的专利，日本、越南、马来西亚、新加坡等国也有过端午节的传统；但是各国还是有各自的差异的，像以华人为主体的新加坡人还保留吃粽子的传统，但韩国这样的国家却很少有人准备粽子来吃。从时间看，韩国的江陵端午祭的形成要晚于中国的端午节。经上千年演变后，端午祭有了韩国本民族的内容和特色。就此而言，韩国申请端午祭也无可厚非，毕竟它申遗的不是整个端午节。但有一点很明确，那就是端午节要比端午祭的影响大得多。

中国人应客观理性地看待中韩文化之争，并对韩国人的做法给予适当的包容，从而体现出大国国民的文化修养和心理素质。

重要的是，我们自己如何对待传统文化。当别人盯住了我们手中之物时，我们才意识到这是一块宝，那就是我们自己的悲哀了。

第六节　对现代中医教材中针灸理论的一些反思

一、“经别”误识

今天统编的各种《针灸学》教材，在经络理论里都提出了一个独立的“十二经别”系统概念，且与“十二经脉”“奇经八脉”“十五络脉”理论相并列。如较早期的国家级统编高等中医院校《经络学》教材（李鼎主编）就指出“经络系统，包括十二经脉、奇经八脉、十二经别、十五络脉，以及外围所联系的十二经筋和十二皮部”；到了新世纪“十五”国家级规划教材《针灸学》（石学敏主编）则强调：“经络系统由经脉和络脉组成，其中经脉包括十二经脉、奇经八脉，以及附属于十二经脉的十二经别、十二经筋、十二皮部”；“十一五”国家级规划教材《针灸学》（梁繁荣主编）则指出：“十二经别是十二正经别行深入体腔的支脉”。

其实，今天的“经别”理论是对古文认识的一个误解。《黄帝内经》通篇只在《灵枢》中有一“经别”篇名出现，仅此一处，再无他现。这里的“经别”其实是“经之别论”之意，表明是对十二经的补充之论。如同《素问》有“阴阳别论”一样。这里的“别”就是另外的、补充的意思。和古文中常出现的“别疏”“别说”中的“别”意义相同。《灵枢》之所以没以“经脉别论”为篇名，是为了与上篇“经脉”、下篇“经水”的篇名保持齐整。

《灵枢·经别》进一步介绍了十二经脉表里经之间的“六合”关系，所以原文描述的内容实属十二正经的补充内容，并没有“经别”一词出现。这表明经络系统并不存在所谓“经别”系统。每条原文皆以某经“之正”来述之，如“足太阳之正”“足少阴之正”等，这里的“正”是“正经”之意。《灵枢·经别》具体描述了十二经中互为表里的两条经脉互为联系形成的“六合”关系，如足太阳与足少阴为一合，“足太阳之正，别入于腘中，其一道下尻五寸，别入于肛，属于膀胱，散之肾，循膂，当心入散；直者，从膂上入于项，复属于太阳。此为一经也。足少阴之正，至腘中，别走太阳而合，上至肾，当十四椎，出属带脉；直者，系舌本，复出于项，合于太阳。此为一合。”六合就是表里经的六个小循环：肾与膀胱经在项与腘之间形成循环，即“项—肾与膀胱—腘”小循环；肝与胆经在阴毛与目外眦之间形成循环，即“阴毛—肝与胆—目外眦”；脾与胃经在髀与頞顑之间形成循环，即“髋关节—脾与胃鼻齀”小循环；心与小肠经在肩解、渊腋与目内眦之间形成循环，即“肩关节—心与小肠—目内眦”小循环；肺与大肠经在肩解、渊腋与缺盆之间形成循环，即“肩关节—肺与大肠—喉咙”小循环；心包与三焦经在肩与耳后之形成循环，即“肩关节—心包与三焦—耳后”小循环。

因此说，以“十二经别”学说立论，远不如以“十二经六合”学说立论严谨。“六合”理论的临床意义在于：第一，《黄帝内经》原文反复强调头与全身经脉的密切联系，十二经通过六合关系，可以会于头；第二，进一步突出脏与腑之间存在着的阴阳表里关系，这是辨经取穴治病的基础。

二、“特定穴”命题的是与非

今天的《针灸学》教材在十四经穴以外，都有一个特殊的、被列为重要的教学内容之一的“特定穴”内容。其实，特定穴是现代人总结的命题，古代文献没有特定穴一说。

特定穴的定义是什么？历版教材的定义基本一致，如较早期的高等中医药院校试用教材《腧穴学》（杨甲三主编）将其定义为“十四经中具有特殊治疗作用，并有特定称号的腧穴”；至新世纪“十五”国家级规划教材《腧穴学》（石学敏主编）则将其定义为：“十四经中具有特殊性能和治疗作用并有特定称号的腧穴，称为特定穴”；“十一五”国家级规划教材《腧穴学》（梁繁荣主编）也将其定义为“十四经腧穴中具有特殊治疗作用，并以特定称号概括的腧穴。”

其实，上述定义实在是一个经不起推敲的定义，或者说是一个没有明确内涵与外延的定义。按照这个定义如果反过来论证，那么哪一个腧穴没有特殊的治疗作用？哪一个腧穴没有特定的称号？从内容上看，特定穴其实就是腧穴的不同归类而已，以“特定的腧穴群组”作为特定穴的定义或许更为合理。因为，腧穴除了有十四经的归类外，还有许多特殊的归类。

教材一般列有十大类特定穴，即五输穴、原穴、络穴、郄穴、背俞穴、募穴、下合穴、八会穴、八脉交会穴、交会穴。而从归类的角度说，腧穴群组内容应该是很丰富的，远远不止上述几类。《黄帝内经》腧穴内容基本都是以不同的腧穴群组形式出现的，如《素问·气穴论》的三百六十五穴、《灵枢·经脉》的十五络穴、《灵枢·本输》的五输穴、《灵枢·九针十二原》的十二原穴、《灵枢·邪气脏腑病形》的下合穴、《灵枢·根结》的根结穴、《灵枢·

卫气》的标本穴、《灵枢·海论》的四海穴、《灵枢·背腧》的背俞灸穴、《素问·刺热病》的背俞热穴、《灵枢·寒热病》的天牖五穴、《灵枢·本输》的七次脉穴、《素问·水热穴论》的热病五十九俞、《素问·水热穴论》的水俞五十七处等。

总之，腧穴群归类的依据可以是多层面的：或以经分类，即根据不同经脉分类的腧穴群，如十四经穴；或以部分类，即根据特定部位分类的腧穴群，如五脏五输穴、六腑六输穴、十二原穴、下合穴、头五行穴、背俞穴、根结穴、四海穴、气街穴等；或以病分类，即根据疾病性质分类的腧穴群组，如热病五十九穴、水病五十七穴、急病天牖五穴、背部热病气穴等；或以深浅分类，即根据经络不同层次分类的腧穴群，如三百六十五经穴、十五络穴等。

当然，分类不能泛化性，每一类特定腧穴群要有其特定的意义。《黄帝内经》腧穴群组特点如下。

(1)《黄帝内经》每组特定腧穴群都有相应的理论支撑，如有十二经理论，就有相应的三百六十五穴总结；有络脉理论，就有十五络穴总结；有根结理论，就有根结穴总结；有四海理论，就有四海穴总结等，各腧穴群组之间是相互联系、相辅相成的。

(2)特定的腧穴群组不等同于针灸处方，但却为临床针灸处方提供依据。诸如按经取穴、按部取穴、远近配穴、经络相配、按病配穴等。

(3)特定腧穴群组的归类意义体现在多方面、多角度、多层次。诸如：强调脉气流注的“五输穴”；强调指端井穴配伍原理的“根结标本穴”；强调腕踝关节附近四关穴配伍原理的“十二原穴”；强调肘膝关节附近合穴配伍原理的“下合穴”；强调头面急证救急的“天牖五穴”等。

总之，特定穴内容至少提示我们，构筑腧穴理论的基础并不能仅仅局限于简单的几条经络线，而我们今天的教材似乎淡化了腧穴理论的深刻内涵。

三、“十二井穴”在哪里?

井穴，是五输穴的一种。井穴除涌泉外均位于手指或足趾的末端。《灵枢·九针十二原》“所出为井”，是指在经脉流注方面好像水流开始的泉源一样。“井”为地下出泉，形容脉气浅小。全身十二经脉各有一个井穴，称“十二井穴”。这十二井穴是：少商、商阳、厉兑、隐白、少冲、少泽、至阴、涌泉、中冲、关冲、足窍阴、大敦。

少商穴出自《灵枢·本输》，“少商者，手大指端内侧也，为井木”。“端”是顶部、锋尖、末梢之意。所以按《黄帝内经》原文之意，少商穴应位于拇指顶端的内侧上角，此处有一峰丘正对指甲上角旁（如图4－2）。《灵枢》关于十二井穴的描述，除涌泉外皆同少商所述位于相应的“指（趾）端”。《针灸甲乙经》则在《灵枢》的基础上做了进一步说明，认为少商“在手大指内侧，去爪甲如韭叶”，即去爪甲旁开如韭叶宽。对于其他井穴，《针灸甲乙经》也皆如是解说（如表4－2）。

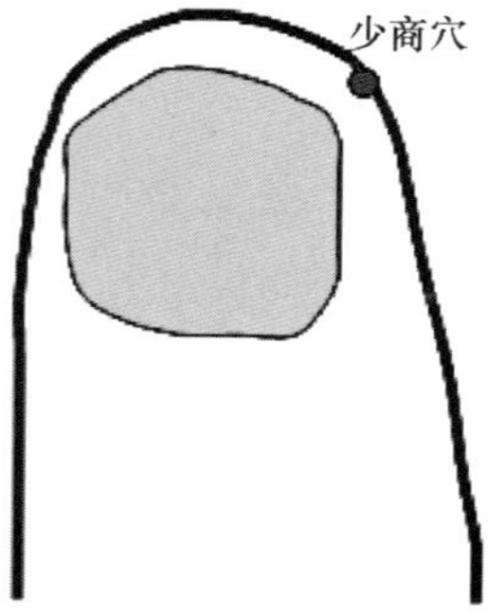

图4－2 《黄帝内经》少商穴定位图

表 4－2 《灵枢》与《针灸甲乙经》中十二井穴的位置

十二经	井穴	《灵枢》	《针灸甲乙经》
手太阴	少商	手大指端内侧也	手大指端内侧，去爪甲如韭叶
手少阴	中冲	手中指之端也	手中指之端，去爪甲如韭叶陷者中
	少冲		手小指内廉之端，去爪甲如韭叶
足厥阴	大敦	足大指之端及三毛之中也	足大指端，去爪甲如韭叶及三毛中
足太阴	隐白	足大指之端内侧也	足大指端内侧，去爪甲如韭叶
足少阴	涌泉	足心也	足心陷者中，屈足卷指宛宛中
足太阳	至阴	足小指之端也	足小指外侧去爪甲如韭叶
足少阳	窍阴	足小指次指之端也	足小指次指之端，去爪甲如韭叶
足阳明	厉兑	足大指内次指之端也	足大指次指之端，去爪甲角如韭叶
手少阳	关冲	手小指次指之端也	手小指次指之端，去爪甲角如韭叶
手太阳	少泽	手小指之端也	手小指之端，去爪甲一分陷者中
手阳明	商阳	手大指次指之端也	手大指次指内侧，去爪甲角如韭叶

唐宋时期的《备急千金要方》《铜人腧穴针灸图经》《外台秘要》等书中腧穴的定位基本与前人保持一致。只是《外台秘要》引甄权之说更进一步地说明少商“在手大指甲外畔，当角一韭叶，白肉际宛宛中”。这里的“白肉际”表明腧穴基本位于手指的掌面侧缘。因为指端是最薄之处，其背面是指甲缘，所以取距爪甲角韭叶宽许就基本处于手指的掌面白肉际了。“宛宛中”，表明此腧穴于顶端侧峰上，故相对突兀显眼。“宛宛”有真切可见貌、显眼貌之意。《释名·释丘》：“中央下曰宛丘。有丘宛宛如偃器也。”《释名·释州国》：“燕，宛也。北方沙漠平广，此地在涿鹿山南，宛宛然以为国都也。”宋·李格非《洛阳名园记·东园》：“渊映、瀍水二堂，宛宛在水中。”

到了元代，《扁鹊神应针灸玉龙经》进一步指出少商“在大指端内侧去爪甲如韭叶大，与爪甲根齐，白肉际宛宛中”（如表4-3）。

表4-3 《扁鹊神应针灸玉龙经》中十二井穴的位置

十二经	井穴	《扁鹊神应针灸玉龙经》
手太阴	少商	大指端内侧，去爪甲如韭叶，与爪根齐，白肉际宛宛中
手阳明	商阳	大指次指内侧，去爪甲如韭叶
手少阴	少冲	小指内侧，去爪甲如韭叶
手太阳	少泽	小指端，去爪甲下一分
手厥阴	中冲	中指端，去爪甲如韭叶陷中
手少阳	关冲	小指次指端，去爪甲角如韭叶
足厥阴	大敦	足大指端，去爪甲如韭叶及三毛中
足少阳	窍阴	小指次指歧骨间本节前陷中
足太阴	隐白	大指端内侧，去爪甲如韭叶
足阳明	厉兑	大指次指端，去爪甲如韭叶
足少阴	涌泉	足心，近大指大筋白肉际，屈足卷指取
足太阳	至阴	小指外侧，去爪甲鱼如韭叶

然而“与爪甲根齐”这一句注解引起了现代人的误解，并使现代人走向歧途。如《中华人民共和国国家标准：经穴部位文献考与解剖》解释云“少商‘在手拇指末节桡侧，距指甲角0.1寸（指寸）’”，并附按语“历代文献所述位置相同。均指在大指末节桡侧，指甲后。‘去爪甲如韭叶’和‘与爪甲根齐’，一是用实物比拟其与指甲角的距离，一是以‘爪甲根’来说明其位置的特点，故本穴定位如上”。历代教材及最新国标皆一致如是理解。

问题是，若按现代的理解习惯，手指近爪甲末端为梢，近掌指关节端为根；但按照《黄帝内经》“标本根结”理论，四肢远端为根、为本，近身端为结、为标。所以“与爪甲根齐”的“甲根”显然应理解为远端的上甲角处，而不是按现代人的思维习惯理解为近掌指关节端的下甲角处。况且若定位下甲角旁，“去爪甲如韭叶”显然无法与“白肉际”相一致，更无“宛宛”之势。古人历代文献所述都是一脉相承、环环相扣的。

少商穴为十二井穴之首，所以《扁鹊神应针灸玉龙经》仅在少商穴下加注了“与爪甲根齐”，其他井穴并无此句加注。总之《黄帝内经》原文所述井穴位置是很齐整的（涌泉除外），并无如现代人理解的有在上甲角（中冲），有在下甲角的迹象，如少泽在“手小指之端”，中冲在“手中指之端”。《针灸甲乙经》的注解同样齐整，如少泽在“手小指之端去爪甲一分陷者中”；中冲在“手中指之端，去爪甲如韭叶陷者中”。

所以说，井穴的位置皆应在指（趾）端上甲角附近（涌泉除外）。井穴多取放血疗法，对医者来说，上甲角旁放血要远远方便于下甲角旁，且更容易减轻患者的疼痛感，故考证井穴位置的意义还在于方便临床应用和减轻患者疼痛感。

四、“上关”穴的定位

《素问·气穴论》言“上关二穴”，《素问·气府论》言“客主人各一”。王冰注：“客主人，穴名也，在耳前上廉起骨，开口有空，手足少阳、足阳明三脉之会。”《针灸甲乙经》言：“上关，一名客主人，在耳前上廉起骨端，开口有孔，手少阳、足阳明之会。”

中国标准出版社 2006 年出版的《中华人民共和国国家标准：腧穴名称与定位》，以及新中国成立以来各种针灸教材皆将上关穴定位于“面部耳前，下关直上，当颧弓的上缘凹陷处。”（如图 4 –3“上关 1”）

这里值得商榷的是，《灵枢·经脉》已明确指出“刺上关者，呿不能欠，刺下关者，欠不能呿”，呿，张口之义；欠，闭口之义。

王冰和《针灸甲乙经》也都强调了上关穴“开口有空”，正好和下关穴“合口有空”相反，表明上关穴也应在下颌关节活动部位，而不应定位在颧弓上缘，因为此处开口状态下体表不形成空。

根据功能或形状来命名人体骨骼是《黄帝内经》表述的一种习惯，如“柱骨”“枕骨”“骺骨”等。这反映了《黄帝内经》时代人们认知生命现象的感性视角。《黄帝内经》原文关于上关穴定位“耳前上廉起骨”，这里的“起骨”实指下颌骨。“起”犹“启”，开启、打开之义，下颌骨司开口，故名为“起骨”。文言常见“起齿”“启口”之说，意为开口、张口说话。“上廉起骨端”应指下颌骨的最高点——冠状突。合口时，颧弓和下颌切迹形成凹陷，正是下关穴处（开空状）；而下颌切迹的前上缘是下颌骨冠状突，正为上关穴处（闭空状）。一在切迹底部（下廉），一在切迹顶部（上廉），故一名下关，一名上关（如图 4－3）。若以仰卧位，也是上关在上，下关在下。张口时，下颌切迹前移，则下关穴闭空，上关穴开空。因开口取穴时上关占下颌切迹之位，故上关穴又名客主人。《素问·气府论》将上关穴和下关穴归属于足少阳胆经。现今上关穴属胆经穴，下关穴属胃经穴。

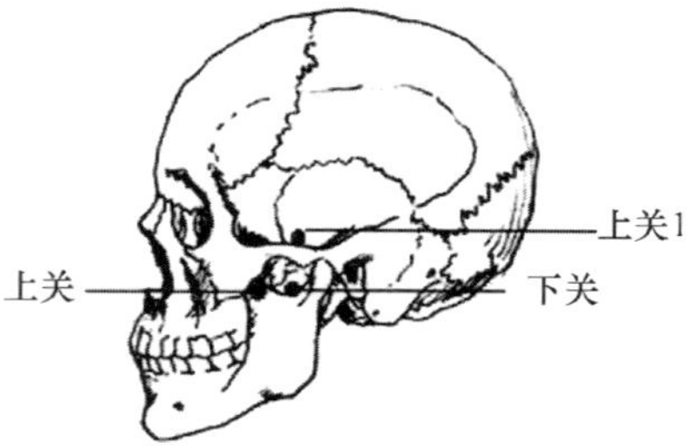

图 4－3　上关穴与下关穴定位图

五、百会穴简便定位的误区

理论上说，一个腧穴如果可以同时采用两种以上定位法，其定位结果应该保持一致。如百会穴，当前的教材强调了两种取穴法：“两耳尖连线的中点处”与“当前发际正中直上5寸”。前者为简便取穴法（目前临床应用甚是普遍），后者为骨度分寸法。百会穴是临床上使用频率极高的腧穴之一，取穴的准确非常重要。

我们对115位在校学生用两种取穴方法确定的百会穴位置之间的差异值进行了测量，具体方法如下。

简便定位法：自然状态下两耳尖垂直向上连线的中点定出百会穴，然后用软尺测量出所定百会穴至前发际的实际长度距离（前发际不明显者测至印堂），单位统一为厘米。

同身寸定位法：用软尺测出前发际至后发际的实际长度距离（厘米），然后折算同身寸值（实际长度除以12），并测算“入前发际5寸”处的实际距离（厘米）。

测量结果显示，只有6位同学两种方法定位完全一致，而差异值在0.5厘米以内的也仅有11人，约占14%，差异值在1厘米以上者高达86%，甚至差异值在4厘米以上者就有18人，其平均差异值为2.5厘米。

测量结果提示我们，两耳尖连线垂直向上的中点，只可能在今天的“百会”穴前2.5~3厘米处，大约相当于一个同身寸值，所以应在近“前顶”穴处（如图4-4）。

至于百会穴的简便取穴法的提出依据，可能是元代滑伯仁《十四经发挥》所载：“一名三阳五会，在前顶后一寸五分，顶中央旋毛中，直两耳尖，可容豆。”明末《循经考穴编》也载：“上巅至百会，穴在顶中央旋毛中，陷可容豆，去前顶一寸五分。广注：直两

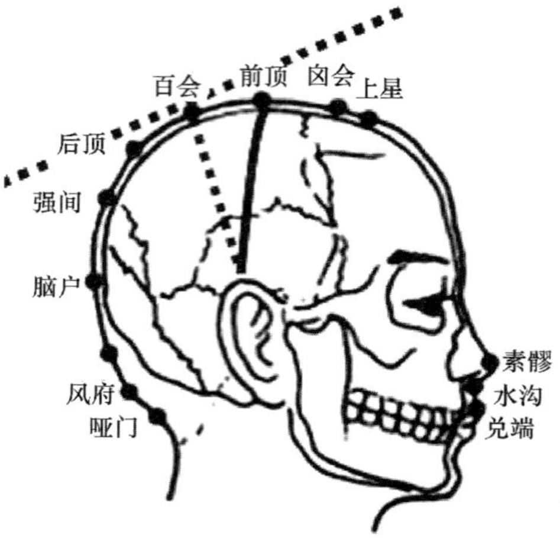

图 4－4　百会穴简便定位与同身寸定位之间的差异

耳尖，略退些子（而）量上折中取之。犹天之极星居北也。再以草度前发际至后发际作十二寸，前五寸后七寸，穴居其中。”其实，这里滑寿提出“直两耳尖”，并不是描述简便取穴法，而是要说明百会穴的位置不在顶部水平线上。其直刺状态下，针尖垂直正对着两耳尖。

《中华人民共和国国家标准：经穴部位文献考与解剖》中百会穴的定位为“在头部，当前发际正中直上 5 寸，或两耳尖连线的中点处。”2006 年《中华人民共和国国家标准：腧穴名称与定位》中百会穴的定位为：“在头部，前发际正中直上 5 寸。注 1：在前、后发际正中连线的向前 1 寸凹陷中。注 2：折耳，两耳尖向上连线的中点。”百会穴到底是在两耳尖垂直向上连线中点，还是在向后有一定角度的连线中点，上述两个标准都未交代清楚。若垂直向上，显然不是指向百会穴，若向后成一定角度，那么角度应是多少？“两耳尖连线的中点处”还能不能作为简便取穴法而方便于临床？这都有待于商讨明确、统一认识。

六、“天寒无刺，天温无疑”是何意？

《素问·八正神明论》：“是故天温日明，则人血淖液而卫气浮，故血易泻，气易行；天寒日阴，则人血凝泣而卫气沉。月始生，则血气始精，卫气始行；月郭满，则血气实，肌肉坚；月郭空，则肌肉减，经络虚，卫气去，形独居。是以因天时而调血气也。是以天寒无刺，天温无疑。月生无泻，月满无补，月郭空无治，是谓得时而调之。”郭霭春注曰：“元残本、赵本、吴本、明抄本、周本、藏本‘疑’并作‘凝’。按《素问·移精变气论》王注引作‘凝’，与各本合。惟‘无凝’与‘无刺’义不相称。《针灸大成·标幽赋》杨注引‘疑’作‘灸’，于义较合，未知何据。”所以，郭氏对“天寒无刺，天温无疑”的解释是：气候太寒了，不要行针刺；气候太暖了，不要行灸治。现代的各类教材及传世注本大多从之，有的书甚至直接译为：天寒不能行刺，天温则可大胆针刺而不要有疑问。

考明顾从德影宋刻本，所有的“刺（cì）”一律刻作“刺（là）”，如图4－5中“岐伯曰：凡刺之法……”和“天寒无刺，天温无疑”句刺、刺不分。其实，这里“天寒无刺”的“刺”就应是“刺”。

“刺”应是躁动之义，通“厉”。章炳麟《新方言·释言二》：“《论语》：‘解温而厉，听其言也。’郑曰：‘厉，严正也。’《左传》‘与其素厉’，杜解：‘厉，猛也。’厉，古音同赖、同刺。”厉，有振奋、踊起之义。《管子·地员》：“五沙之状，粟焉如屑尘厉。”尹知章注：“厉，踊起也。”

刺也（月来 là）可读为“烈”（月来 liè），双声叠韵。西周中期青铜器史墙盘铭文有：“微史刺且乃来见武王。”师虎簋：“用乍

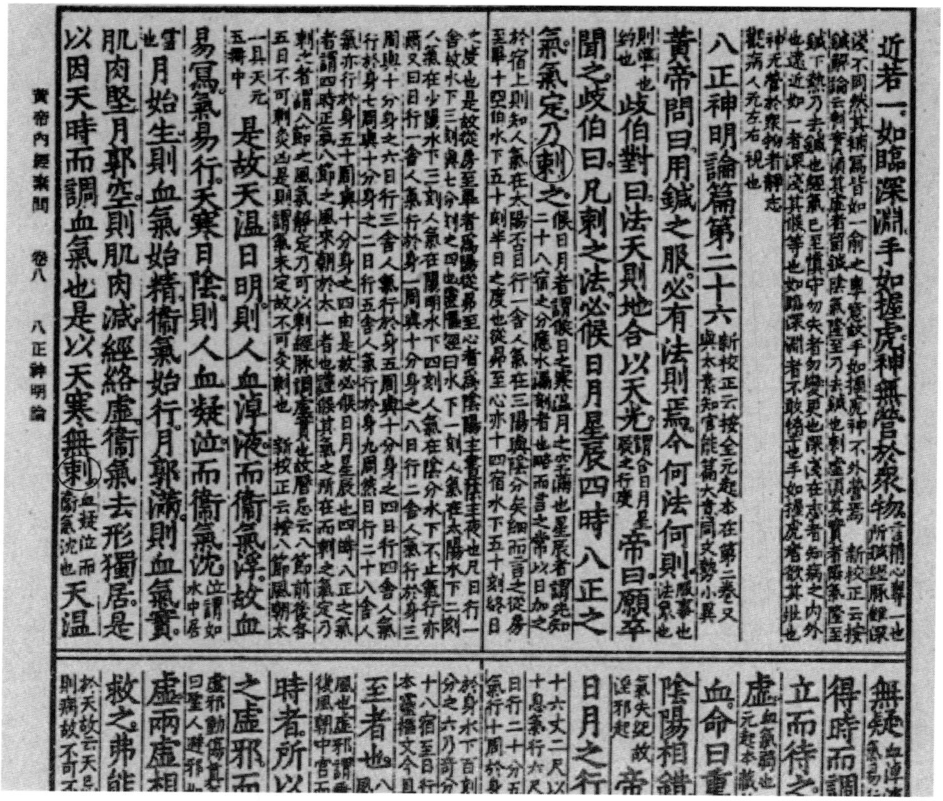

图 4-5　顾从德影宋刻本《黄帝内经》中“剌”“刺”不分举例

朕剌考日庚篚。”“剌”通“烈”。《尚书洛诰》：“越乃光烈考武王。”按，《说文解字》：“（齿列）读若剌。”“烈”，威、猛、疾也。宋·欧阳修《秋声赋》：“其所以摧败零落者，乃一气之余烈。”

“疑”通“凝”，凝聚、集结、停滞、停止。《楚辞·九章·涉江》：“船容与而不进兮，淹回水而疑滞。”洪兴祖补注：“江淹赋云：‘舟凝滞于水滨。’”

“剌”，躁动；“疑”，凝滞。“天寒无剌，天温无疑”是对文句，紧接上文“天温日明则人血淖液而卫气浮，故易泻，气易行；

天寒日阴，则人血疑泣而卫气沉”。所以王冰的注文是：“‘天寒无刺’，血凝泣而卫气沉也；‘天温无疑’，血淖液而气易行也。”可见“天寒无刺，天温无疑”是描述气血状态的。

此文大意是：当天气温和，日光明朗的时候，人体的血液运行流畅（兴奋），卫气助行有力；若天气寒冷，乌云蔽日的时候，人体的血液运行涩滞，卫气功能相对抑制。月亮初生的时候（上弦），人体的气血开始充盈，卫气也开始畅行；月亮正圆的时候，人体的气血最充实，肌肉坚劲有力；当月廓无光（朔）的时候，人体的肌肉软弱，经络空疏，卫气潜藏，唯形体独存（有形无神）。所以必须顺应天时的变化调理人体气血。天气寒冷气血不会宣躁，天气温暖气血不会凝滞。月亮初生的时候不要行泻法，月亮正圆的时候不用补法，月黑无光的时候不是最佳治疗时机，这就是顺应天时变化而调治气血的法则。

至于说“天寒冷则不行针刺，天温暖则不行灸法”之解，显然是望文生义，也无临床依据。

七、“不盛不虚，以经取之”如何理解？

“不盛不虚，以经取之”出自《灵枢·经脉》《灵枢·禁服》等。如《灵枢·经脉》言：“为此诸病，盛则泻之，虚则补之，热则疾之，寒则留之，陷下则灸之，不盛不虚，以经取之。”很多注释书，包括现代的一些统编教材、词典等对“不盛不虚，以经取之”的解释皆较牵强。张介宾所著《类经》言：“言本无虚实之可据，而或有邪正之不调者，但求所在之经以取其病也。”现代书中或译为“不盛不虚的从本经取治”；或译为“发病不由于邪气盛或正气虚，就于本经取穴调治”；或译为“对虚实不明的病证，只需按经取穴治疗，而不必分补泻”；或译为“经络气血不调时，采用平补平泻法疏通调理经脉是非常重要的原则”等。如果说只对虚实不明病证强调按经论治，不禁会让人提出反问：难道辨明了虚证或实证就不需要按经论治了吗？

其实，文中“不盛不虚”的两个“不”字本是助词，无义，用以足句或加强语气。这种情况古文中常有。《诗经·小雅·车攻》：“徒御不惊，大庖不盈。”毛传：“不惊，惊也；不盈，盈也。”《楚辞·招魂》“被文服纤，丽而不奇些。”王逸注：“不奇，奇也。”唐《敦煌变文集·庐山远公话》：“你若在寺舍伽蓝，要念即不可，今况是随逐于我，争合念经？”蒋礼鸿通释：“‘要念即不可’就是‘要念即可’。”《李陵变文》：“十万军犹不怕死，况当陵有五千人？”蒋礼鸿通释：“不，语助词。”现代的口语中也有遗留，如“好不吓人”意为非常吓人。

所以原文大意应该是：“经脉发生病证的治疗原则是，脉盛者用泻法，脉虚者用补法，热证者手法宜迅疾，寒证者手法宜缓留，脉陷不显者宜用灸法。总之，不论是实热证还是虚寒证，皆当辨经论治。”也就是说，最后一句“不盛不虚，以经取之”是对整段文意的一句总结。

《难经·六十九难》言：“经言虚者补之，实者泻之，不实不虚，以经取之，何谓也？然：虚者补其母，实者泻其子，当先补之，然后泻之。不实不虚，以经取之者，是正经自生病，不中他邪也，当自取其经，故言以经取之。”这里首先从经与经之间的母子病理关系的视角，阐释了“虚者补其母”“实者泻其子”的治疗原理，紧接着强调对于非母令子实或非子令母虚者，即所谓“不实不虚”者，当取本经以治，文理前后呼应，一气呵成。其实这只是对《黄帝内经》原文的进一步发挥性阐释而已，而并非是对《黄帝内经》之原典义的注释。

八、缪刺与“交叉取穴刺络法”

当前各类教材及辞典皆将缪刺定义为“交叉取穴刺络法”。

《素问·缪刺论》介绍了缪刺理论，围绕黄帝的三问进行了阐释。

一问：何谓缪刺？岐伯在阐述了人体经络层次深浅的基础上，介绍了缪刺的基本内涵。

二问：以左取右、以右取左的缪刺与巨刺的区别是什么？岐伯阐述了缪刺与巨刺的原则，以左病取右、右病取左的交错刺法，而直取其经的为巨刺；刺其络脉的为缪刺。凡病在经脉用巨刺；经脉不病，邪在络脉的用缪刺。

三问：愿闻缪刺奈何？取之何如？岐伯叙述了缪刺的临床具体运用，包括各经络受邪后可能出现的症状，以及应用缪刺法所取的部位、方法、次数等。

最后，原文总结强调了缪刺的方法，即“视其皮部有血络者尽取之”。

总结原文，可发现缪刺有如下四个特点。

（一）适应络病

以痛证为主，诸经之络病、阳跷病、跌打损伤、痹证、咽肿，皆可用缪刺，即“治诸经刺之，所过者不病，则缪刺之”。

（二）并非绝对左取右，右取左

原文强调，缪刺时，大多先取同侧；不已，才交互取之。如“邪客于足少阴之络，令人卒心痛，暴胀，胸胁支满，无积者，刺然骨之前出血，如食顷而已；不已，左取右，右取左，病新发者，取五日，已。”有多处虽未明确“不已”二字，但从原文的描述看，实际也是“不已”以后才交叉取之。例如，“邪客于手少阳之络，令人喉痹舌卷，口干心烦、臂外廉痛，手不及头。刺手中指次指爪甲上。去端如韭叶各一痏。壮者立已，老者有顷已。左取右，右取左。此新病数日已。”按原文所说，治疗应当是先刺手小指旁次指上（无名指）距离爪甲约韭菜叶那样宽的部位（关冲穴），左右各刺二穴。壮年人立刻就好，老年人稍等一刻就好了。（如果不好）病在左，刺右边；病在右，刺左边。

这说明交叉取穴不是一个单纯的取穴方法，而只是治疗过程中的步骤。它与同侧取穴是相辅相成的，而不是绝对独立的（就像经刺也包括同侧和交叉取穴一样）。

（三）刺络放血为主

刺络放血的部位多选内外踝下的血络暴露处、指端爪甲旁、足手背动脉处等，“视皮部有血络者尽取之”。刺络放血还可取一些腰背部腧穴，如腰俞、夹脊、环跳、锐骨之端等。有的部位可多处放血，如“刺外踝下三痏”，有的部位可放血的地方甚至可达 15 处（月死生数）。刺络放血皆以“视其脉，出其血”为主。

（四）刺络效果多立竿见影

缪刺后，疾病大多是“食顷而已”或“立已”。

九、“一夫”为 3 寸？

《仪礼·乡射礼》：“箭筹八十，长尺有握”。贾公彦疏：“云长尺复有握，则此筹尺四寸矣。”是说箭矢长应为一尺四寸。贾公彦解释说：“《投壶》云：‘室中五扶。’注云：‘铺四指曰扶，一指案寸，皆谓布四指，一指一寸，四指则四寸。”这说明一握就是一扶，也就是四寸。春秋战国时期，诸侯宴请宾客时的礼仪之一就是请客人射箭。那时，成年男子不会射箭被视为耻辱，主人请客人射箭，客人是不能推辞的。后来，有的客人确实不会射箭，就用箭投酒壶代替。久而久之，投壶就代替了射箭，成为宴饮时的一种游戏。投壶在战国时期较为盛行，到了唐朝得到进一步地发扬光大。这种汉民族习俗一直延续至清末。投壶之礼，需将箭矢的端首掷入壶内才算投中，所以箭矢是重要的射礼壶用具。

“一握”指古代的一种测量长度的方法。握：量词，指一只手所能执持的量或一拳的长度。《礼记·王制》：“祭天地之牛，角茧栗；宗庙之牛，角握。”郑玄注：“握谓长不出肤。”孔颖达疏：“郑注《投壶礼》云：‘四指曰扶，扶则肤也。’”这里用牛角的长短说明牛的大小。据旧注，祭祀用牛以小为贵；祭天地用牛犊，其角初生如蚕茧或棒栗，故云“角茧栗”；祭宗庙用中牛，其角长可以手握，故云“角握”；飨宾客用大牛，其角长一尺，故云“角尺”。这说明一握、一扶（夫、肤）同。

《投壶》又云：“算长尺二寸。”“算”即筹。郑注：“其节三扶可也。”若“尺二寸”为“三扶”，则“一扶”当为4寸。

总之，用手握物时四指并拢，所以古人用“握”表示四指并拢的宽度，约折合古制4寸左右（按周代度制，1寸合2.31厘米）。手扶物也是四指并拢，所以“握”又称为“扶”，古书中或写作“膚（肤）”，“扶”与“膚”是通假字。

晋唐时期，一扶法被用于针灸临床取穴。《肘后备急方》卷二有：“以病人手横掩，下并四指，名曰一夫。”《备急千金要方》卷二十九：“其言一夫者，以四指为一夫。”《备急千金要方》卷七：“凡量一夫之法，覆手并舒四指，对度四指上中节上横过为一夫。”无论是葛洪还是孙思邈，虽强调运用一夫法，但并没说“一夫”应是3寸。

将“一夫”法定为3寸的是我们今天的教材和国家标准。

历版《针灸学》教材皆将一夫方法基本统一为：“当患者第2～5指并拢时中指近侧指骨间关节横纹水平的四指宽度为3寸。四横指为一夫，合3寸。”《中华人民共和国国家标准：经穴部位文献考与解剖》云：“横平指中节的宽度称‘一夫’，相当3寸。”

这里值得提出讨论的问题有两个。首先，是关于测量方法的问题。按照古人“一握”为一拳长度的意思，应该很自然地测量四指的掌指关节处的横长，也是握拳时的宽度。至于孙思邈“舒四指，对度四指上中节上横过为一夫”，其实这里的“中节”就是指整个手掌的中段部，大约在掌指关节处。其次，一握当为4寸，而不是3寸。事实上，一般人四指的掌指关节横宽度确实要比四指“并拢时中指近侧指骨间关节横纹水平的四指宽度”要宽。

一夫法属于手指同身寸法，是骨度分寸法的简便应用。为了验证一夫法与骨度分寸法的一致性，我们选择了下肢穴“三阴交”、下腹部穴“关元”、背部穴“膏肓”三个常用腧穴进行了初步的定穴测量，即分别用一夫法和骨度分寸法定位取穴。测量对象为安徽中医药大学20到26岁的在校学生，其中男性18名，女性60名。由一人严格按照取穴要求进行统一测量，用软尺作为测量工具。

针对每位测量对象的具体测量内容有以下几个方面。

（1）测量受测者内踝尖至腘尖的实际长度（单位为厘米），再除以16折算出下肢1寸的值，再乘以3，得出内踝尖上3寸的三阴交的定位值。（骨度分寸法值）

（2）测量受测者脐中至耻骨联合上缘的实际长度（单位为厘米），再除以5折算出下腹部1寸的值，再乘以3，得出脐下3寸的关元穴的定位值。（骨度分寸法值）

（3）测量受测者肩胛骨内缘至后正中线的实际长度（单位为厘

米)，得出后背正中线旁开3寸的膏肓穴的横寸定位值。(骨度分寸法值)

(4) 按照教材的方法测量受测者横指同身寸的实际长度（单位为厘米)。(一夫法值)

记录上述测量的每项数据，并用SPSS17.0软件进行分析，得出结果（如表4-4)。

表4-4 一夫法与骨度分寸法测量比较表

腧穴	一夫法平均值/厘米	骨度分寸法平均值/厘米	t值	P值
膏肓	6.45 ± 0.85	6.69 ± 1.24	$t = 1.397$	$P > 0.05$
关元	6.45 ± 0.85	8.76 ± 1.44	$t = 11.925$	$P < 0.05$
三阴交	6.45 ± 0.85	6.80 ± 0.54	$t = 3.334$	$P < 0.05$

测量结果显示，背部膏肓穴 $t = 1.397$，$P = 0.167$，在 $a = 0.05$ 的检验水准下，两组均值虽有差异，但无显著性意义。下腹部的关元穴 $t = 11.925$，$P < 0.0001$，在 $a = 0.05$ 的检验水准下，两组差异有显著性统计学意义；下肢的三阴交穴 $t = 3.334$，$P = 0.001$，在 $a = 0.05$ 的检验水准下，两组差异有统计学意义。这个测试至少提醒我们，教材所授一夫测量法是不能完全代替骨度分寸法用于临床的。一夫法临床运用的合理性还有待进一步研究验证。

第五章
“治未病”的境界

引　言

很久以来，我们已经形成了一个根深蒂固的思维习惯，就是医生是治病的，“救死扶伤”是医生的天职。我国现行医疗体制下，医院的职责非常明确，就是治“病”。没有病就不是它的职责范围了。

然而，早在2000年前的《黄帝内经》却提出了“治未病”的概念。这是一个非常超前的理念，蕴含了高瞻远瞩的生存智慧和崇高的理想境界。

《黄帝内经》反复强调“上工救其萌芽，下工救其已成”。用今天的话说就是：真正的好医生，是使人不生病的医生，而不仅仅是能治好病的医生。说《黄帝内经》就是一部“治未病学”理论专著，一点也不为过。

第一节 “不治已病治未病”的理想境界与生存智慧

这些年来，只要一说起“治未病”，我们似乎都会不约而同地引用《素问·四气调神大论》这段著名原文。

是故圣人不治已病治未病，不治已乱治未乱，此之谓也。夫病已成而后药之，乱已成而后治之，譬犹渴而穿井，斗而铸锥，不亦晚乎。

这是“治未病”一词的最原典出处。其字面意思其实是妇孺皆知的道理。干任何事情都要掌握主动权，口渴了才去挖井，战争发生了才去制造兵器，就会把自己置于被动的境地。

道理很简单，而我们需要思考的是，《黄帝内经》为什么会提出这个观点？是在什么背景下提出的？其实这句话是《素问·四气调神大论》的最后总结语。既然是总结语，前面就一定有主体内容。上一段内容是什么呢？我们先把前面整篇原文浏览一下。

春三月，此谓发陈，天地俱生，万物以荣。夜卧早起，广步于庭，被发缓形，以使志生，生而勿杀，予而勿夺，赏而勿罚，此春气之应，养生之道也。逆之则伤肝，夏为寒变，奉长者少。夏三月，此谓蕃秀。天地气交，万物华实。夜卧早起，无厌于日，使志无怒，使华英成秀，使气得泄，若所爱在外。此夏气之应，养长之道也。逆之则伤心，秋为痎疟，奉收者少，冬至重病。秋三月，此谓容平，天气以急，地气以明。早卧早起，与鸡俱兴，使志安宁，以缓秋刑，收敛神气，使秋气平，无外其志，使肺气清，此秋气之应，养收之道也。逆之则伤肺，冬为飧泄，奉藏者少。冬三月，此谓闭藏，水冰地坼，无扰乎阳，早卧晚起，必待日光，使志若伏若匿，若有私意，若已有得，去寒就温，无泄皮肤，使气亟夺，此冬气之应，养藏之道也。逆之则伤肾，春为痿厥，奉生者少。

天气清净光明者也，藏德不止，故不下也。天明则日月不明，邪害空窍。阳气者闭塞，地气者冒明，云雾不精，则上应白露不下。交通不表，万物命故不施，不施则名木多死。恶气不发，风雨不节，白露不下，则菀槁不荣。贼风数至，暴雨数起，天地四时不相保，与道相失，则未央绝灭。唯圣人从之，故身无奇病，万物不失，生气不竭。逆春气则少阳不生，肝气内变；逆夏气则太阳不长，心气内洞；逆秋气，则太阴不收，肺气焦满。逆冬气，则少阴不藏，肾气独沉。夫四时阴阳者，万物之根本也。所以圣人春夏养阳，秋冬养阴，以从其根。故与万物沉浮于生长之门。逆其根，则伐其本，坏其真矣。

故阴阳四时者，万物之终始也，死生之本也。逆之则灾害生，从之则苛疾不起，是谓得道。道者，圣人行之，愚者佩之。从阴阳则生，逆之则死；从之则治，逆之则乱。反顺为逆，是谓内格。是故圣人不治已病治未病，不治已乱治未乱，此之谓也。夫病已成而后药之，乱已成而后治之，譬犹渴而穿井，斗而铸锥，不亦晚乎。

全篇共分三段。第一段讲四季养生的方法（如何做）；第二段讲为何四季要养生（为何做）；第三段总结观点。

我们按照从后往前的顺序分析此篇原文。

最后一段“故阴阳四时者……不亦晚乎”的核心内容是谈“得道”的问题。核心名言是“道者，圣人行之，愚者佩之”（注意：佩通悖）。本段所讲的“道”是什么呢？也很简单，我们来看一下示意图（如图 5－1）。“道”就是一年有四季，春夏秋冬。自然界阴阳互根、寒暑交替，农作物按照春生、夏长、秋收、冬藏的规律，年复一年，永无止歇。人是自然界万事万物的一分子，所以也必须顺应大自然规律而生活。自然界四时阴阳就像是一个宇宙大转盘，日夜不停运转。这就是“道”。人在这个转盘中，顺自然之力则保持健康，就是“从之则苛疾不起”“从之则治”；逆自然之力则生病，“逆之则灾害生”“逆之则乱”。这是本文“未病”“已病”的本质区别所在。

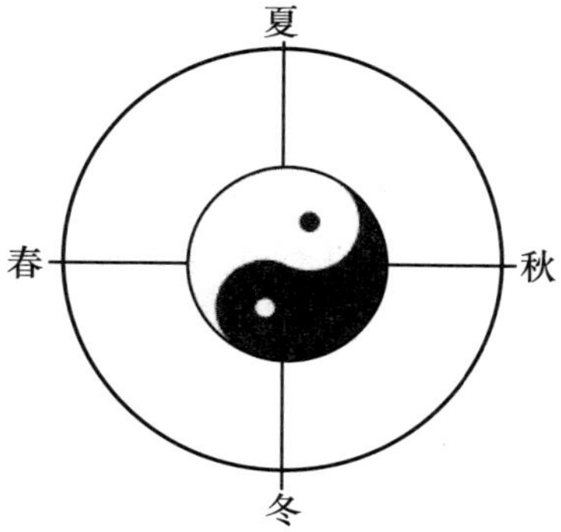

图 5－1 四季养生示意图

为什么要“行道”？第二段原文“天气清净光明者……坏其真矣”介绍了春夏秋冬四季轮回。大自然蕴藏着无穷无尽的光明功德，万物受惠于自然规律。所以说天藏德而不止、高高在上而普惠万物。天明的标志是日月有规律的运行而风调雨顺。若天地阴阳交感不顺，万物难以禀天地精华之气，会损伤生命的灵性。因此说，圣人懂得顺从阴阳之道，以保证身无灾病；万物从阴阳之道，才能生气不竭。原文还通过“肝内变”“心内洞”“肺焦满”“肾独沉”的表述，展示了人若逆四时阴阳之道的病理景观图。

“春三月……奉生者少”，介绍了四季养生的具体方法。通过“春之发陈”“夏之蕃秀”“秋之容平”“冬之闭藏”四季特点，介绍养生的要点就是顺应自然，跟着太阳走，动静结合。如春天万物复苏，人们也应当晚睡早起，多到户外活动（如踏青），接触亲和大自然，放松自己；并关爱弱小生命，如破土的芽、才苏醒的小动物、发芽的树等。同样，夏三月、秋三月、冬三月都有相应的方法。

整篇原文，从方法，到原理，到观点总结，一气呵成。本篇体现了治未病的思想境界，更说明《黄帝内经》“治未病”不是一句空头口号。

纵览“四气调神大论”内容，我们可以了解四季养生的方法。这是在“天人合一”思想指导下的养生之道。自然界阴阳互根、寒暑交替、黑白更迭。农作物按照春生、夏长、秋收、冬藏规律，年复一年，永无止歇。古人通过对自然界规律变化的观察，总结出的二十四节气知识，其实就是自然界的一幅生命景观图。无论动物和植物，都在顺从自然界规律而生存。人们生活在自然界，也不断地适应着自然，日出而作，日落而息。所以四季养生之道的要点是：顺应自然，跟着太阳走，动静结合。如春天是生长期，少阳之气升，万物复苏，温度渐渐上升而温和，冰冻开始化解，蛰伏的生物开始蠢蠢欲动，冰下的鱼儿也开始浮向破冰的水面。草木萌动发芽，“桃始花，桐始华，浮萍生”。而人们也应当晚睡早起，多到户外活动，接触、亲和大自然，放松自己；并关爱弱小生命，诸如破土的芽、才苏醒的小动物、发芽的树等。这样有利于情志舒畅。中医认为：木升发，疏展气机以利肝。同样，夏天宜晚睡早起，秋天宜早睡早起，冬天宜早睡晚起……总之，春夏主生发以消耗能量为主，所以宜多活动以养阳；秋冬主收藏以贮蓄能量为主，所以宜多进补以养阴。《黄帝内经》的生态养生内容十分丰富。其核心思想就是要培养善待生命的意识，并置身于生态环境中去善待生命，经济地支配自己的生命能源。

现代西方生态伦理学家施韦兹把生态伦理的基本原则概括为：“善的本质是：保持生命，促进生命，使生命达到其最高的发展。恶的本质是：毁灭生命，损害生命，阻碍生命的发展。”（《敬畏生命》）这和2000年前的儒家生态文明是多么的吻合。儒家生态文明要求人们尊重和爱护天地间的一切生命，自觉肩负起保护动物、植物和天地万物健全生存与发展的责任。这是一种高瞻远瞩的生存智慧。或者说，“治未病”理念的提出，本身就蕴含着无穷的智慧。《黄帝内经》丰富的生态医学思想，可以直观地解读为一个完整的、朴素的生态医学体系。

钱穆先生曾指出：“西方文化一衰则不易再兴，而中国文化则屡仆屡起，故能绵延数千年不断”“因为中国传统文化精神，自古以来即能注意到不违背天，不违背自然，且又能与天命自然融合一体”。中国传统文化中的天道生生、天人合一、以和为贵等精粹思想，既符合客观实际又能促进社会人类的文明发展，所以极具现代文明价值，而这些传统思想又正是中医养生理念的核心内涵。这也是《黄帝内经》养生为什么至今都散发着诱人魅力的原因所在。

生态医学是一门赋予人体以生态系统理念而研究健康状态与人体内外环境关系的新兴医学科学，其目标是人与自然和谐发展。

生态医学是由世界卫生组织所倡导的。21世纪人类健康应以稳态医学、生态医学、健康医学为基础而创立一门医学。它的创立给健康领域带来一次全新的革命。

生态医学涉及物种的优良进化学、环境学、现代控制制造学、仿生学、中医学、西医学、应用科学、营养科学、基因科学、食品科学、微生物学、声光磁电学等多学科。

生态医学是运用科学的世界观和方法论，吸收东、西方医学的精华和其他学科的相关知识而构建的理想医学模式。它还不断引入自然科学、社会科学、思维科学领域的新成果和新技术，把基础医学、临床医学、医学边缘学科的相关知识进行系统的有机整合，不断充实、完善其理论体系。生态医学是医学发展的最高境界。

生态医学是研究人的生存状态、影响因素以及人对自然界和社会适应性的科学。其特点是：把人体的功能状态分为疾病状态、亚健康状态、健康状态和健康储备状态；把影响人的所有因素分为，外环境因素、内环境因素和素体因素；其理论体系包括医学史概况、生态解读人体、生态临床、生态保健、生态医学教育和相关知识。

生态医学的优势在于：覆盖了因临床分科而造成的盲区，对许多疑难杂症迎刃而解；能全方位、深层次解读人体。运用生态医学理念指导临床实践，能最大限度地捕捉生理、病理信息，提高诊断准确性；通过对外环境的调控及内环境的干预，调节内环境的代谢，进而，改变基因调控，使人体进行良性的自身调节；结合未来的基因治疗技术，有望在肿瘤、肝硬化、肺纤维化、艾滋病、各种免疫性疾病和遗传性疾病的治疗上有突破性进展。

在《黄帝内经》基础上，建立现代生态医学体系也是完全可行而有积极意义的。

近现代医学自从明确高血压、糖尿病、肝炎、肿瘤等病名以后，就很自然地走向了一条“对症下药”的治病定式。如感冒者，投以阿司匹林；高血压者，马上使用降压剂；心肌梗死者，随时准备一粒硝基甘油锭；长了肿瘤则先以手术割除，再用化疗、放疗以针对癌细胞“斩尽杀绝”。这种“兵来将挡、水来土掩”的症状治疗，满足了患者希望看到立竿见影的效果的心理需求。在一定情形下，临床也确实有“急则治其标”的必要性，但于此留下的药源病和医源病则难以善后。药源病和医源病也成为当今社会头号难题之一。

美国医师狄恩·博威尔曾感慨地说：“我们将传授于你的知识中，有一半是错误的。不幸的是，我们并不知道是哪一半。”这话其实并不夸张。我们回头去重审一段历史，也许会有所悟。1676 年荷兰人吕文胡克创制出第一架可放大 200 倍左右的显微镜。从此，人们知道在自然界有肉眼看不见的微生物存在。再后来，放大几百倍甚至几十万倍的电子显微镜问世，人们又知道了在自然界还有一类普通光学显微镜看不到的、能通过细菌滤器的、比细菌还要小的微生物——病毒的存在。此后，人们对病毒及细菌的结构与功能、新陈代谢、遗传变异、致病机制以及种类等认识突飞猛进。相应的抗生素也不断被发现，并被广泛运用于临床。人们也确实体会到了杀死病毒、细菌的那种立竿见影疗效的快感。现在人们吃抗生素就如同吃维生素一样方便和随意，并对抗生素产生了很强的依赖性。

然而，随着抗生素的广泛应用，一个很严重的问题逐渐显现。细菌对抗生素的抗药性逐年增加。这种情况不但严重影响了临床疗效，额外增加了抗生素的消耗量，而且尤为严重的是，抗生素对人类的副作用也是非常大的。抗生素的突出危害表现在导致人体内稳态失调。更糟糕的是，在抗生素滥用的今天，在抗生素代代升级却赶不上致病微生物变异繁殖速度的今天，在环境污染严重的今天，人类面临着多种病毒，如流感病毒、乙肝病毒、埃博拉病毒、SARS 病毒、艾滋病病毒、手足口病毒（肠道病毒）、甲型流感病毒等。2015 年 6 月韩国野禽感染 H5N1 病毒疫情大爆发，5000 人被隔离。2016 年寨卡病毒流行。致病微生物在向人类疯狂的报复，人类处于手脚忙乱的、疲于应对的状态中。

我们知道，大自然经过亿万年的自我发育而产生的生物圈是来之不易的。人体消化道是个微生态环境，其中有100多种细菌，总量可达100兆个。这些细菌必须达到生态平衡，人体才会健康。日本学者经过实验研究证实，中药方剂的有效作用，正是通过可以改进消化道的微生态平衡状态来实现的。

人类长期使用抗生素，尤其是广谱类抗菌药，严重破坏了人的内稳态，也就是破坏了自组织的秩序。

中国的传统文化的核心是“和”。“和”的基本意思是：和谐、平衡、恰到好处。达到了中和的境界，天地就各得其位，一切都会走向正确的轨道，万物也会发育成长和繁荣。中医的治病观，正是立足于这种观念之上的、以和为贵的治病观念。

中医以“和”为贵。中医治疗，一切以养为主，以治为辅；以内为主，以外为辅。一切养生和诊治方法都是为了使主体能调动自身内在的生命因素，靠机体自身的内在功能，去适应自然，达到健康与长寿的目的。

调和阴阳、补虚泻实、泻方补圆、气至而有效等治疗法则的根本都是为了提高人体与自然相适应的能力，提高人体健康指数。中医治的是人而不是病。中医治疗是通过药物的偏性或针灸调理来纠正人体的偏性，让致病因子赖以生存的条件被打破，从而改善人体的内环境，让内环境得到自我修复。这是中医对治病的理解。

中医这种“天人合一”“顺应自然”“中庸达观”的治病观，不仅与西医“短兵相接”“针锋相对”的治病观相辅相成，更是在努力追求一种理想的境界。

第二节 “病为本，工为标”的理想社会医学服务模式

纵览《黄帝内经》我们会发现，贯穿《黄帝内经》的一个基本精神是：能用饮食疗法者，尽量不用针石疗法；能用针石疗法者，尽量不用药物疗法。这也是“治未病”精神的一个具体体现，即一种“大医弃药”的精神。此观念提倡绿色疗法，重养、重调，将对人体的副作用减到最低。正如《孙子兵法》所说：“凡用兵之法，全国为上。”就是说能完整地使敌方屈服于我，转化为我的力量，才是真正的上策。经过交战，击破敌方，就次了一等。所谓“百战百胜，非善之善者也”（兵不血刃而能取胜的将军是好将军）。

帝曰：夫病之始生也，极微极精，必先入结于皮肤。今良工皆称曰病成，名曰逆，则针石不能治，良药不能及也。今良工皆得其法，守其数，亲戚兄弟远近音声日闻于耳，五色日见于目，而病不愈者，亦何暇不早乎？岐伯曰：病为本，工为标，标本不得，邪气不服，此之谓也。

怎样能实现“大医弃药”？《素问·汤液醪醴论》就提示了我们：疾病的产生，是渐渐形成的，往往始于微不足见之处（强调要有防微杜渐的防范思想）。病已形成时，其实都已到了针石良药难以治疗的地步了。尤其是原文紧接着提出了这样一个很值得我们深思的问题：那些掌握着望、闻、问、切技术的医生，是有条件观察身边亲朋好友的细微变化的，但却往往任疾病发展到不能治愈的地步，为什么不早预防呢？

所以，原文紧跟着提出了“病为本，工为标”的观点，即以患者为本的思想（医生围着患者转，而不是今天这样患者围着医生转的局面）。这是一个非常超时代的理念，也是最理想的社会医学模式。

战国时期，扁鹊的医术很高超。很多疑难杂症，扁鹊都能手到病除。因此扁鹊的名声大噪。一天，魏文侯问扁鹊：“听说你有兄弟三人都行医，哪个水平最高?”扁鹊说：“我兄弟之中，我的水平最差，大哥的水平最高。”魏文侯很奇怪：“为什么你的水平最差却名气最大呢?”扁鹊说：“大王有所不知，我大哥可以在患者生病之前，就可以看出患者所生之病，并给予适当的治疗和提醒，患者就不会生病。由于大哥的治疗在患者病证发作之前，患者并没有确实地体验到疾病所带来的痛苦，所以患者就不会觉得我大哥会治病。二哥技术比大哥稍差，他只能在患者发病之后，在病情深入发展以前将患者治好，所以患者以为我二哥只会治小病。而我的水平，只能在患者病入膏肓的时候才能为其治病，所以大家看到的都是我治好的疑难杂症，觉得我的医术最高，所以我的名气才最大!”

这是一个以古喻今的故事。

放在今天，这至少说明重视社区医疗制度、实行百姓健康管理是有意义的。因为医生必须尽到健康“守门人”的职责。这是实现“大医弃药”的根本措施。

在现代社会，能否正确处理“治已病”和“治未病”的辩证关系，实际上已涉及国家医疗保健制度问题。反思日本、英国等为何是医疗费用最低的发达国家？其主要原因是国家卫生服务体制集医疗服务、医疗保障和服务监管功能于一体，能够全面规划医疗卫生资源配置，同时还建立了社区首诊的“守门人”制度。这有效地控制了医疗费用。更值得关注的一个现象是，为什么一方面日本是医疗费用最低的发达国家，另一方面日本保健食品的发展速度很是惊人。

2005 年在第三届世界养生大会上，原美国总统保健医生、健康事业专家约翰·卡尔森先生就提出：“我们总是在看到一个人的身体完全变形后，在帮助他减少压力、恢复健康的同时，才意识到自身应多花费些时间在‘保持健康’上”“我们必须让我们的人们，尤其是处于青少年的年轻一代，加强体育锻炼、营养膳食，并适当服用一些药物补品和草药，从而改善他们的生活质量”。在医疗保障体系严谨的德国，学习中医导引养生法是可以报销的。因为他们的医疗保险公司作过统计：将慢性病患者分为两组，一组只用西药，另一组辅以中医养生之道，结果发现后一组用药量明显减少，花费少。这些现象都显示了“治未病”理念的当代意义。

当前的突出矛盾是：未病不治，已病过治。这与“治未病”精神相悖，也令人担忧。

医疗领域公认的原则是：能吃药尽量不要打针，能打针尽量不要输液。但这一原则正在越来越多地被违背。究其原因，除了患者盼望痊愈的迫切之心，更主要的还是利益的驱动。在“以药养医”的体制下，我国基层医疗卫生机构过度用药的情况非常严重，特别是对抗生素、激素、维生素和输液的滥用（被戏称为“三菜一汤”）。

由于政府对公立医院实行“自收自支、自负盈亏”的政策，医院创收越多，奖金越多。因此，很多院长只想着如何让医院多赚钱，而不关心如何让患者少花钱。现在，很多医院都在进行新一轮扩张，其背后隐藏的是难以抑制的逐利冲动。

北京大学中国经济研究中心教授李玲认为，公立医院的目标是以最小的成本获得最大的健康产出，而不是追求利润最大化。要实现这一目标，仅仅靠增加财政投入是不够的，关键是转变激励机制，从支付方式、考核评估等各方面进行改革，使得医院和医生主动以提高人民健康、控制医疗费用为目标。

过度医疗包括过度检查、过度治疗（包括药物、手术和介入治疗等）、过度护理，是指医疗机构或医务人员违背临床医学规范和伦理准则，不能为患者真正提高诊治价值，只是徒增医疗资源耗费的诊治行为。当然，过度医疗也包括因医疗水平低下所致的误治。

过度医疗的定义虽然很明确，但在现实中却又是非常难以界定的。因为，临床医学非常复杂，每个患者的情况都不一样。即使是同一种病也有不同的表现，同一种病的不同时期治疗方法也不同。由于很多病证相似，医生需要数据来确诊。医生所采取的全面检查的手段中哪些检查是正确诊断所必需的、哪些是多余的，都是由医生根据自己的经验和水平而定的。因此，对过度医疗的判断也就没有一个具体的量化指标。此外，在不同经济文化背景下，人们对过度医疗的认识也不同。

在暴利的诱惑下，很多医生吃回扣如同吸毒成瘾，很难主动戒断。虽然我国明令禁止过度医疗，但由于过度医疗的界限模糊，很难被严格认定，医生总能把过度医疗解释为合理行为，把道德问题归为技术问题。例如，一名医生即使故意用高价回扣药替代常规药，也完全可以用个人经验、用药偏好、甚至“病人要求”等理由应对质疑和检查。

另外，值得提出的是，医患纠纷实行举证倒置，医生实施“防御性医疗”等问题也是造成过度医疗的重要原因。为避免漏诊或者误诊，减少不必要的医疗纠纷，医生要求患者全面检查，以检验结果、心脑电图等来记录医疗过程，进行“医疗防卫”。一位年轻医生说：“我开始职业生涯时，得到的第一句告诫便是：学会保护自己，因为医生是一只脚跨在法院中的。”但目前“医疗防卫”已明显过当。

专家指出，过度医疗犹如一个“无底洞”，吞噬了有限的医疗资源，给国家、社会和患者带来了沉重的经济负担，无形中抵消了医保增加给百姓带来的实惠。

链接： 抗生素滥用，是过度医疗的突出表现。据卫生部的统计，我国68.9%的住院患者使用抗菌药物，37.0%的患者联合使用抗菌药物；平均100位患者1天消耗80.1人份的抗菌药物，是世界卫生组织发布的全球平均值的一倍多。近年来，我国住院患者抗菌药物的使用强度、处方平均金额、总使用量都在逐年攀升，这从侧面说明医生增加了患者的给药剂量和频次。抗生素滥用，直接导致了“超级耐药菌”的出现。

资料显示，我国人均年消费抗生素约138克，而美国仅为13克。过度用药的危害不可小觑。某种程度上，过度用药不啻饮鸩止渴（陈语：即用毒酒解渴）。医生是救命的天使，也往往是杀人的凶手。

第三节 “尝贵后贱”人生哲理中的养生意义

《素问·疏五过论》（疏，陈述也）从五个方面论述了医生容易犯的错误。其实此篇只有一个核心论题：情志致病。而本篇对情志致病的阐释透视的却是“治未病”的理念（尽管从标题看似乎与治未病不相干）。

帝曰：凡未诊病者，必问尝贵后贱，虽不中邪，病从内生，名曰脱营。尝富后贫，名曰失精，五气留连，病有所并。医工诊之，不在脏腑，不变躯形，诊之而疑，不知病名。身体日减，气虚无精，病深无气，洒洒然时惊。病深者，以其外耗于卫，内夺于荣。良工所失，不知病情，此亦治之一过也。

凡欲诊病者，必问饮食居处，暴乐暴苦，始乐后苦，皆伤精气，精气竭绝，形体毁沮。暴怒伤阴，暴喜伤阳，厥气上行，满脉去形。愚医治之，不知补泻，不知病情，精华日脱，邪气乃并，此治之二过也。

善为脉者，必以比类奇恒，从容知之，为工而不知道，此诊之不足贵，此治之三过也。

诊有三常，必问贵贱，封君败伤，及欲侯王。故贵脱势，虽不中邪，精神内伤，身必败亡。始富后贫，虽不伤邪，皮焦筋屈，痿躄为挛。医不能严，不能动神，外为柔弱，乱至失常，病不能移，则医事不行，此治之四过也。

凡诊者必知终始，有知余绪，切脉问名，当合男女。离绝菀结，忧恐喜怒，五脏空虚，血气离守，工不能知，何术之语。尝富大伤，斩筋绝脉，身体复行，令泽不息。故伤败结留，留薄归阳，脓积寒炅。粗工治之，亟刺阴阳，身体解散，四肢转筋，死日有期，医不能明，不问所发，唯言死日，亦为粗工，此治之五过也。

原文告诉我们，导致情志失和的三大要素为贵贱、贫富、苦乐。（这三方面在今天看来也是人生的三大事。三者往往互为因果）原文强调对于首诊的患者，要有一个全面的了解。必须询问患者贵贱身份的变迁（当然目的不是为了私欲，不是势利眼），先地位高而后失势的患者看起来虽然没中外邪，但疾病易从内而生，这种情况叫作“脱营”。还必须了解患者拥有财富的状况，一些人以前富裕后来变贫困了，也易从内发病，这种情况叫作“失精”。脱营、失精是很形象的表述（让人联想到果实开始失水干瘪的景象）。

面对这些脱营、失精的患者，尤其初期患者，临床上医生为其诊断时，往往认为脏腑并没有异常（似乎未病），躯体形态也没有变化，很疑惑而无从诊断。所以原文将“良工所失，不知病情”位列五大过错之首。好医生在于精确的诊断。尤其是，原文指出这类患者因形体日渐枯败，正气低下，日久易生痈脓邪毒，并发寒热等，而粗率的医生在治疗时，往往一见到痈只知急迫地消散邪毒（治标），却忽视了固护正气之本。

这是《黄帝内经》“治未病”理念在社会层面的深刻寓意。原文强调“尝贵后贱，虽不中邪，病从内生”的核心理念对今天的我们是有启示意义的。虽然我们不需要刻意追求“先苦后甜”的人生模式，但我们应认识到这种模式背后所代表的积极意义。由苦至甜、由少到多，代表的是一个发展的态势、上升的态势、一个不断补充的态势。伴随这种人生的态势，我们会尝到不断获得的快乐，容易保持一种平衡的心态（知足感），能将情志致病因素尽可能降到最低程度（顺其势）。反之，人生的经历是由贵至贱，由富至贫，由甘至苦，由多到少，就是“失精”“脱营”的过程（逆其势）。如何调整至良好的、积极的人生心态，是“治未病”的重要内容之一。

孟子曾说：“天将降大任于斯人也，必先苦其心志，劳其筋骨，饿其体肤。”人要有所成，必先经历苦难。司马迁遭受宫刑却著出“史家之绝唱，无韵之离骚”的《史记》。或许，若不是此等苦难，司马迁也只不过是一个名不见经传的小史官罢了。人都是有惰性的，而安逸的生活则如缠绵的流水，会渐渐磨淡人的大志；而苦难则是刺骨的冰水，使人保持头脑清醒、心灵明知，使人能成就大业。正因如此，才有越王勾践卧薪尝胆，才有孙康的映雪苦读。

如果没有流浪乞讨的经历，文学大师高尔基就不会写出“人生三部曲”；如果没有在黑暗中的摸索，海伦·凯勒就不会写出人生最美的阳光。当我们看到张海迪用残缺的躯体创造了较为完美的人生的时候，当我们看到霍金用他那枯瘦的身体与宇宙进行着最鲜活的对话的时候，我们应该做何感想？

人生百年，没有人能够一帆风顺，命运总是在我们的道路上设下障碍，让我们去经历种种苦难。再回首，我们会发现走过的路是神圣的。苦难竟是人生中的一笔财富。

链接：在一次聚会上，那些堪称成功的实业家、明星谈笑风生，其中就有著名的汽车商约翰·艾顿。艾顿向他的朋友、后来成国英国首相的丘吉尔回忆起他的过去。他出生在一个偏远小镇，父母早逝，是姐姐帮人洗衣服、干家务，辛苦挣钱将他抚育成人。但姐姐出嫁后，姐夫将他撵到了舅舅家，舅妈更是刻薄。在读书时，他每天只能吃一顿饭，还得收搭马厩和剪草坪。刚工作当学徒时，他根本租不起房子，有将近一年多时间是躲在郊外一处废旧的仓库里睡觉……

丘吉尔惊讶地问：“以前怎么没有听你说过这些？”艾顿笑道：“有什么好说的呢？正在受苦或正在摆脱受苦的人是没有权利诉苦的。”这位曾经在生活中失意、痛苦了很久的汽车商又说：“苦难变成财富是有条件的，这个条件就是，你战胜了苦难并远离苦难不再受苦。只有这个时候，苦难才是你值得骄傲的一笔人生财富。别人听着你的苦难时，也不觉得你是在念苦经，只会觉得你意志坚强，值得敬重。但如果你还在苦难之中或没有摆脱苦难的纠缠，你说什么呢？在别人听来，无异于就是请求廉价的怜悯甚至乞讨……这个时候你能说你正在享受苦难，在苦难中锻炼了品质、学会了坚韧？别人只会觉得你是在玩精神胜利、自我麻醉。”

艾顿的一席话，使在丘吉尔重新修订他“热爱苦难”的信条。

他在自传中这样写道——苦难，是财富还是屈辱？当你战胜了苦难时，它就是你的财富；可当苦难战胜了你时，它就是你的屈辱。那么，让苦难不再成为屈辱的前提是：坚强面对，不屈挠，勇于奋斗，最终战胜苦难。只有这样才能让它成为你人生中真正值得汲取的财富！

所以，我们要善待“苦难”这笔财富。当然说起来容易，做起来并不容易。毕竟，苦难不是幸事，也不是每个人都能承受得起的。

伟人之所以能称之为伟人，就因为他承受住了生活的考验，也许机遇曾一度降临到你身边，只可惜你由此而变得退缩、懦弱、无奈，甚至选择消极的逃避。这也许就是为什么你总是失败而别人总是成功的缘由吧。

在我们物质生活日益丰富的今天，我们物质的欲望得到了满足，但精神却开始变得日益空虚起来。当我们离苦难渐行渐远的时候，也许我们失去的会更多。人生就如同一只杯子，如果你出生以后得到是一只空杯子，你需要辛勤付出，通过你的一生去注满它；如果一出生就得到了一只已注满水的杯子，不需要太多的辛苦付出，那人生的意义、人生的感悟会有很大不同。

人是社会的一分子，人与社会保持协调的关系，才利于健康长寿。或者说，健康就是要保持人与社会的协调，以适应社会的发展，并从中获得有益于心理、生理的乐趣。养生不是仅仅追求生物个体的长寿，更不是一味地追求终日饱食的安逸生活。养生目标与实现人生价值目标在一定程度上说是可以合二为一的。

最初人们对于健康的理解就是指身体的无病状态，只要身体没有疾病就称为健康。20 世纪 80 年代中期，世界卫生组织对健康重新定义：“健康是身体上、精神上和社会适应上的完好状态，而不仅仅是没有疾病或者不虚弱。”这一定义一直沿用到现在。其实，《素问·疏五过论》所提倡的理念是和世界卫生组织的精神不谋而合的，《素问·疏五过论》原文反复强调医生诊病“必问贵贱”“必问饮食居处”。

第四节 “恬淡虚无”的精神境界和“虚中求寿”的养生方法

《黄帝内经》认为，上古（远古的黄帝时代）的人们皆懂得修身养性大法，能做到饮食有节度，起居有规律，律己而有诚信，(养生三要素：饮食、起居、情志）所以能形神兼备、健康地活着，并达百岁而寿终正寝。现在的人（指《黄帝内经》时代的人），才过半百就已动作衰退，是因为现在的人们不懂养生之道，酗酒、失信，放纵自己的欲望而耗其真精，不懂持满之道，不能驾驭神明，追逐欲望的满足，起居无规律而失养生之乐。

余闻上古之人，春秋皆度百岁，而动作不衰；今时之人，年半百而动作皆衰者，时世异耶？人将失之耶？岐伯对曰：上古之人，其知道者，法于阴阳，和于术数，食饮有节，起居有常，不妄作劳，故能形与神俱，而尽终其天年，度百岁乃去。今时之人不然也，以酒为浆，以妄为常，醉以入房，以欲竭其精，以耗散其真，不知持满，不时御神，务快其心，逆于生乐，起居无节，故半百而衰也。

夫上古圣人之教下也，皆谓之虚邪贼风，避之有时，恬淡虚无，真气从之，精神内守，病安从来。是以志闲而少欲，心安而不惧，形劳而不倦，气从以顺，各从其欲，皆得所愿。故美其食，任其服，乐其俗，高下不相慕，其民故曰朴。是以嗜欲不能劳其目，淫邪不能惑其心，愚智贤不肖不惧于物，故合于道，所以能年皆度百岁而动作不衰者，以其德全不危也。

上古之时有圣人的榜样（教化）作用，所以人们皆能做到在外根据岁时运行之理而避虚邪贼风，在内清静淡泊、精气内持，所以邪不能为害。正因为少欲心安，适度劳作，所以气顺而满足。正如《老子》所说："知足不辱，知止不殆，可以长久。"也正因为满足于现实的物质条件和社会环境（美其食，任其服，乐其俗），互不攀比，所以上古之时民风淳朴。大家都能控制自己不被欲望淫乐所诱惑。不管聪明的或愚蠢的人、也不管有才能或没才能的人，皆能合于道地生活，所以都能上百岁而动作不衰。这都依托自我修养而保证的健全品德。

所以，养生要返璞归真。这一养生宗旨贯穿《黄帝内经》始终。所谓淳朴状态，就是没有功名利禄之心，无忧无虑，快快乐乐。一个聪明的老于世道之人往往也离淳朴状态很远。要养生，就要做到随着社会物质文明的高度发展，而努力保持精神上的淳朴境界。养生是真正达到一种大智若愚的境界。"大智若愚"不是阴险狡诈，更不是幼稚，而是一种心灵的净化（现在人很难做到）。人类社会虽然不可能倒退，但我们可以追求精神的返璞归真。这是历代养生大家孜孜以求的目标。道家、佛家、儒家都讲究自我的不断修炼（慎独、修身），这是中国古代传统文化的核心支柱。所以《黄帝内经》强调的"恬淡虚无"精神，就是倡导淡泊明志、宁静致远，要追求虚怀若谷、大盈若缺、大智若愚的人生境界。

所以说，精神上的返璞归真是《黄帝内经》养生的第一要义。养生更重要的是精神的修炼，"形神合一"才能达到养生目的。尤其是要重视"德"在养生中的重要性。《庄子》曰："执道者德全，德全者形全，形全者圣人之道也。”和谐社会需要一批优秀的人做榜样（圣人教化），这批人应成为社会的主流。（可现代社会的主流是谁呢？充斥耳目的是超女、是裸照满天飞的明星、是贪官、是奸商。目前的中国处在一个物质超速发展，精神文明跟不上物质的发展速度的非常时期。这个“非常时期”以是改革开放初期涌现的一批暴发户为起始标志的。）

海滩上的蓝甲蟹分为两种，一种是较凶猛的，不知躲避危险，跟谁都敢开战；一种是温和的，不善抵抗，遇有敌人，便翻过身子，四脚朝天，任你怎么踩它，它都不理不动，一味装死。经过千百年的演变，出现了一种有趣的现象：强悍凶猛的蓝甲蟹越来越少，成了濒危动物；而较弱的蓝甲蟹，反而繁衍昌盛，遍布世界许多海滩。动物学家研究发现，强悍的蓝甲蟹一是因为好斗，在相互残杀中灭绝了一半；二是因为强悍而不知躲避，被天敌吃掉了一半。而软弱的会装死的蓝甲蟹，因为善于保护自己而得以繁衍昌盛。

这些自然现象提醒我们，人要想长寿，就要善于“虚”中求寿。做人方面，《黄帝内经》强调“恬淡虚无”精神，就是强调人要追求虚怀若谷、大盈若缺、大智若愚的人生境界。饮食方面，“常带三分饥，饭吃七分饱”，因为轻微饥饿有助于长寿。有科学家在实验室对老鼠做过类似实验，让一部分实验鼠吃饱，而让另一部分实验鼠的食量减半。结果半饥饿实验鼠的体能和精神状态比吃饱的实验鼠好得多，且心脏更健康，免疫力更强，生殖能力更旺盛，寿命延长 70%。现代人大吃大喝，说其是在慢性自杀并不为过。

再如体质方面，我们要辩证地看待身强力壮和体弱多病体质。据报道美国人寿保险公司曾对 100 多名长寿老人做过调查。结果让人惊讶：其中体弱多病者竟占了多数。我国有一句俗话：“好瓶子熬不过破罐子。”有些身体强壮者不如某些体弱多病的人寿命长，看似奇怪，其实也不奇怪。体弱者对病痛倍加小心，并能通过药物及日常的自我保健等多种方式与疾病做斗争，获得长寿。所以，人要有生命脆弱的意识而主动加强自我保护。医学界也曾得出这样一个结论：人体患某种疾病，在痊愈后，会增强对这种疾病的抵抗力。

中医很多治疗都是于“虚”中求寿的方法。弱强两者，在某种时候收到的效果截然相反，弱，反而得了强势；强，反而处于弱势。道家就有“柔弱胜刚强”的哲理，这同样也是中医养生保健的法则。

链接：现在所提倡的医疗综合模式（社会－心理－治疗），其实在2000千年前就被中医学提出了。

世界卫生组织对健康的重新定义，说明人是社会的人，医生在预防、诊断和治疗疾病的时候，不仅要考虑到身体的情况，还要考虑到社会、心理、精神、情绪等因素对人体健康的影响。

由社会、精神因素引起疾病的例子很多。例如，人在情绪激动时可以引起血压升高、心脏病发作；较大的精神打击可以使人的眼睛突然失明；情绪郁闷可以引起胃部不适等。这些现象都说明人的身体状况是受社会、精神因素影响的。

世界卫生组织提出衡量健康的10项标准是：精力充沛，能从容不迫地应付日常生活和工作；处事乐观，态度积极，乐于承担任务，不挑剔；善于休息，睡眠良好；适应环境，应变能力强；对一般感冒和传染病有一定抵抗力；体重适当，体态匀称；眼睛明亮，不发炎，反应敏捷；牙齿清洁，无缺损，无疼痛，牙龈颜色正常，无出血；头发有光泽，无头屑；骨骼健康，肌肉、皮肤有弹性，走路轻松。

健康是人类永恒的话题。作为万物之灵的人，谁都想活得健康、潇洒，度过幸福而短暂的一生。但疾病往往悄悄缠身，使人感到生、老、病、死的痛苦和人生旅途的艰难。有的人因此而英年早逝，有的成了长期“专职”患者，给家庭、社会增加负担。随着时代的发展，疾病谱也越来越宽，新病、奇病、时代病、富贵病不断袭来，经常困惑着现代人。人们在与疾病不断抗争中，慢慢地认识到健康不单纯是肉体无痛无病，还与精神状态有着密切的联系。

于是健康概念不断被重新定义，由过去单一的生理健康（一维）发展到生理、心理健康（二维）又发展到生理、心理、社会良好（三维），再发展到生理、心理、社会良好、道德完善（四维）。这个四维健康新概念是1990年世界卫生组织最新概括的。既然健康是多维的，疾病谱又越来越宽，那么医疗模式必须与之相适应，由单纯治疗疾病变为预防、保健、养生、治疗、康复相结合的综合医疗模式。这就要求现代医学与传统医学相结合，药物治疗与非药物、无药物治疗相结合，治肉体的病与治精神的病相结合，医院医生治疗与家庭自我调理相结合。

健康新概念的核心是由消极被动的治疗疾病变为积极主动的掌握健康，由治身病发展到注重治心病、治社会病、治道德缺损病。现代社会由于竞争激烈，工作繁重、风险多、压力大，人们烦恼丛生。旧烦恼刚消除新烦恼又产生，无论是高官还是平民，无论富者还是贫者，无论在岗还是下岗的人，差不多都有大大小小的烦恼。许多疾病包括身病心病、社会病、道德病大多由烦恼伴随而生。社会发展了，科学进步了，生活条件改善了，为什么烦恼反而越来越多？这就告诉我们人的贪欲并不因为物质文明的进步而减少，精神滑坡导致道德缺损是现代疾病的重要根源。因此，预防疾病单单注意衣、食、住、行和加强个人卫生、体育锻炼是远远不够的。现在看来首先要从完善道德做起。治愈道德缺损症是维持健康之本。一个道德完善的人，他必然是心理健康者。心理健康、心地善良、心态安定就能家庭和睦，就能适应社会的变化、与社会和谐，不会随波逐流。道德完善、社会安定、心理健康必然能净化自然环境，促进生理健康，达到“仁者寿”的目的。就是说，养生包括道德内容。

现代医学应用了最先进的诊断技术，对人体生理疾病的确诊越来越精细，但对疑难疾病的疗效并不理想，尤其对心理性、社会性、道德性疾病更是束手无策。因此，新的医疗模式必须采取百家争鸣、百花齐放的方针，推行防治结合、以防为主，倡导全民健身与全民健心并举，西医、中医、民族医、心理医并用。为适应全民健身、健心的需要应筹建或改建一批健身健心院。在这里不用药物和医疗仪器，着重用心理疗法，用无药物的替代疗法，主要让人学会调整心态避免疾病和长期保持健康的方法和技术。在这里现代心理学、传统养生方法都可有用武之地。凡对人类净化心灵、疗疾保健有用的技术方法，都应该被弘扬，并通过实践来自然扬弃。适者不断发展，精益求精；不适者自然淘汰。

第五节 “以母为基，以父为楯”优生优育理念

《灵枢·天年》的内容是讨论天赋予的年寿，或者说是人应该所具有的寿命。因为该篇的内容，主要是研究人胚胎的形成、新生命的出世，以及从少到壮、从老到死的生命历程。该篇强调天赋问题，所以篇名叫作“天年”。

黄帝问于岐伯曰：愿闻人之始生，何气筑为基？何立而为楯？何失而死？何得而生？岐伯曰：以母为基，以父为楯；失神者死，得神者生也。

黄帝曰：何者为神？岐伯曰：血气已和，荣卫已通，五脏已成，神气舍心，魂魄毕具，乃成为人。

黄帝曰：人之寿夭各不同，或夭寿，或猝死，或病久，愿闻其道。岐伯曰：五脏坚固，血脉和调，肌肉解利，皮肤致密，营里之行，不失其常，呼吸微徐，气以度行，六腑化谷，津液布扬，各如其常，故能长久。

黄帝曰：人之寿百岁而死，何以致之？岐伯曰：使道隧以长，基墙高以方，通调营卫，三部三里起，骨高肉满，百岁乃得终。

黄帝曰：其气之盛衰，以至其死，可得闻乎？岐伯曰：人生十岁，五脏始定，血气已通，其气在下，故好走。二十岁，血气始盛，肌肉方长，故好趋。三十岁，五脏大定，肌肉坚固，血脉盛满，故好步。四十岁，五脏六腑，十二经脉，皆大盛以平定，腠理始疏，荣华颓落，发颇斑白，平盛不摇，故好坐。五十岁，肝气始衰，肝叶始薄，胆汁始减，目始不明。六十岁，心气始衰，苦忧悲，血气懈惰，故好卧。七十岁，脾气虚，皮肤枯。八十岁，肺气衰，魄离，故言善误。九十岁，肾气焦，四脏经脉空虚。百岁，五脏皆虚，神气皆去，形骸独居而终矣。

黄帝曰：其不能终寿而死者，何如？岐伯曰：其五脏皆不坚，使道不长，空外以长，喘息暴疾，又卑基墙，薄脉少血，其肉不实。数中风寒，血气虚，脉不通，真邪相攻，乱而相引，故中寿而尽也。

原文一开始就是黄帝问："人之始生，何气筑为基？何立而为楯？"人的生命初始形成的时候，以什么为基础，是什么拥护着这个生命？岐伯答："以母为基，以父为楯。"即人的生命是以母为基础（卵子），以父为护卫（精子）。受精失败则不能产生新生命，受精成功才能产生新生命。阴阳结合，才具备了生命的基础。通过阴阳交媾过程，血气和，荣卫通，五脏成，魂魄具则成人。

接着原文论述了寿命的问题。虽然孕育了生命，但人之寿夭各不同。有的人长寿，有的人短寿。怎么观察此人是否有长寿的可能呢？首先，观察五体情况（五体从里到外为五脏、血脉、肌肉筋骨、皮肤）。如果其人五脏发育良好，则血脉流畅和调，肌肉关节灵活有力，皮肤细致而有弹性。其次，观察气机。营行脉中，卫行脉外，昼行于阳；夜行于阴。营卫运行情况可以通过呼吸来反映。身体健康则呼吸通畅而徐缓，“徐”是缓慢而深长；“微”就是很平静；呼吸徐缓，是指呼吸平静。再次，观察消化功能。身体健康，则六腑能够正常地腐熟传导消化食物。就如老百姓所说的“胃口好”易长寿。总之，上面所说的形体、气机、消化各项均正常的人容易寿命长久。

黄帝紧接着又问了一个问题：“为何有些人能尽天年，活到百岁才去世？”岐伯回答：“使道隧以长，基墙高以方。”这与前面的“以母为基，以父为楯”是相呼应的。就是说他的“生命之道”深邃而长，他的“生命大厦”高大稳定（先天禀赋好。用隧道喻营卫气血之道，用基墙喻肌肉筋骨）。具体说，“道隧以长”就是营卫通调，全身各部运行通畅；“基墙高以方”就是形体骨架高大匀称而肌肉饱满。这种人能尽天年。

黄帝又问：“人的生命过程生长衰老死的规律是什么？”岐伯答，从出生到10岁时，五脏基本发育稳定，气血开始旺盛畅通，身体处在蓬勃向上状态，“故好走”。（古时候的“走”就相当于现在的“跑”）。20岁时，气血都开始充盛，肌肉也丰满起来了，“故好趋”，即疾走、快走。到30岁的时候，一切发育都很完整，“故好步”（“步”是现在概念上的走。“好步”即好走路、愿意走）。40

岁时，气血虽盛，盛极而衰，腠理开始疏松，面部的荣华也不像年轻那样滋润，开始有衰老之象；脸上皱纹至少也爬到眼角上去了，鬓角开始出现白发；尽管如此，但形体上还是处于“平盛不摇”，即尚稳重的状态，“故好坐”。从50岁开始，身体真的开始走下坡路了；其衰退也是按五行五脏之序，先从肝衰，因为生的时候也从肝开始，早生的内脏也早衰。肝开窍于目，故首先出现的是目不明。从木而到火，60岁时，心气始衰，容易产生情绪上的变化，易产生忧愁、悲伤；气血也开始不足了，营卫之行不畅快，所以叫作血气懈惰；人容易产生疲劳而喜欢卧。70岁的人皮肤容易松弛，肌肉也不坚实了；要么枯瘦，要么肌肉不坚实而皮肤松弛。80岁时，气魄不足，精力不济了，容易说错话，爱唠叨。90岁时，肾气肾精全枯焦，精气枯竭了；肾为藏真元之脏，肾衰，离死亡就不远了；不仅肾，其他“四脏”（肝、心、肺、脾）肯定也全面虚衰。五脏藏神，五脏皆虚，不能藏神，精气神渐渐消失，最终就独留个形骸。这就是死亡、正常的寿终正寝。

最后黄帝问：“什么样的人不能寿终正寝呢?”原文是“黄帝曰：其不能终寿而死者，何如?岐伯曰：其五脏皆不坚，使道不长，空外以长，喘息暴疾，又卑基墙，薄脉少血，其肉不实。数中风寒，血气虚，脉不通，真邪相攻，乱而相引，故中寿而尽也。”其实此段是紧扣前文的。前面讲了“使道隧以长”者长寿，这里有“使道不长”“空外以长”。“使道不长”，说明营卫气血不充；“空外以长”说明经脉空虚。怎么判断呢?前面有“呼吸微徐，气以度行”，这里有“喘息暴疾”。平静深沉舒缓的呼吸，才能使营卫气血行之有度；呼吸急促甚至暴疾，则气息不均匀，营卫之行必难循序有度。前面有“基墙高以方”者长寿，这里有“又卑基墙”。卑，低。“又卑基墙”说明肌腱骨骼不壮实。怎么判断?“薄脉少血”，即必有脉细少血、面色无华之象；“其肉不实”即肌肉必现松弛之象。这样的人容易受外邪侵袭，即“数中风寒”。本身正气虚就容易受到外邪侵袭。外邪侵袭使得人体的气血更虚弱，经脉不通畅，正邪相争。“乱而相引”，指正气紊乱，更易引邪深入。这样的人往往只能活到天年的一半。

很显然，优生优育问题也是“治未病”的重要内容之一。

生命之来源既然是父母之精，那么父母之精的强弱及和谐与否，是形成后代个体禀赋的基础。谁都知道父母之精可形成新的个体，但是怎样形成好的个体呢？从中医理论上可以看到，父母之精的强弱是基础。此外，父母之精是否和谐也很重要。《黄帝内经》之后，很多医学著作都提到这样的问题。

人类的寿命一般地说是120岁，这是物种所决定的。《黄帝内经》多处原文强调人可以“百岁而动作不衰”。从遗传上考虑，父母的精气强弱、和谐与否，都是决定人长寿的先天因素。判断先天禀赋的强弱，西医有基因检测等技术，中医也有自己的方法，如从功能看是否健全，从发育看是否良好。“五脏坚固，血脉和调……六腑化谷，津液布扬”就是讲的功能。形态方面，如《黄帝内经》认为可以看面部而知其禀赋。

自古以来中医就有胎教之说。从胚胎发育至分娩，母体情况如何，必然影响胎儿发育。因此，对于孕妇要适当护理。同时，还要注意胎教。护理方面，孕妇在饮食起居、劳逸房事、情志感发等方面有所失调，会影响孕妇的健康，当然就会影响胎儿。外邪、跌仆，以及针药失当，都能伤胎。尤其是胎儿在母腹中的时候，孕妇更应该保持良好的精神状态，以适应外界的环境。《素问·奇病论》就指出，有一类病是妇女在怀孕的时候，胎儿在母腹中时所得的。“生而癫疾者何也？”岐伯回答说：“此得之在母腹中时，其母有所大惊，气上而不下，精气并居。”现在也有人研究，胎儿发育到一定时期就已经有感觉，如某些听觉。外界环境对其是有影响的。所以，胎教是值得研究的学问，是对人类的健康有意义的学问。

第六节　对当前推广“治未病”现状的一些反思

“治未病”不仅仅是一个治疗原则，更是一个在当今社会都不过时的先进理念、一种理想的医学境界。我国政府提出了从“治疗疾病”向“预防疾病”转变的“前移战略”，这种健康维护理念的变化与中医治未病的主导思想是息息相关的。其具体意义表现在两个方面。首先，目前医学科学在世界水平上不能解决的问题以及科技发展、环境污染对人类造成的健康损害越来越突出，一些常见疾病如SARS、艾滋病、高血压、高脂血症、糖尿病等的预防措施显然比治疗措施更为重要。人们早已意识到单纯的修补医学已经很不适应今后的医学发展，治疗和防护齐头并进才是上策。其次，随着现代社会节奏的加快，亚健康人群的增多，“欲病”成为普遍存在的客观事实。预防为主的医学理念的转变，为中医治未病奠定了良好的社会基础。此外，治未病所体现的医学学术优势，非常有利于中医学优势的发挥，应当成为中医学发展的着力点。

近些年，政府不断加大对中医治未病理论推广的支持力度，然而，进展似乎并未达到预期效果。这其中有许多关键的问题都值得我们去认真反思。

首先，是关于治未病内涵的定位问题。目前，中医学术界似乎基本上统一了认识，认为中医“治未病”理论主要包括“未病先防、既病防变、愈后防复”三大主题。这实际上是在《黄帝内经》

基础上结合历代医家认识所进行的、拓展性和延伸性的概括。众所周知，“治未病”的概念最早出现于《黄帝内经》。在《素问·四气调神大论》有一段最著名的总结：“是故圣人不治已病治未病，不治已乱治未乱，此之谓也。夫病已成而后药之，乱已成而后治之，譬犹渴而穿井，斗而铸锥，不亦晚乎。”以此为引子，人们能列举许多历代医学大家对此观点的深刻阐释。如唐代大医学家孙思邈比较科学地将疾病分为“未病”“欲病”“已病”三个层次，认为“上医医未病之病，中医医欲病之病，下医医已病之病”，并反复告诫人们要“消未起之患，治病之疾，医之于无事之前”。他论治未病主要从养生防病和欲病早治着手。他所著的《备急千金要方》中载有一整套养生延年的方法和措施。这些方法和措施很有实用价值。金元医家朱震亨在《格致余论》中说：“与其求疗于有病之后，不若摄养于无疾之先；盖疾成而后药者，徒劳而已，是故已病而不治，所以为医家之怯；未病而先治，所以明摄生之理。如是则思患而预防之者，何患之有哉？此圣人不治已病治未病之意也。”明代著名医家张景岳认为：“祸始于微，危因于易，能预此者，谓之治未病，不能预此者，谓之治已病。知命者，其谨于微而已矣。”他还指出：“履霜坚冰至，贵在谨于微。此诚医学之纲领，生命之枢机也。”他指出了“谨于微”就是“治未病”的关键所在。再如清代名医叶天士对于既病防变研究颇深，他在《温热论》中指出“务在先安未受邪之地”。温病属热证，热偏盛则易出汗，极易伤津耗液，故保津护阴属未雨绸缪、防微杜渐之举，是控制温病发展的积极措施。后来吴鞠通在《温病条辨》中提出保津液和防伤阴，这其实与叶氏“务在先安未受邪之地”之意吻合。两者均体现了治未病的思想。

治未病作为一个正确的指导思想，贯穿于医学的方方面面。从未病，到已病，再到愈后，若按照上述定位，治未病应该广泛涵盖了养生保健、疾病治疗、慢病康复等领域。也就是说，如果按照这个内涵推理，说中医学就是一部“治未病医学”似乎也不为过。

“治未病”是中医的专有名词。毫无疑问，治未病作为一种理念是很先进，很正确的。但如果凭这个理念就说它是中医独到的理论恐怕还是立不住的。因为现代医学同样讲“未病先防，既病防变，愈后防复”的原则。这实在是一些很普遍的原则。充其量只能说，在这一点上，中西医观点是一致的。对于现代预防医学、现代医学来说，这些观念一点都不新奇。

治未病仅仅是一个治则，还是一套有理、有法、有技术的理论体系？

其次，是关于治未病的理论体系问题。中医治未病的真正独到之处应该体现在其独特的理论体系和方法技术上。那么，中医治未病有没有理论体系？其理论体系是什么？独特的治未病技术方法有哪些？能不能称为“治未病学”？这些同样需要明确和统一的认识。看看近年出版的一些相关专著，我们需要去深思。

毛炜主编的《治未病源流概说》（人民卫生出版社）从“治未病”概念的源流追溯开始，对“治未病”理论的法则和内容进行了探讨，企图理清“治未病”理论的发展脉络，以期进一步探索治未病理论和临床研究的基础。全书共分四章。第一章对治未病的内涵进行了解读，分析了未病先防、既病防传、务在先安未受邪之地，以求控制病情（未重）、尽早康复（未复）的防治意义。第二章对治未病理论的起源、形成、发展和成熟的四个阶段，从相关古籍、主要观点、代表医家三方面进行系统介绍。第三章介绍了治未病的六大法则，即调气、固精、养神、食疗食养、补虚和动形。第四章介绍了治未病的内容和应用，其中有生活起居、饮食调理、情志调摄、药物调理、劳动运动、针灸按摩、房事调谐和气功调摄等。可见，在技术层面上，这本书显然将“治未病”主要定位在了养生保健上。

孙涛主编的《中医治未病》（中国中医药出版社）分为总论和各论两部分。其中，总论共三章。第一章为概述，主要介绍了中医治未病的概念、源流、原则；第二章为治未病的方法，介绍了调养精神的方法、合理饮食、调理体质的方法、食疗与膏方、四季养生与冬病夏治、针刺、火罐与推拿按摩以及五禽戏、八段锦、太极拳、气功；第三章为亚健康与未病，介绍了亚健康定义、亚健康与中医治未病及15种常见亚健康的中医证候的证候特点、证候分析、调理原则、调理方法。各论共三章。第四章为在治未病思想指导下干预亚健康，介绍了27种常见亚健康症状的判断依据、发生原因、调理原则、调理方法和19种亚健康疾病倾向的判断依据、调理原则、调理方法；第五章为治未病与常见疾病的防治，介绍了22种疾病的防治方法。第六章为中医治未病中心范例，列举了广东省中医院、上海中医药大学附属曙光医院、四川省中西医结合医院、四季康美企业和四季康美庄园的中医治未病建设思路。这本书显然也是将“治未病”理论主要定位在了养生保健和治亚健康病上。

王易中主编的《中医治未病》（山西科学技术出版社）依据《周易》和《黄帝内经》的天人合一理论，从源远的中医文化历史的长河中追根溯源，挖掘、梳理、总结出蕴藏在经典深处的“上工”理论。他认为中医治未病的指导思想是天人合一。由天道推及于人，谓天人合一的自然法则。因为人为宇宙的一物，而且是主宰灵物，更与天道不可分。人的一举一动都受着宇宙、天地、命运、岁月、六气、社会环境、住宅环境等的影响。中医治未病可辨证命运藏匿的未病，捕捉预兆信号，提取未病信息，使其在“未成形”

之前就进行防治，以达到“知未病，治未病，防未病”的目的。这一学科属于中医生命信息医学的范畴，符合“上工”之标准。生命信息医学，是时代的要求，是人类生命信息医学发展的必然趋向。全书分七篇：第一篇命理、第二篇生理、第三篇病理、第四篇医理、第五篇药理、第六篇证理、第七篇健理。

杨勇、许虹所著的《治未病概论》（人民卫生出版社）是杭州师范大学医学院创新改革教材，分两篇、八章。总论介绍了治未病的基本概念、治未病与健康管理、治未病与亚健康等；各论从中医基础理论、几种特殊人群的“治未病”、“治未病”与社区常见慢性疾病的防治、“治未病”实践等方面，全面阐述中医治未病的理论与实践。这本教材将中医“治未病”理论定位在了健康管理和亚健康、慢性疾病的调治上。

杜同仿主编的《黄帝内经治未病宝典》（中国出版集团，世界图书出版公司出版）共三章。第一章对《黄帝内经》“治未病”的思想与理论及其对后世的影响，进行了介绍。第二章和第三章从现代出发，对常见的 11 种急性疾病和 39 种慢性疾病的预防、调养与康复进行了较全面系统的阐析。

从上述著作中，我们似乎很难统一中医独特的治未病理论的特点。只能说，虽然中医治未病广泛涵盖未病预防、已病治疗和病后康复领域，但中医治未病似乎更重视未病预防阶段的理论和技术总结。而我们最大的困惑莫过于中医治已病的理论体系和治未病理论体系二者本质区别在哪里？中医治未病理论和预防医学的关系是什么？

再次，是关于治未病的医疗模式问题。2007 年 6 月，国家中医药管理局在广州先后召开了两个会议：“中医‘治未病’试点工作座谈会”和“中医‘治未病’及亚健康干预研究”项目实施方案讨论会。会上，与会代表各抒己见，并纷纷展示了各自的研究成果。其中，昆仑－炎黄公司介绍的“KY3H 模式”引起了代表们的广泛关注和浓厚兴趣。“KY3H 模式”被喻为“治未病”落地的平台而受到政府的重视和支持。当时吴仪副总理在同时召开的全国中医药工作会议上郑重提出“要把‘治未病’作为一个课题来研究”。

什么是 KY3H 模式？KY3H 模式是“昆仑－炎黄‘治未病’健康保障模式”的英文缩写。“K”代表昆仑健康保险股份有限公司，“Y”代表炎黄东方（北京）健康科技有限公司和炎黄东方（北京）文化传媒发展公司，“3H”代表健康文化（HC）、健康管理（HM）、健康保险（HI）。该模式是以探索“构建以‘治未病’为核心的新型健康保障体系”为目标，以“健康、亚健康人群为主的未病人群”为服务对象，以主要应用中医理论和技术为手段的“健康保障模式”。

“3H”以“治未病”为共同根基，构成了不可分割的统一体，又以内涵紧密关联互为依托的关系各自承载着不同的职能。其中的关系是：健康文化是基础，健康管理是核心，健康保险是保障。三者融合联动、同步运营，追求健康管理和服务的最佳效果。

从形式上说，这个模式构拟思路是新颖的、创新的、合理的。第一，它把健康保障必需的三个要素有机地融合在一起，改变了当前健康领域存在的健康教育、健康管理、健康保险条块分割和效率低下的局面。第二，它运用中国传统医学继承创新的新成果和中医药的简、验、便、廉，及百姓喜闻乐见的实用方法，为化解“看病难、看病贵”这一世界难题探索出一条新思路。第三，它运用健康管理实施的事前、事中、事后全程管理方式，以实现健康保障前移、强化风险控制、降低赔付率，试图改变传统的健康保险“保死不保活”的经营模式。第四，它针对适用个体体质的差异性，提供有针对性的个性化体质调养方案。第五，它通过传播科学的健康理念、中医药文化精髓，提高百姓养生保健的意识和素养。更重要的是，它试图努力帮助政府职能部门识别和规避健康管理市场存在的随意炒作、盲目跟风，甚至伪科学、反科学恶意欺骗的不良行为。总之，KY3H 模式的实用价值在于开拓了实践中医“治未病”的新领域。用一句话概括地表述这个新领域就是“改善体质，保障健康”。

KY3H 模式在具体操作上，努力形成由应用理论、应用技术、实用方法、配套产品和服务网络构成的完整体系。如其应用理论方面：以中医体质理论为主，以现代医学理论和现代科技为补充，运用体质固有的个体差异性，对致病因子、疾病的易感性、疾病在传变及转归中的倾向性、体质可分可调的基本特性进行信息采集，为临床“治未病”提供了科学依据。其应用技术方面：以体质辨识技术为主、以西医健康体检为补充，运用被测者自填的《体质辨识表》提供的健康信息，依据《中医体质分类判定标准》自主研发的《HMS 计算机系统》，对被测者的体质类型、健康状态、心理特征、易患病倾向、对外界环境适应能力做出科学评估。在实用方面，专家根据辨识结论，运用中医养生学的原理和方法，提供辨体调养的个性化方案，包括辨体施膳、辨体养神、起居调摄、运动养生、经络养生等建议。相关单位曾计划在 2015 年前，在国内大面积建成 KY3H 服务网点机构。

其实，KY3H 模式能否有效推广运营取决于两大要素，一个是内在要素，一个是外在要素。内在要素指在中医治未病理念下是否拥有过硬的、独到的技术方法和手段；外在要素指现行的医疗体制能否容纳中医治未病所包含的范畴，尤其是“未病”的范畴。而恰恰这两方面目前都是短缺的。首先，前面已经提及，关于中医治未病的理论体系的问题至今都未有真正统一、明确的认识，所以也谈不上独到的特色技术的提炼总结。毫无疑问，没有有效的技术支撑，KY3H 模式将会失去生命活力。其次，当前我国的医疗体制还并不像一些发达国家那样集医疗服务、医疗保障和服务监管功能于一体，能够全面规划医疗卫生资源配置，同时还建立社区首诊的“守门人”制度。我国现行所有的医疗机构基本都是为患者服务的，这也是为什么中医“治未病”理念非常受重视，但却无法有所作为的重要原因之一。在现行的医疗体制下，“治未病”医疗模式似乎是一条行不通的“死胡同”。

总之，《黄帝内经》“治未病”说是高雅的学问。它是中医的奇葩，更是一种理想的境界，但它不是招牌。在当今社会，尤其是在医院把患者当“唐僧肉”的今天，如果要求医院高挂“治未病”的招牌，似乎总有一种“鲜花插在牛粪上”的感觉。

《黄帝内经》本身是一门传道解惑的学问。“治未病”理念实实在在地贯穿《黄帝内经》始终，需要我们认真去品味。

第六章
用黄帝的眼睛看世界

引　言

如果说西医是一幅幅精准的生命图表，那中医则是一幅幅神韵交织的山水画。

中医的思维方式是意象思维，观象而明理。何为意象？直接观察，以“象”表述，知常达变。意象的特点往往是：形与神一体、抽象与具体一体、天人一体、时空一体。

意象思维的形成源远流长，是中国古代人认识世界的主要方式。研究一下汉字的造字理论，就能让我们深入了解中国人的思维特征。汉字是象形文字系统，它采用了融“音”“形”“意”于一炉的造字方式，相应地人们也形成了一套意象联想式的、强调“体用一致”的传统思维方式。这种思维方式对中国古代的科学文明产生了不可估量的影响。

“意象”本是文学艺术审美中最常提及的范畴。作为医学，中医本应属自然科学范畴，但中医却是建立在“意象”思维基础上的学科。这里值得我们关注的焦点问题在于：面对于追求精确的当今科学世界，带有强烈模糊色彩的意象思维的中医学能否我行我素、理直气壮地按照自己的方式去认识世界、掌握生命呢？

第一节 观象——人类认识世界的本能

从古至今，人类的眼睛就是一部部摄像机。人类认识世界就是一系列的观象、摄像活动。或者说，观“象”活动并在其基础上形成的“象”思维是人类认识世界的本能。我们通过“象”认识世界，我们也可以通过“象”传递信息。（任何时候，在特定的情景下，通过“象”就能完成特定的信息表达任务。例如，我们去洗手间，看到门口有高跟鞋、长发头型、连衣裙标志，就会知道是女用洗手间。看到大皮鞋、大烟嘴、短发头型标志，就会知道是男用洗手间。同样情侣之间，一个简单的手势，对方往往就能心领神会。）

呈现在人类面前的“象”的类型是多种多样的，除了实景以外，可以是画或实景摄像（图像影视等），也可以是模型（艺术品等），也可以是语言著作（文学作品等），也可以是舞蹈等形体艺术……人们通过“象”传递着各类信息。

可以想象，在远古时代没有丰富文字表述的情况下，形象的类比和形象的图案比抽象的语言更能表达思想，更容易被人理解和接受。

马克思在《〈政治经济学批判〉导言》中有一段名言，认为原始人“用想象和借助想象征服自然力、支配自然力，把自然力加以形象化”（《马克思恩格斯选集》）。

观象活动是复杂的。在不同的视角、不同的背景、不同的认知能力下，观象的效果是有所不同的。我们常常犯“盲人摸象”的错误。片面的观察，常使我们得出以偏概全的结论。

生活在山里的孩子认为太阳总是从山上升起，又从山上落下。

他们把这个事实当作“真理”。然而，相同的现象对于生活在岛上的孩子却有不同见解。他们认为太阳是从海上升起又落回到海里。山里孩子和岛上孩子心目中的“真理”是不一样的，是由于他们的生活环境不同。

当然，观察的效果与观察者的知识储备程度关系密切。毛泽东曾经说过，“只有理解的东西才能更好地感知，感知的东西不一定理解。”例如，苹果落地是常见的现象，为什么牛顿观察到这种情况会发现万有引力呢？这是因为他具有扎实的力学基础，并且正在积极思考这个问题。

同样，不同国籍、不同的文化背景，不同的价值取向的人，能形成不同的观象角度、观象方式，以及思维方式习惯。

美国的心理学家就曾做过这样的一个实验。实验者要求中国人和美国人看水下景物的录像，让他们说出看到了什么。他发现，美国人的眼光直接奔向那些最亮的、在水中运动最快的物体，如三条游来游去的鲑鱼；而中国人更有可能说他们看到了一条溪流，看到水是蔚蓝色的，水底有岩石，然后才提到水里有鱼。就是说：当被问及刚刚看过的水下世界的细节时，西方人记住更多的往往是最大的鱼，而东方人记住更多的往往是现场的环境。

同样，还有类似的实验数据表明，“同样一幅图画，东西方人看到的是不同的方面”如果让人们观看一头丛林中的大象，西方人看到的是大象，东方人则会更多地联想到有一头大象在里面的丛林场景。

研究发现，中国人从这个试验中掌握的背景和前景物体的信息量是美国人的两倍。这个研究发现，比起西方人来，东方人的思维方式更有整体性。东方人会本能地更注重来龙去脉。与东方人相比，西方人似乎更善于集中注意力，也更具有分析性。

有心理学家解释：东亚人生活在相对复杂的社会关系网中，有固定的角色关系。因此，关注背景对东亚人有效的职能运作非常重要。相比之下，西方人生活的社会约束较少，强调独立性，所以他们较少关注环境。

所以，东西方人的思维方式是有差异的。其差异主要体现在辩证思维与逻辑思维上。一些学者们常常用辩证思维来形容东方人，尤其是中国人的思维方式；用逻辑思维或者分析思维来形容西方人，尤其是欧美人的思维方式。

在一些人的潜意识里似乎会认为，西方的思维更先现代，东方的思维却是相对原始的。但是，也有学者指出："我们不能同意西方某些人类学家的论断，认为中国的传统思维还停留在原始思维的水平。中国古人的理论思维在先秦时代已达到很高的水平，所保留的原始思维的痕迹，有些是合理的。其保持了宇宙万物的整体性和完整性，不以形式逻辑来切割肢解，是符合辩证法的原理的。传统美学范畴中也表现出辩证思维的这种长处。"(《意象范畴的流变》)

应该说，古人通过"观象"，产生的许多"成果"一直在慧顾着人类。

（1）观天象。我国古代"以农立国"，而农业生产和自然天象联系密切，所以古人非常注重"观象授时"，积累了丰富的天文历法知识。古人观测天象以确定时间可追溯到4300年前。古人确定了阴历二十四节气中的"春分、秋分、夏至、冬至"等重要节气。这些节气一直有效地指导着农业活动。

（2）观海潮。约在公元10世纪的北宋时代，在廉州（广西合浦）、广州或明州（浙江宁波）等地，经常有一个人漫步在海滨，久久地注视着这起伏不平的大海的动静而不离去。他经常等待着汹涌的潮汐来临，观察着涨潮时的一切情况，直到潮汐退去，大海复归平静，在随身所带的本子上记下些什么以后，才离开。这个长时期观察和研究潮汐现象的人是一位几乎已被历史埋没的科学家，他的名字叫作燕肃。他利用在沿海州县做官的机会，在各地进行观察、试验，并对各地海潮进行了分析、研究、比较。他先后用了10年的时间，足迹遍及东南沿海，写成了一部著作——《海潮论》。《海潮论》首先对海潮形成的原因做了论述。他指出，“日者众阳之母，阴生于阳，故潮附之于日也；月者，太阴之精，水者阴，故潮依之于月也。是故随日而应月，依阴而附阳”，即海潮“盈于朔望”“虚于上下弦”。在这里，燕肃用我国传统的阴阳五行说来立论，已经认识到日月的吸引是形成海潮的原因，并且指出一月之中朔望潮大，上下弦潮小。他还对潮候进行了推算，指出了每天海潮涨落的时间。他所举的数据是非常精确的。尤其是，在《海潮论》中，他还对钱塘江潮做了解释。钱塘江潮高浪涌，声若雷鸣，号称世界奇观。沿海的江河入海很多，为何唯有钱塘江入海口的海潮特别大呢？燕肃在《海潮论》中抓住了泥沙堆积、河床升高这个关键问题，第一个进行了解释。另外，燕肃还根据自己的海潮理论绘制了《海潮图》。

（3）近取诸身，远取诸物。《周易·系辞下》曰：“古者包牺氏之王天下也，仰则观象于天，俯则观法于地，观鸟兽之文与地之宜，近取诸身，远取诸物，于是始作八卦，以通神明之德，以类万物之情。”又有“是故‘易’者，象也；象也者，像也。”这里很明白地提到了两个字，一是“象”，一是“像”。“近取诸身，远取诸物”是一种具象思维。“近取诸身，远取诸物”概括了《易经》卦爻象和卦爻辞创作时的思维方式的特点，说明其创作离不开具体的物象。如作为《周易》最基本的符号的阴爻（– –）和阳爻（—），在取象上不脱离自然界两种相对立的事物或现象。而作为

《周易》基本卦的八卦，在取象上也是“近取诸身，远取诸物”。《周易·说卦》中就曾说：“乾为首，坤为腹，震为足，巽为股，坎为耳，离为目，艮为手，兑为口。”就卦形上看，阴爻、阳爻、八卦、六十四卦也反映了这种具象思维的特色。如震卦在卦形上是二阴在上，一阳在下。因阴气下降，阳气上升，两相激荡，故象“雷”。又如六十四卦中的晋卦：在卦形上是坤下离上，即地下火上，拟取太阳从东方大地生起这一特象，以说明事物处于成长阶段。“晋卦”意为“进长”。明夷卦在卦形上是离上坤下，取太阳从西方落下之物象。其他诸卦的意义也与其所代表的物有关。这是《周易》一书的一个突出的特点。“近取诸身，远取诸物”与比兴这两种思维方式有相通之处，也有相异之处。首先，两种思维方式都具有具象性，其思维载体不脱离具体物象，但是在对物象的态度和选取上却有所不同。“近取诸身，远取诸物”中的物象是理性的，而比兴思维中的物象是具有感情色彩的。其次，二者都具有类比性。但是二者分属不同的价值体系。“近取诸身，远取诸物”的思维方式以吉凶贞利为价值判断，而比兴思维多讽喻得失，寄托情志。（孙喜艳，《论“近取诸身，选取诸物”与比兴思维方式之异同》）

中国古代的“观象制器”综合体现了古人的思想理念和手艺技巧。其中的“象”实际包括“象”和“像”两个方面的含义。“象”是物象本身，具有客观性，体现为艺术原理和艺术规律本身；而“像”是镜像或折射，注重人的主观理解和感受，体现为艺术原理和艺术规律的反映或隐喻。远古彩陶器形就是“观象制器”的绝好例证。

传统中医也是建立在“观象明理”的中国传统思维习惯基础上的理论体系。我们必须了解中医思维。

第二节　远古的“铸鼎象物”

汉语中的一个成语“一言九鼎”出自《史记》，其典故是秦昭王十五年，秦围赵都邯郸，赵使平原君赴楚求救，毛遂自愿同往。经毛遂晓以利害，楚王同意救赵。平原君因而赞扬曰：“毛先生一至楚而使赵重于九鼎大吕。”（《史记·平原君列传》）

“九鼎”是什么呢？鼎最初是用陶土烧制而成，不过是日常生活所用的炊器。后来，随着祭祀活动的发展和青铜时代的到来，鼎变成了祭器和区分贵族等级身份的礼器。“铸鼎象物”指收九州之金铸九鼎而象百物；后多用此成语称颂君王功德，形容一句话即可产生极大的力量。

远古文化曾培养出一群掌握专门技艺的能工巧匠。随着作为精神产品的青铜艺术的出现，远古人类对客观物象进行描摹，并获得了辉煌的成就。《左传·宣公三年》记载：“楚子伐陆浑子戎，遂至于雒，观兵于周疆。定王使王孙满劳楚子。楚子问鼎之大小轻重焉。对曰：‘在德不在鼎。昔夏之方有德也，远方图物，贡金九枚，铸鼎象物，百物而为之备，使民知神、奸。故民入川泽山林，不适不若。魑魅魍魉，莫能逢之。用能协于上下，以承天休’。”这就是所谓的“九鼎”。它的铸造时间目前尚无资料可以查证，但至少是夏朝。它是中国青铜文化的最初标志。后经过殷商及周代，青铜艺术得到进一步的发展。出土于河南安阳县武官村的殷朝祭器司（祠）母戊鼎，重约700千克，带耳高137厘米，四角为饕餮纹。其基本特征是一个带角而巨口的综合性兽头。它的整个造型十分雄伟而古拙。它显示出当时的青铜艺术已经到了相当纯熟的境界，成为一种“象物”的艺术创造。所以“铸鼎象物”的意义不完全在于鼎本身，而在于作为造型艺术的创作思想，以形象化的手段，把自身在生产实践活动中获得的智慧和创造经验表达出来。

“铸鼎象物”就是通过造型艺术的形象形式描摹事物。这种“物”，据《吕氏春秋》的有关记载，既有客观自然存在之物，如“周鼎著象”（《吕氏春秋·慎势》）、“周鼎著鼠”（《吕氏春秋·达郁》）、“周鼎著倕（人）”（《吕氏春秋·离谓》），也有超现实的虚幻之物，如“饕餮”（《吕氏春秋·先识》）。《左传·僖公十五年》云：“物生而后有象。”这说明天、地、物作为客观存在被人感知，才成为“象”。“饕餮”是一种有头无身能食人的、想象中的、奇异的猛兽。它虽是一种虚幻的动物形象，但又是在“象物”的基础上，将羊、牛、犀、鹿、猪、象等“百物”的形象特征加以幻想及加工和综合而成的物态化的形象塑造。

“铸鼎象物”在后代成为一个成语。例如，惺园退士在《儒林外史序》中说：“《儒林外史》一书，摹绘世故人情，真如铸鼎象物。魑魅魍魉，毕现尺幅。”再如，蠡勺居士在《昕夕闲谈小序》中说：“务使富者不得沽名，善者不必钓誉，真君子神采如生，伪君子神情毕露，此所谓铸鼎象物者也。”

远古时代、社会环境的愿望和情感通过高度的提炼，包孕、寄寓于“百物而为之备”的“象物”之中，也即是作为抽象的、无形的“意”，被奇妙地转化为物态化的形象而得到了体现。明代祝允明在《吕纪画花鸟记》中说：“盖古之作者，师楷化机，取象形器，而以寓其无言之妙。”说明古人的“取象形器”不只是对客观事物做机械模仿，而是通过作者的体验并寄托了作者的情感意向，从而达到“无言之妙”的审美效应。这种“意”与“象”相互联系的审美趋向，在远古的歌谣、舞蹈、壁画及神话传说中也随处可见。

总之，“铸鼎象物”就是为了称颂君王的功德，将一些愿望和情感高度的提炼，并通过造型艺术铸成大鼎，流传于世。这些造型艺术既有客观自然存在之物，如羊、牛、犀、鹿、猪、象等，也有超现实的虚幻之物，如“饕餮”。古人的“取象形器”不只是对客观事物做机械模仿，而是寄托了作者的情感意向，从而达到“无言之妙”的审美效应。这种我国远古艺术创作所孕育的化意为象，用物象来表征感性的思维方式，给后人以启迪和影响。

第三节　中国的象形文字

汉字文化体现了中国人的聪明才智和创造力。“汉字是人类在前现代文明的最复杂的形式系统。汉字深深地影响了中国人的思维模式。”

闵龙昌指出：中国的汉字不同于欧洲的拼意文字，它采用了融“音”“形”“意”于一炉的造字方式。相应地中国人也形成了一套意象联想式的、强调“体用一致”的传统思维方式。这种思维方式对中国古代的科学文明产生了不可估量的影响。

汉字形体的演变大致经历了以下几个阶段。

(1) 古文字阶段：甲骨文（殷商）—金文（西周）—篆文（春秋、战国、秦）。

(2) 今文字阶段：隶书（秦、汉）—楷书、草书、行书（汉—新中国成立前）。

(3) 现代汉字阶段：简体字（新中国成立后）。

“马”和“止”二字的形体演变情况见表6-1。

表 6－1 “马”和“止”二字的形体演变

族名金文	甲骨文	金文	小篆	隶书	楷书	草书（行楷）	简体字
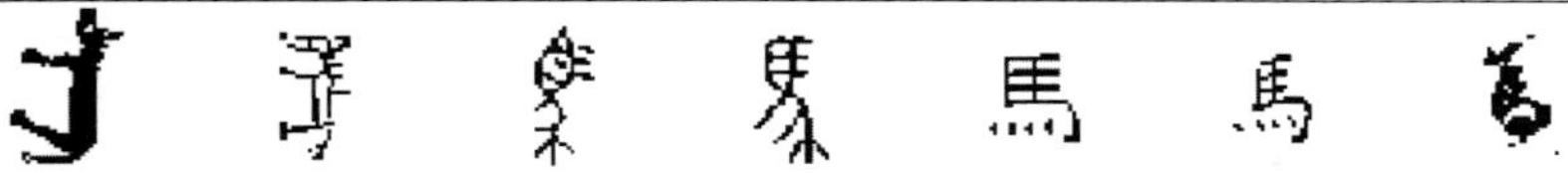							马
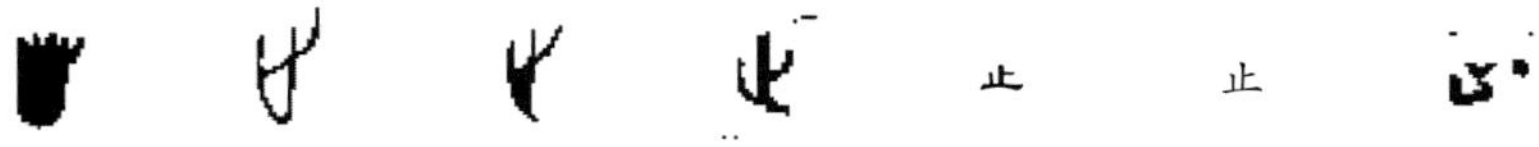							止

甲骨文是殷商时期刻写在龟甲和兽骨上的文字。金文是西周时期浇铸在钟、鼎及其他青铜器上的文字（古人谓铜为金，故称“金文”）。甲骨文和金文都接近图画文字。篆书是春秋战国到秦朝时期通行的字体。“篆”有拉长之义，故篆书的特点是每笔都要引长书写，有大篆和小篆之分。小篆是在大篆的基础上简化整理而成。小篆呈圆弧形，笔画多。隶书是汉代通行、由篆书简化演变而成的，因此，也被称为“汉隶”。隶书的特点是把篆书圆曲线条改为方折笔画，字体扁平，笔画上有波势。楷、草、行书是汉魏晋时期通行的几种字体。其中楷书笔画平直，结构方正，是魏晋以来应用的汉字的主要形体。“草”字在古代可以当粗糙、简便讲。草书之“草”大概就取此意。作为一种特定字体的草书，是在汉代才形成的。大约从东晋时代开始，为了跟当时的新体草书区别，汉代的草书被称为“章草”；新体草书被称为“今草”。行书是介于楷书和草书二者之间的文字。有人说楷书像人的坐，草书像人的跑，行书则像人的行走。如果写得端正一点，就叫“行楷”；如果向草书靠拢，写得放纵一点，就叫“行草”。

汉字的发展规律是越早期越象形，以后逐渐走向符号化。象形是造字的基本法之一。象形字就是“画成其物，随体诘诎”。安徽大学黄德宽教授总结其为“通过对词语概念所指的象征性摹写，来构成字形符号的方法。”

象形造字方法有多种：或整体性摹写，如日、月、山、川、马、鱼、人、大、口、手等汉字；或突出特征性摹写，如孕、子、页、眉等汉字（如表6－2）。

表6－2　部分字的形体演变及说明

甲骨文	金文	篆文	隶书	说明
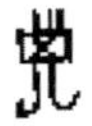	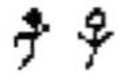	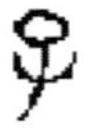	子	象婴儿。造字的人抓住了婴儿头大，两臂常常摆动，腿部不发达等特点
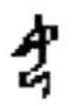	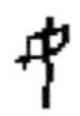	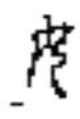	女	古代妇女地位低，所以“女”象一个敛着两手、跪坐着的人。“女”“奴”音近，有人认为“女”字本象女奴
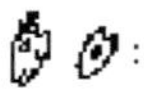	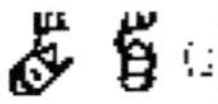	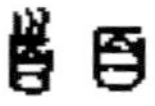	首	象人头。《说文解字》以不带发的为小篆，带发的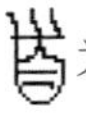为古文。但是秦汉金石篆文的“首”字大都带发，《说文解字》的说法不符合事实。画头时如附带画出人身，就成了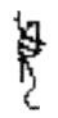（页）。“页”本是“首”的异体字，yè的读音大概是后起的以“页”为表意偏旁的字，意义大都跟头有关
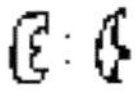		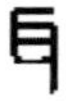	耳	象人耳
	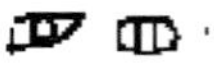		目	象人眼
			口	象人嘴
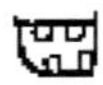	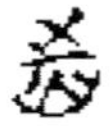	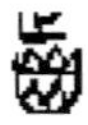	齿	简化成“齿”。初文是连带表示主体的复杂象物字，后来在初文上加注了音符“止”。过去多把这种字看作加声的象形字

续表

甲骨文	金文	篆文	隶书	说明
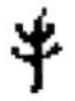			手	象手形。上有五指。但是在古文字的合体和准合体表意字里，表示手的偏旁通常是象手的侧面形的“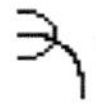”（又），而不是“手”。在楷书里，左边的“手”旁一般写作“扌”（拜、掰是例外），在下的“手”旁有的写作“龵”（如；“举”“奉”）
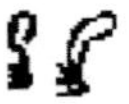	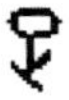		疋	疋字。“止”（趾）象人脚，“疋”字则象连腿带脚的整个下肢。《管子·弟子职》“问疋何止”（弟子服侍老师安息，问老师脚放在哪一头），用的是“疋”字的本义。“足”（篆文作），与“疋”的形近，大概是由一字分化的
		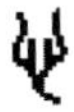	心	象心形。人的心脏是生命之源，古人把心脏认作是灵魂所居之地。古人在猎取宰杀中，对心脏有了较为熟悉的认识，所以所创造的“心”字，是采取了画心的解剖图办法，有心房、心室并连结着血管。后来“心”字泛用于所有物类的心脏，并用于思维方面的名词字、动词字、形容词字的意首字元。（思，从心从囟会意；忧，从页从心会意；息，从自从心会意）
	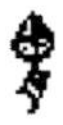	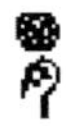	胃	胃字。“”象胃形，由于形状不够明确，加注了一个“肉”旁。大概本是“胃”的初文，“肉”旁是后来加上去的。以后所造的人体脏腑器官皆从“肉”
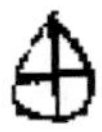		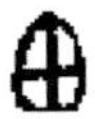	囟	囟字。“”表示头脑，“+”表示脑上囟门头骨相接，其本意指头囟，引申为头脑，再引申为首领（甲骨文中用此义）

续表

甲骨文	金文	篆文	隶书	说明
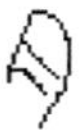		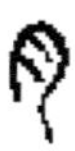		肉字。为一大块肉的象形，中间竖画为其纹理或骨形。凡从肉的字，本义皆与身体之皮肉、器官或所食之肉等有关。（把肝、肾、脾、肺等难以画其形的内脏看作为大块的肉，这种造字思维方式，对当时的古人来说是合情合理的）
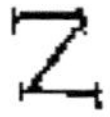	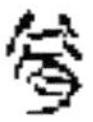	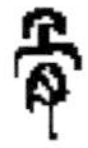		骨字。于省吾解释其甲骨文形："本象骨架，本支撑之形，其左右小竖画象骨节转折处突出形。"后追加肉旁增显其意
	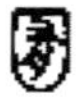			囿字。囿是古代田猎用的大园子。囿内有大量草木供鸟兽栖身。如果单独画出一块围起来的土地，不足以表示出囿的特点，所以在里面加上四个"木"或"屮"。这个字后来被改成从口有声的形声字

汉字就这么一个一个地被创造出来了。创造文字是人类进入文明的最重要的标志之一。说汉字发展史就是中国文明发展史一点不为过。

研究汉字的造字理论，能让我们深入了解中国人的思维特征。从许慎的"六书"说，到近现学者唐兰的"三书"说，再到裘锡圭的"三书"说，有一点是共同的，都不外乎是对汉字构造过程中思维模式的总结。汉字的形成是一个漫长、缓慢的历史过程，也是一个不以人的意志为转移的自然过程。无论是"六书"，还是"三书"理论，其核心都突出强调了汉字的表意特性。"六书"里的指事、会意、象形，唐兰皆将其归属为图画文字，裘锡圭将其归属为表意字。形声字虽有一半是表音成分，但仍以表意为根本。

象形是表意造字的基础。唐兰总结象形字构造方法总体是"近取诸身，远取诸物”，具体可分为四类。

象身：五官四肢等几乎每一部分都有象形字。(《说文解字》的人体构造系统知识，就是以相关人体部首为核心的体系理论。)

象物：自然界的一切，只要能画出来的都有象形字。

象工：一切在人类文明里利用自然界万物所制成的器物都列入象工。包括郑樵的“井邑之形”“器用之形”“衣饰之用”等。

象事：抽象的形态、数目等。

汉字造字的萌始阶段，是通过象形摹画以表达语义的。而且汉字造字以人为本。因此，根据汉字的表意性质，分析与人体构造相关的汉字的造字过程，最能切入实际地总结出古人对人体构造的认识水平。唐兰先生就指出“一切文字没有象形文字做根据，就写不出来”。由形而寄意，如“三”被许慎解释为：“天地人之道也。”其实是积三横画表示数目之三，本义就是数名，非为天、地、人之道而造。天、地、人之道是战国秦汉时人附会上去的哲学观念。“心”字，其甲骨文、金文均像心形状。“王”字的本义说是斧钺象形，后由于斧钺成为王权的象征物，而将“王”字引申为王权之意。按照唐兰先生的归纳，每一个图画文字的单位，原本是一个整体，并不是由一点一画凑起来的。“刀”字的古文就是画一把刀，“止”字的古文就画一个脚印，其他诸如心、胃、齿、耳等皆如此。以后整体的图形，变为线条式的笔画，且从繁到简，从流动到比较固定。由此可推言，丰富的人体构造表意用字，总是古人在详细观察了人体形态的基础上才能造出。

对疾病的认识，古人思维同样是从形象直观入手，从此类字的造字过程分析可初见端倪。最早代表疾病含义的字是“疒”。这是一个字根，在甲骨文辞中是以一张床的形象来表示的，意指人卧床不起。

《说文解字·疒部》："疒，倚也，人有疾痛也，象倚箸之形。"清代学者俞樾《诸子平议·淮南内篇四》："古疾病字只作疒。其从矢之疾，盖疾速字，而非疾病字也。后人假借疾为疒，疾行而疒废矣。"

"疾"字是会意字。甲骨文字形，从大（人），从矢；字形象人腋下中箭。段玉裁《说文解字注》："矢能伤人，矢之去甚速，故从矢会意。"其本义为受兵伤；泛指疾病。

"病"字上古时指重病。《说文解字》："疾加也。"段注："析言之则病为疾加，浑言之则疾亦病也。"《玉篇》："疾甚也。"

所以，带"疒"字头的字最初的本义皆与疾病有关。举例如下。

疻（zhǐ）。①殴人致皮肤肿起无创痕者为"疻"。泛指殴伤。《急就篇》卷四："疻痏保辜啼呼号。"颜师古注："殴人皮肤肿起曰疻，殴伤曰痏。"朱骏声《说文通训定声·解部》："凡殴伤皮肤起青黑而无创瘢者为疻，有创瘢者曰痏。"②泛指疾病。《北齐书·文苑传·颜之推》："小臣耻其独死，实有愧于胡颜，牵痾疻而就路，策驽蹇以入关。"

疢（chèn）。①烦热；疾病。《礼记·乐记》："民有德而五谷昌，疾疢不作而无妖祥。"《隋书·令狐熙传》："其母有疢，熙复遗以药物。"《诗经·小雅·小弁》："疢如疾首。"马瑞辰通释："《说文》：'疢，热病也'……盖借以为烦热之称，如疾首始言病。是不以疢为病也。《小宛》释文引《韩诗》：'疢，苦也。'疢与疹同耳。"②疵病。晋代葛洪《抱朴子·博喻》："小疵不足以损大器，短疢不足以累长才。"

"从象形文字的发展和使用，到体内器官和组织的细致描述，都反映了《黄帝内经》的作者对人体解剖的较深的认识。然而，对肉眼可见的实体，《黄帝内经》的作者并没有如西方医学那样从空间的形态结构钻研人体，而是从事物运动的角度对人体现象进行观察。”（王中杰，《〈内经〉思维方式的探讨——主导思维方式意象思维的阐发》）

很多学者都认为中国古代没有解剖学。然而，古人没有建立解剖学不等于古人没有解剖行为。当时的人们可以通过丧葬、祭祀、杀奴、战争等多种途径了解人体的大体解剖。《灵枢·经水》：“若夫八尺之士，皮肉在此，外可度量切循而得之，其死可解剖而视之。”《灵枢·肠胃》描述食管长“一尺六寸”，下消化道长“五丈五尺八寸”，二者比例是1∶35。而今天的解剖学数据表明：成人食管长约25厘米，下消化道925厘米，二者比例是1∶37。这说明古人的解剖知识已相对精确。甲骨文的象形造字一定是以实体解剖为基础的。归纳一下东汉时期许慎所著的《说文解字》（最早的汉字字典）里关于人体部位的汉字，就可以大致看出当时古人的解剖认识水平。其涉及的人体部位汉字有：五官类字、头颈类字、四肢类字，内脏器官类字、筋骨类字、津血类字、肌肉脂肪类字等。这些汉字基本囊括了人体的解剖组织结构。例如，骨类字，现代人体的大体骨结构系统名称，在《说文解字》里皆已有相应的字，甚至细致得连骨髓有“黄骨髓”和“红骨髓”的区别都观察到了。不妨大家去查一下《说文解字》，其中表示黄骨髓有一个对应的汉字，表示红骨髓也有一个对应的汉字。

总之，汉字的产生是古代观象的结果。

第四节 《黄帝内经》取象思维

如果说西医是一幅幅精准的生命图表，中医则是一幅幅充满动感的神韵交织的影像图。

中医的思维方式特点是意象思维，观“象”而明理。何为意象？直接观察，以“象”表述，知常达变。“象”就是图像，当然，中医不是简单的描摹图像，往往是为认识而摄取物象，并尽量将对事物认识的意象（综合模式图），用语言描述出来。

意象的特点往往是：形与神一体、抽象与具体一体。这是中国古代人认识世界主要方式。《黄帝内经》在表述问题时运用的便是取象思维。

女子七岁，肾气盛，齿更发长；二七而天癸至，任脉通，太冲脉盛，月事以时下，故有子；三七肾气平均，故真牙生而长极；四七筋骨坚，发长极，身体盛壮；五七阳明脉衰，面始焦，发始堕；六七三阳脉衰于上，面皆焦，发始白；七七任脉虚，太冲脉衰少，天癸竭，地道不通，故形坏而无子也。丈夫八岁，肾气实，发长齿更；二八肾气盛，天癸至，精气溢泻，阴阳和，故能有子；三八肾气平均，筋骨劲强，故真牙生而长极；四八筋骨隆盛，肌肉满壮；五八肾气衰，发堕齿槁；六八阳气衰竭于上，面焦，发鬓颁白；七八肝气衰，筋不能动，天癸竭，精少，肾脏衰，形体皆极；八八则齿发去。肾者主水，受五脏六腑之精而藏之，故五脏盛乃能泻。今五脏皆衰，筋骨解堕，天癸尽矣，故发鬓白，身体重，行步不正，而无子耳。

这是《素问·上古天真论》描述的人体生殖规律之象，介绍了人什么时候可以生育，什么时候生育能力最旺盛，什么时候生育能力下降，什么时候生育能力停止。本段展示的就是一幅时空统一的从年幼到衰老的人形速写（象）。其方法就是抓住要点，勾勒出全景图。其观察点是：面部、牙齿、月经（性冲动）、头发、筋骨肌肉。如：牙已长齐并长了智齿，筋骨肌肉坚实有力的年龄段（女子三七至四七，男子三八至四八）是生育力最旺盛的时期。其揭示的道理（意）为：①人的生殖规律；②望诊的要点；③本段的核心论点是“肾者主水，受五脏六腑之精而藏之，故五脏盛乃能泻。今五脏皆衰，筋骨解堕，天癸尽矣。”④生殖有一般规律，也有特殊规律。

这不是停留在最初期的感性图像描写，其取象呈全景性，容纳了从年轻到衰老的人一生。该图像呈动态性，通过面、牙、发、肌肉骨骼等不同年龄段的形态变化，反映了不同年龄段的生理特点。本段内容通过立象而尽意，以五脏为核心，表达了生殖规律等相关理论。

《黄帝内经》象思维的形成不是单一的。意象的获得仅仅是认识活动的一个方面。一个完整的认识过程须由两个队段所组成，即从物象到意象，又由意象到物象。这两个过程也许要反复交替才能完善思维。

春三月，此谓发陈，天地俱生，万物以荣。夜卧早起，广步于庭，被发缓形，以使志生，生而勿杀，予而勿夺，赏而勿罚，此春气之应，养生之道也。逆之则伤肝，夏为寒变，奉长者少。

夏三月，此谓蕃秀。天地气交，万物华实。夜卧早起，无厌于日，使志无怒，使华英成秀，使气得泄，若所爱在外。此夏气之应，养长之道也。逆之则伤心，秋为痎疟，奉收者少，冬至重病。

秋三月，此谓容平，天气以急，地气以明。早卧早起，与鸡俱兴，使志安宁，以缓秋刑，收敛神气，使秋气平，无外其志，使肺气清，此秋气之应，养收之道也。逆之则伤肺，冬为飧泄，奉藏者少。

冬三月，此谓闭藏，水冰地坼，无扰乎阳，早卧晚起，必待日光，使志若伏若匿，若有私意，若已有得，去寒就温，无泄皮肤，使气亟夺，此冬气之应，养藏之道也。逆之则伤肾，春为痿厥，奉生者少。

……逆春气则少阳不生，肝气内变；逆夏气则太阳不长，心气内洞；逆秋气，则太阴不收，肺气焦满。逆冬气，则少阴不藏，肾气独沉。

这是《素问·四气调神大论》描述的四时之象。本段内容通过“发陈”“蕃秀”“容平”“闭藏”八个字就把四季景象、特征高度凝练了（象）。自然界阴阳互根、寒暑交替、黑白更迭，有规律地变化发展、运动着。农作物春生、夏长、秋收、冬藏，年复一年，永无止歇。本段内容告诉我们：人们生活在自然界，不断地适应着自然。无论是动物，还是植物，都在顺从自然界规律而生存消长。人是自然界万事万物的一分子，所以也必须顺应大自然规律而生活（这就是养生）。如春季主发、主生，所以人们养生必须顺天时，以放松、打开为法则，具体做法：晚睡早起，多到户外（庭园里）散散步；衣服宜宽松，头发不要紧束；不宜杀生，尤其要关爱幼小生命、多奉献不求回报、多鼓励自己也鼓励别人。这些都是应春季的养生之道。如果违逆了这些原则，反行秋收之令，就会伤及肝气（金克木），到了夏天易发生寒变。所谓寒变即夏本为阳热生长发散之象，这里反表现寒凝收藏之象。这些都是因为不能循行春生夏长之律所致。

人若逆阴阳之道会怎样呢？春天万物发陈，养生法则如果违背了春“生”之势，使少阳不生而内郁，则易伤肝气而产生内变的病理（所谓“内变”与“发陈于外”为相反之象）；夏天万物生长壮盛饱满而蕃秀，养生法则如果违背了夏“长”之势，使太阳不长而内陷，则易伤心气而产生内洞的病理（所谓“内洞”即内部空虚之状，与“蕃秀于外”相反）；秋天万物内敛肃杀而容平，养生法则如果违背了秋“收”之势，使太阴不收而膨，则易伤肺气而产生焦满的病理（所谓“焦满”是与内敛肃降相反之象）；冬天阳气内潜于阴，养生法则如果违背了冬“藏”之势，使少阴不藏而虚阳浮越，则易伤肾气而产生阴气独沉的病理（所谓“独沉”是与“阳不藏阴”相反之象）。

阴阳四时、升降出入、生长收藏这样的变化，是万物之终始，也是一切生命产生和衰亡的基本规律。如果自然界违逆了这个规律，就要产生灾害；对于人来说，就要产生疾病；如果顺从了这种生长收藏阴阳升降的规律，就不易发生疾病。聪明的人懂得顺四时养生之道；愚笨的人则违背四时规律而不懂养生。顺从阴阳规律，身体就健康。违背了阴阳规律，人体就易产生疾病。逆反四时之气是让生命处于一种所谓的内耗状态（内格）。

这里取象的特点同样呈全景性，容纳宏观四季阴阳的生、长、收、藏变化景象，直观地、象征性地表述了四季养生方法，反映了四季养生的内涵及原理。

链接：“象征型的思维方式颇类于诗歌中的比兴表现方法。何谓比兴？孔颖达说：‘《诗》文诸举草水鸟兽以见意者，皆兴辞也。’朱熹《诗集传》说：‘比者，以彼物比此物也。’从思维的层面来说，比兴亦可视作是一种认识方法。它并不直接说明意义，而是首先提出一些感性之物。此感性之物并不是意义本身，它仅是意义的象征。因此，要明白诗歌的意义，必须借助于象征之物，展开想象、联想的翅膀，才能到达目的的彼岸。章学诚认为：‘易象通于

《诗》之比兴。'这就说明，中国传统哲学的意象思维亦与《诗经》之比兴相通，大体上遵循的是同样的认识程序和过程。”（高晨阳，《试论中国传统意象思维方式》）

阳气者若天与日，失其所则折寿而不彰。故天运当以日光明。是故阳因而上，卫外者也。因于寒，欲如运枢，起居如惊，神气乃浮。因于暑，汗，烦则喘喝，静则多言，体若燔炭，汗出而散；因于湿，首如裹，湿热不缨，大筋緛短，小筋弛长，緛短为拘，弛长为痿。因于气，为肿。四维相代，阳气乃竭。

阳气者，烦劳则张，精绝，辟积于夏，使人煎厥。目盲不可以视，耳闭不可以听，溃溃乎若坏都，汩汩乎不可止。

阳气者，大怒则形气绝，而血菀于上，使人薄厥。有伤于筋，纵，其若不容。汗出偏沮，使人偏枯。汗出见湿，乃生痤疿。

膏粱之变，足生大丁，受如持虚，劳汗当风，寒薄为皶，郁乃痤。

《素问·生气通天论》描述了生命能源之象，并提出“阳气者若天与日，失其所，则折寿而不彰”。这里把生命能量（阳气）比喻为太阳，但强调要保护阳气的卫外功能状态，要细水长流地支配生命能量。本段也强调了“感受外邪”“过劳”“情志”“膏粱厚味”等超负荷地损耗阳气的致病因素（生命能量）。

立足于“天人合一”的宏观全景视角，直观地以“天”和“太阳”比喻人之“阳气”，表达的是“阳主外”的特性以及保护阳气的重要性。太阳与月亮一强一柔，自古至今，从宇宙到生物，无不遵循着“阳主阴从”之至理。所谓阳主阴从者，以阴平阳秘为基，而阳气起主导作用。汉代大儒董仲舒云：“阳气盛则风调雨顺，国泰民安；阴气盛则灾异连连。”后来，朱丹溪提出的“阳常有余，阴常不足”就是对此的进一步阐释。张介宾更是强调：“阳气难得而易失，易损而难复。”

链接：人们通常把比喻分成隐喻和明喻。最流行的观点认为用“是”字带出的比喻是隐喻，用“像”字带出的比喻是明喻。比如：“他像一棵小草，纤弱无力”为明喻；“他是一棵小草”为暗喻、隐喻。隐喻手法就是表面在说 A，本意是说 B。采用隐喻作为表现手法的意象，可以称为隐喻意象。

帝曰：五脏应四时，各有收受乎？岐伯曰：有。东方青色，入通于肝，开窍于目，藏精于肝，其病发惊骇，其味酸，其类草木，其畜鸡。其谷麦，其应四时，上为岁星。是以春气在头也，其音角、其数八，是以知病之在筋也，其臭臊。

南方赤色，入通于心，开窍于耳，藏精于心，故病在五脏，其味苦，其类火，其畜羊，其谷黍。其应四时，上为荧惑星。是以知病之在脉也。其音徵。其数七。其臭焦。

中央黄色，入通于脾，开窍于口，藏精于脾。故病在舌本。其味甘，其类土，其畜牛，其谷稷，其应四时，上为镇星。是以知病之在肉也。其音宫。其数五。其臭香。

西方白色，入通于肺，开窍于鼻，藏精于肺，故病在背，其味辛，其类金。其畜马，其谷稻，其应四时，上为太白星。是以知病之在皮毛也。其音商，其数九，其臭腥。

北方黑色，入通于肾，开窍于二阴，藏精于肾，故病在谿，其味咸，其类水。其畜彘，其谷豆。其应四时，上为辰星。是以知病之在骨也。其音羽，其数六，其臭腐。

《素问·金匮真言论》《素问·阴阳应象大论》《素问·六节藏象论》《素问·脏气法时论》等建立了“阴阳五行藏象模型”理论，成为中医基础的核心支柱理论。

木、火、土、金、水这五种构成世间万物万事的基本要素、基本性质，是古人对宇宙万物的概括和总结，确切地说是对自然万物的一种意的概括。因为“五行”并非说的只是金、木、水、火、土五种具体物质本身，而是指五种不同属性的意象概括。

凡具有生发、柔和、条达、舒畅等性质和作用者，统属于木；具有温热、炎上等性质和作用者，统属于火；具有承载、生化、长养等性质和作用者，统属于土；具有收敛、肃降、清洁等性质和作用者，统属于金；具有寒凉、滋润、向下等性质和作用者，统属于水。在这种类比演绎基础上，人们寻找出了宇宙全息性、万物平衡性、时空统一性、天人合一性的规律，从而将人体的生命活动与自然界的事物和现象联系起来，形成了人体内外互相关联的五行结构系统。如日出东方，人体的肝喜条达与木的升发、条达特性相似，故将东方、肝归属于木。这就是取类比象法。根据已知的某些事物的五行归属，推演归纳其他相关的事物的方法是推演络绎法。

中医在取类比象方法基础上，建立了五脏系统。本段内容取象的特点呈全景性，即宇宙一体。

链接：吕桂芳认为：阴阳五行思想借助于“阴阳”“五行”这些意象范畴，揭示了事物内部的对立统一，而且物质之间也是相互转化、相互制约的。

阴阳五行学说把整个客观世界当作一个整体，试图建立一个天人同构的阴阳五行世界图式，对整个客观世界做一个系统的、全面的说明。“天地氤氲，万物化醇。”在物质世界中，最大的阳性的东西就是天，最大的阴性的东西就是地，天、地相互作用，产生了金、木、水、火、土、五行，进而化生万物。天地万物在阴阳五行的性质与作用的支配下经常处于变化之中。整个宇宙是有规律的、有秩序的，这种秩序一旦被打破就会在自然界与人类社会产生变异与灾难。在这过程中，古代先哲们主要运用了意象思维方式。毫无疑问，采用这样思维方式，古人能够直观形象、快捷高效地认识与把握复杂的外部世界。但由于意象思维方式主要通过比类进行逻辑推演，先哲们不太注重对事物“类”的研究（人类社会尽管也属于客观世界的一部分，但毕竟与自然界是不同的类），对事物归类时主要靠想象，因而不可避免的就使其学说思想走向附会。这样的例子在阴阳五行学说中可谓比比皆是。（吕桂芳，《阴阳五行的意象思维方式探析》）

高晨阳认为：类比推理，同意象思维元素的象征功能及其意蕴的多相性有内在的逻辑联系。意象元素功能中的一个重要的内容是以比类方式表证对象世界的意义，因而逻辑推理作为概念或符号的拼接、组合无疑是后者的在认识活动中的延伸和扩大，因而只能综合为一种类比性的逻辑形式。而且，由于意象符号具有多重的意蕴，很难像西方哲学那样概括为初始命题，依照严格的演绎形式把握对象，而只能围绕基本范畴和中心命题，通过多层次的类比以展示自己的思想。类比推理又与中国传统文化的整体观有联系。照中国先哲之见，天地是一整体，家庭是一整体，人身也是一整体，各个整体之间或者“同构”或者“同质”而具有同类的特征，因此，既可以由小整体推出大整体，亦可以由大整体推出小整体。（高晨阳，《试论中国传统意象思维方式》）

黄帝曰：人始生，先成精，精成而脑髓生，骨为干，脉为营，筋为刚，肉为墙，皮肤坚而毛发长。谷入于胃，脉道以通，血气乃行。雷公曰：愿卒闻经脉之始生。黄帝曰：经脉者，所以能决死生，处百病，调虚实，不可不通。

本段介绍了生命构形之象。经络系统为何以十二经、十五络、十二经筋、十二皮部为主体构架？这也是意象思维方式下的产物。

《灵枢·经脉》专篇介绍经络系统。其开篇即指出人的生命，源自父母的天癸之精（精子和卵子结合而为受精卵）。天癸之精进一步发育，而有大脑，再进一步，则渐成人形。其以骨为支柱，以脉营运气血精微，以筋强固约束活动骨骼，以肉附着围护骨骼及内脏，以皮和毛发为人体屏障。而生命靠饮食水谷入于胃，经脉通调，气血营运来维持。（先天和后天缺一不可）经脉能决断生死，诊断百病，调理人体虚实，所以必须要了解并掌握它。

这段描述实际是介绍一幅形神交织的人体生命流程图（象），寥寥数语却高度凝练了人的整个生命现象（时空一统的整体）。从受精卵，到成人形，支撑人形的是脑脊、骨脉、筋肉、皮毛。所以用“五体”表示人体有形的层次，从里到表依次是：骨、筋、脉、肉、皮。其实“五体”就是人体成形（象）的构架要素。本段反映了经络理论的立论基础是阴阳五脏五体论。

黄帝问曰：愿闻十二脏之相使，贵贱何如？岐伯对曰：悉乎哉问也，请遂言之。心者，君主之官也，神明出焉。肺者，相傅之官，治节出焉。肝者，将军之官，谋虑出焉。胆者，中正之官，决断出焉。膻中者，臣使之官，喜乐出焉。脾胃者，仓廪之官，五味出焉。大肠者，传道之官，变化出焉。小肠者，受盛之官，化物出焉。肾者，作强之官，伎巧出焉。三焦者，决渎之官，水道出焉。膀胱者，州都之官，津液藏焉，气化则能出矣。

《素问·灵兰秘典论》的这段内容描述的十二脏相使图（藏象），就好比是一个功能齐全的国家。有君主（心）、有丞相（肺）、有文武官员（肝胆）、有具体办公人员（膻中）、有粮食部长（脾胃）、有交通运输部长（大小肠）、有体育部长（肾）、有水利部长（三焦）、有地方小官（膀胱）。本段立足于脏腑全景，以直观地明喻描述法，反映的核心论点是“十二官相使”，即各脏要各司其职，并相互密切配合，共同维系一个和谐的整体。这是最典型的明喻描述法。

所谓五脏者，藏精气而不泻也，故满而不能实。六腑者，传化物而不藏，故实而不能满也。所以然者，水谷入口，则胃实而肠虚；食下，则肠实而胃虚。故曰：实而不满，满而不实也。

本段介绍了脏腑功能之特征象。按《素问·五脏别论》所言，五脏“满而不实”。这里的“满”指的是五脏的实体性；“实”指容纳。五脏呈实体而不能受纳异物，故“藏而不泻”（闭藏精气而不泻糟粕）。六腑“实而不满”。“实”指容纳，“满”指实体。六腑容纳异物，而不能呈实体性（腔隙性），故“泻而不藏”（泻糟粕而不主闭藏）。

本段内容表明了五脏的实体性、闭藏性、娇贵性；六腑的腔隙性、开放性、皮实性。这种比喻性的描述也是抓住共性进行取象的。

以春应中规，夏应中矩，秋应中衡，冬应中权。

是故持脉有道，虚静为保。春日浮，如鱼之游在波；夏日在肤，泛泛乎万物有余；秋日下肤，蛰虫将去；冬日在骨，蛰虫周密，君子居室。故曰：知内者按而纪之，知外者终而始之。此六者，持脉之大法。

《黄帝内经》多篇论及脉象理论。这里取自《素问·脉要精微论》。其强调四季脉象随季节而有规律地变化：春脉应天而浮，夏脉应地而实，秋脉应秤杆而坚急，冬脉应秤砣而沉。

所以说诊脉是有道的。诊脉时必须在处于精神安定状态。只有这样才能体察到脉象。春脉在皮，如鱼之浮游；夏脉在肤，呈盈满实状如万物之有余；秋脉下潜肤下，如蛰虫欲藏而坚急；冬脉沉在骨，如蛰虫深藏，君子居密室。因此说，测知人体内外状况，可按脉以记，并推自然四时五行之理，终而复始。上述六者，皆为诊脉大法，并进一步解释了春规、夏矩、秋衡、冬权之脉象的指下感觉。

本段容纳四季阴阳全景，立足天人合一原理，以直观地比喻白描手法，反映四季脉象生理特点。

风胜则动。热胜则肿。燥胜则干。寒胜则浮。湿胜则濡泻。

《素问·阴阳应象大论》描述：风气胜则物多摇动（病多肢体抖动）；热气胜则物多胀满（病多痈脓、膨胀）；燥气胜则物多干燥（病多口渴皮肤干）；寒气胜则物多表面紧绷之象（病多腠理闭，气机滞。）；湿气胜则多浸渍（病多泻，身重）。

这也是立足于自然宇宙阴阳五行的全息倾向，以类比方法进行取象。这反映了“天人合一”的理念。

天有四时五行，以生长收藏，以生寒暑燥湿风。人有五脏化五气，以生喜怒悲忧恐。故喜怒伤气，寒暑伤形。暴怒伤阴，暴喜伤阳。厥气上行，满脉去形。喜怒不节，寒暑过度，生乃不固。故重阴必阳，重阳必阴。故曰：冬伤于寒，春必温病；春伤于风，夏生飧泄；夏伤于暑，秋必痎疟；秋伤于湿，冬生咳嗽。

《素问·阴阳应象大论》中的这段内容的大意是：天有四季五行之属，呈春生、夏长、秋收、冬藏四季之象，以产生相应的寒暑湿燥风之气候。同样人也有五脏五行之属，以产生相应的喜、怒、悲、忧、恐之五情（肝怒、心喜、脾悲、肺忧、肾恐）。喜、怒等情志从内而伤，隐蔽而无形；寒、暑等淫气从外而伤，显性而易见。暴怒多伤阴（肝），暴喜多伤阳（心），厥气上行，满脉去形（气逆脉满而神去）所以，无论是情志致病，还是外邪致病，都会损伤生命真元。

重阴必阳，重阳必阴（物极必反，四季交替，疾病的发生也随四季之变），所以说冬过于寒，春必温病（春本生，生发过度则发热）；春过于风，夏生飧泄（夏本长，主发散，发散发度则泄）；夏过于暑，秋必痎疟（秋本收。过度收敛，阴阳交争致痎疟：疟疾的通称）；秋过于湿（秋本燥，而湿重，致阴过重），冬生咳嗽（收藏过度，致肺郁不宣而咳。《生气通天论》云：秋伤于湿，上逆而咳，发为痿厥）。

本段内容反映了古人认识疾病的基本方法（视角）。正常情况下是春生、夏长、秋收、冬藏。病理状态就是该生不生或过生，该长不长或过长，该收不收或过收，该藏不藏或过藏之异常。春天本为少火之象，病理则表现为温病（壮火）；夏天本为表阳发散之象，病理则表现为洞泄（下走）；秋天本为阳收内敛之象，病理则表现为阳热难收，寒热交争之象；冬天本为内藏之象，病理则表现为水气上逆、肺气受损而咳嗽，或收藏过度而痿厥之象。因此说，春天多温病（传染类），夏天多泄泻（消化病），秋天多疟疾（传染类），冬天多咳嗽、关节痛病（呼吸、骨病）。这个疾病规律自古如此。本段要点非常突出，反映了中医对疾病的深刻认识，并突出了"象"的特征。

岐伯曰：凡刺之法，必候日月星辰，四时八正之气，气定乃刺之。是故天温日明，则人血淖液，而卫气浮，故血易泻，气易行；天寒日阴，则人血凝泣，而卫气沉。月始生，则血气始精，卫气始行；月郭满，则血气实，肌肉坚；月郭空，则肌肉减，经络虚，卫气去，形独居。是以因天时而调血气也。是以天寒无刺，天温无疑，月生无泻，月满无补，月郭空无治，是谓得时而调之。因天之序，盛虚之时，移光定位，正立而待之。故曰：月生而泻，是谓藏虚；月满而补，血气扬溢，络有留血，命曰重实；月郭空而治，是谓乱经。阴阳相错，真邪不别，沉以留止，外虚内乱，淫邪乃起。

这是《素问·八正神明论》的内容。岐伯说："大凡针刺，必须观察日月星辰的运行和四时八正之气候变化，方可运用。"当天气温和，日光明朗的时候，人体的血液运行流畅（兴奋），卫气助行有力；若天气寒冷，乌云蔽日的时候，人体的血液运行涩滞，卫气功能相对抑制。就像月亮初生的时候（上弦），人体的气血开始充盈但仍处空虚状态，卫气也开始畅行；就像月亮正圆的时候，人体的气血最充实，肌肉坚劲有力；就像月廓无光（朔）的时候，人体的肌肉软弱，经络空虚，卫气衰减，唯形体独存。

所以必须顺应天时的变化调理人体气血。天气寒冷血不会宣燥，天气温暖血不会凝滞。就像月亮初生的时候（虚态）不要用泻法，月亮正圆的时候（实态）不要用补法，月黑无光的时候（病情不明）不是最佳治疗时机。这就是顺应天时变化而调治气血的法则。根据天体运行的顺序和月亮盈亏的变化，通过对日月光影移动的观察，可以确定四时八正之气。

所以说：若月亮初生的时候（经气尚虚）使用泻法，就会促使内脏虚损（呼应上面"月始生，血气始精，卫气始行"句）；若月亮正圆的时候（经气满实）使用补法，就会促使血气充溢于表（呼应上面"月郭满，则血气实，肌肉坚"句），以致络脉中血液留滞，这被称作"重实"；月黑无光的时候（病情不明）用针刺，会使经脉中气血紊乱，这被称作"乱经"（呼应上面"月郭空，则肌肉减，经络虚，卫气去，形独居"句）。上述这些不正确的治法，会使人体阴阳错乱，正邪交争，使邪气得以沉伏停留在体内，外虚不能抗邪，而出现内部功能异常，从而使疾病乘机而起。

本段以圆圆的月亮比喻经络的横截面；以月亮的盈亏变化比喻经络的虚实，强调经络充满时不要补，经络亏空时不要泻。其核心观点为“泻必用方，补必用员”。

有学者认为：古人早已发现月亮对海潮有影响，故推断其对人之气血也会有影响，并据此提出“因时制宜”的治疗原则。（潘卫星，《反光——中医学方法论分析》）

黄帝问于伯高曰：夫邪气之客人也，或令人目不瞑不卧出者，何气使然？伯高曰：五谷入于胃也，其糟粕，津液、宗气分为三隧。故宗气积于胸中，出于喉咙，以贯心脉，而行呼吸焉。营气者，泌其津液，注之于脉，化以为血，以营四末，内注五脏六腑，以应刻数焉。卫气者，出其悍气之慓疾，而先行于四末分肉皮肤之间，而不休者也。昼日行于阳，夜行于阴，常从足少阴之分间，行于五脏六腑，今厥气客于五脏六腑，则卫气独卫其外，行于阳不得入于阴，行于阳则阳气盛，阳气盛则阳跷陷，不得入于阴，阴虚故目不瞑。

黄帝曰：善。治之奈何？伯高曰：补其不足，泻其有余，调其虚实，以通其道，而去其邪，饮以半夏汤一剂，阴阳已通，其卧立至。黄帝曰：善。此所谓决渎壅塞，经络大通，阴阳和得者也，愿闻其方。伯高曰：其汤方以流水千里以外者八升，扬之万遍，取其清五升煮之，炊以苇薪火，沸，置秫米一升，治半夏五合，徐炊，令竭为一升半，去其滓。饮汁一小杯，日三，以知为度。故其病新发者，复杯则卧，汗出则已矣。久者，三饮而已也。

《灵枢·邪客》所论“流水千里以外者”称千里水或长流水，取其源远流长之意，性能荡涤邪秽、疏通下达。“扬之万遍”能散水寒之气，且有流畅不滞之意；张仲景称其为甘澜水，并用其治奔豚，因水扬之万遍，水性无力，不能助寒水上行。由此可见，古人对水很重视。“炊以苇薪火”：《本草纲目》中火部有记载，芦火适宜煎一切滋补药物，因为其火力温和，不会损伤药效；所以，我们煎滋补药时，要用小火。“沸，置秫米一升，治半夏五合，徐炊”：煮开后，放秫米一升，半夏五合（秫米应为黄小米。半夏：因生半夏有小毒，宜用姜半夏。一升等于十合，所以黄小米与半夏的比例大致是2∶1）。“徐炊，令竭为一升半，去其滓”：慢熬，熬好后，取上面的米汤饮用。

《黄帝内经》治疗失眠的药方“半夏汤”的制作方法更是体现了形象思维特色。其曰：“以流水千里以外者八升，扬之万遍，取其清五升，煮之，炊以苇薪火，沸置秫米一升，治半夏五合，徐炊，令竭为一升半，去其滓，饮以一小杯。”千里以外的流水具有“流动”的性质；苇是管状空心之物，具有“通”的性质；秫米与半夏能熬出黏的汤汁，具有“滑”的性质。这些特性集合构成了“半夏汤”的功效——纠正体内“阴阳之气不通”的病态，而“阴阳之气不通”正是失眠的病机所在。（宋琳莉、孟庆刚，《基于复杂科学的系统思维与中医整体思维辨析》）

黄帝曰：一时遇风，同时得病，其病各异，愿闻其故。少俞曰：善乎哉问，请论以比匠人。匠人磨斧斤砺刀，削斫材木。木之阴阳，尚有坚脆，坚者不入，脆者皮弛，至其交节，而缺斤斧焉……况于人乎。

本段取自《灵枢·五变》。其将人体发病与斧斤削木类比，以相同的斧斤削木，砍伤各异，说明相同的风邪袭人，病态不一。由前者的原因是木质不同，推论后者的原因是体质不同。因而，提倡

“因人制宜”的治疗思想。

今夫五脏之有疾也，譬犹刺也，犹污也，犹结也，犹闭也。刺虽久，犹可拔也；污虽久，犹可雪也；结虽久，犹可解也；闭虽久，犹可决也。或言久疾之不可取者，非其说也……疾虽久，犹可毕也，言不可治者，未得其术。

这里批评那种“言久疾之不可取”的无所作为的思想。显然，任何时代都存在“不治之证”，认为某病“不治”是当时的事实，而预言该病一定能治倒是无法证实。《黄帝内经》的作者以一连串难解决但终能解决的问题类比疾病，认为治病如同“拔刺”“雪污”“解结”“决闭”一样。类比的结果是，作者充满信心地提出没有不治之证的思想，预言不治之证是暂时的，只要“得其术”便可治。正是这一信念鼓舞着历代医家去不懈地探求各种提高疗效之“术”，才有中医学的不断发展丰富。正如康德所言：“每当理智缺乏可靠论证的思路时，类比这个方法往往能指引我们前行。”（潘卫星，《反光——中医学方法论分析》）

《黄帝内经》取象的方式有多种，但非常注重全景性，就像摄影中“抓拍”，抓取其自然、生动、最有表现力的瞬间形象。《黄帝内经》取象还结合电影的“格式分离”式的描述，在一小段文字里，融入人的生殖规律、从受精到成人形的过程、四季变化等意象。其更立足于全息规律进行类比取象，以反映“天人合一”的生态理念，突出共性……总之，《黄帝内经》通过立象以尽意，但无论它以何种方式取象，都紧紧地扣住主题。这是为了突出中医的核心理念——整体观、平衡观、和谐观。

潘卫星认为：《黄帝内经》的整个医学思想就是一个大的类比，

即人与自然界类比。这一类比却幸运地成为中医学规范的核心，中医学中许多闪光的医学思想多由此而来。

总之，在意象思维方法论基础上，《黄帝内经》认为，人就是一个基于阴阳原理基础之上，以五行藏象为核心，并通过经络体系沟通全身上下的一个动态的整体。所以，《黄帝内经》临床辨证有多维镜像，包括阴阳病象、四时病象、六经病象（十二经病象）、五脏六腑病象。《黄帝内经》的认识论有自身的多维特点。

链接：近年新出现了一个名词（新学术领域），即“文化诊断学”。文化诊断学认为：科学思维、价值思维、应变思维决定着思维方式的完善性。

如果以科学思维为横轴，价值思维为纵轴，二者统一能组成关于思维的平面坐标。在此基础上再延伸相应的应变思维，就形成了思维的三维结构。思维处于一维结构的人容易认死理、钻牛角尖；思维处于二维结构的人容易脱离现实条件，主观主义、纸上谈兵，甚至有畏惧矛盾和逃避现实的思维特征；思维处于三维结构的人考虑问题周密严谨、沉着冷静、随机应变，并善于把握矛盾的力度、适度、角度关系。理论能不能转化为实践，知识能不能转化为能力，与思维的三维结构有关。由此诞生了文化诊断学的智慧曲线三维模型。（摘自网易论坛）

第五节　《本草纲目》中的象思维

唐代医家孙思邈在他所著的《千金翼方》中指出：“天竺大医耆婆云：天下物类皆是灵药，万物之中，无一物而非药者，斯乃大医也。”意思是说万物皆秉自然之灵性而生，自然界一切物品无一不可入药，关键在于医者是否善于识其性味功用、善于取其所长罢了。清末名医唐容川在他所著的《本草问答》中说："问曰：药者昆虫土石，草根树皮等物，与人异类而能治人之病者何也？答曰：凡物虽与人异，然莫不本天地之一气以生，特物得一气之偏，人得天地之全耳。设人身之气偏胜偏衰，则生疾病，又借药物一气之偏以调吾身之盛衰，而使归于和平，则无病矣。盖假物之阴阳以变化人身之阴阳也，故神农以药治病"。他也是强调取昆虫、土石、草根、树皮之药的性味来纠人体性味之偏。

"万物皆药"与其说是治病之道，不如说是生存之道、环保之道。宇宙万物各守其位，和谐相处，在变化发展中力求平衡。人生活在自然界，始终处在一种平衡与抗衡的交争过程中。"万物皆药"就是利用他物之性味（药物）以平衡自身，以更好地走向平衡态。人要生存，不仅要维护自身内环境的平衡，更要与自然界之间保持平衡。

站在中医"天人合一"大视野下，取彼物（药）来养生治病，是以不能破坏生存环境为前提条件的。养生时，既要调理人体自身的平衡，也要保护自然环境的平衡。让自然大宇宙、人体小宇宙都维护和谐统一，是中医"天人合一"理念的体现。如今我们的生存环境日渐毁坏，本草资源日渐枯竭，已极大地违背了中医的"和为贵"根本宗旨。自然失去了平衡协调，人的平衡健康也就无从谈起了。

所以说，中药理论就是立足于"天人合一"基础之上的生态医学理论。中国中医科学院李梦漪的硕士论文，对《本草纲目》的象思维进行了专题研究。论文中指出：中药的四气，就是取象于春夏秋冬四时气候。徐春梅等提出，在《本草纲目》中李时珍多处运用象思维，根据药的生长习性，推理药物气味。

例如，《本草纲目》第二十九卷果部一梅花条“气味”项提到：“梅，花开于冬而实熟于夏，得木之全气，故其味最酸，所谓曲直作酸也。肝为乙木，胆为甲木。人之舌下有四窍，两窍通胆液，故食梅而津生者，类相感应也。”梅生长于春，与春之气相通，而春五行属木，对应的五味为酸，故推知梅之味“最酸”。这是取象于五行来推论药物的味象。

《本草纲目》第二十二卷谷部一粳条“气味”项提到：“北粳凉，南粳温。赤粳热，白粳凉，晚白粳寒。新粳热，陈粳凉。”“发明”项提到：“粳稻六七月收者为早粳（只可充食），八九月收者为迟粳，十月收者为晚粳。北方气寒，粳性多凉，八九月收者即可入药。南方气热，粳性多温，惟十月晚稻气凉乃可入药。迟粳、晚粳得金气多，故色白者入肺而解热也。早粳得土气多，故赤者益脾而白者益胃。若滇、岭之粳则性热，惟彼土宜之耳。”这就是取象于气候的寒温来推论出药物的性象。

《本草纲目》第二十八卷菜部三至五丝瓜条提到：“丝瓜老者，筋络贯串，房隔连属，故能通人脉络脏腑，而祛风解毒、消肿化痰、祛痛杀虫及治诸血病也。”这是由丝瓜络的立体网状结构之象与人体脉络脏腑之象相类似，而推论出丝瓜络具有通人体脉络脏腑之功效。《本草纲目》第十八卷草部七旋花条，李时珍认为植物的藤与人身之筋具有某些相似的特性而进行类比，推论出植物之藤可以治疗人身的筋病。他说：“凡藤蔓之属，象人之筋，所以多治筋病。旋花根细如筋可啖……可补损伤。”这两例都是通过对药物形状进行类比，而得出其临床功效的。

药用部位相同的药物，其临床功效常有相似之处。郭延东提出，花叶或质地轻虚的药物，如薄荷、桑叶等，大多能升能浮，作用向上、向外；子实及质重的药物，如苏子、莱菔子之类，大多能沉、能降，作用向下、向内。药为枝者，如桂枝、桑叶等，能达四肢；药为皮者，如茯苓皮、大腹皮等，可达皮肤、利水消肿。而同种植物，不同部位的药用功效也有所不同。胡爱萍举例指出，苏子、苏叶二药同出一物，因药用部位不同而分为二物。苏叶质轻长于发散；苏子性润下降，长于止咳平喘、润肠通便。《本草纲目》第十四卷草部三苏条，李时珍对二物进行了比较："苏子与苏叶同功。发散风气宜用叶，清利上下宜用子也。"第三十六卷木部三桑条也提到："桑白皮常于利小水，桑叶能止消渴，桑枝能利关节，除风寒湿痹诸痛。"这也是不同药用部位有不同功效的体现。

郭延东还指出水属阴，故水生的龟板、鳖甲、牡蛎等具养阴潜阳之功；生于水泽湖沼的车前子、泽泻等，多利水渗湿等。这都是通过取象于阴之特性，而推论出来的生长在属阴的水中的药物的功效。此外，还可取象于药物的生长、采收时间来推导出药物功效。例如，夏季的荷叶、藿香、扁豆花有祛暑作用；秋冬的桑叶、菊花多属寒凉润燥之品。而女贞、柏叶有乌发须发作用，则是取象于其四季常青、凌冬不凋的特性。

《本草纲目》第四十一卷虫部三蝉蜕条，李时珍引用王好古之言："蝉蜕去翳膜，取其蜕义也。蝉性蜕而退翳，蛇性窜而祛风，因其性而为用也。"李时珍认为"蝉乃土木余气所化，饮风吸露，其气清虚。故其主疗一切风热之证。"即从蝉的生活习性而推知蝉具有清热的功效。在《本草纲目》一书中，李时珍用这种推理方法发明了不少药物的新功能（如蛇、蜈蚣、血竭、茯苓等）。

张元素在《黄帝内经》理论基础上绘气味厚薄寒热阴阳升降图，将《黄帝内经》理论与具体药物结合起来，制定了药类法象的原则，并将其收入《珍珠囊》一书。他将 100 多味药物分成风升生、热浮长、湿化成、燥降收、寒沉藏五类，并将其与人身法象相

结合，取药物的四气五味及气味厚薄来推导药物的升降浮沉、阴阳归经。(李梦漪，《〈本草纲目〉的象思维研究》)

总之，意象思维是中国传统之“立象以尽意”的思维方法的简称，也是中国传统最具特色的思维方法之一。意象思维“是指运用带有感性、形象、直观的概念、符号表达对象世界的抽象意义，通过类比、象征方式把握对象世界联系的思维方法。”（黄暄，《意象思维与中医》)

在长期的实践中，意象思维产生了一系列的意象模式，如阴阳、五行、八卦、干支等。中医学的六淫、四气、藏象、证候等亦属意象模式。

第六节　立象以尽意，得意而忘象

关于“意”与“象”的问题，在中国的核心传统文化著作(如《周易》《老子》《庄子》《论语》《诗经》等）中，有详细的阐释。这些著作提出了一些非常著名的论点，如“立象以尽意”说、“大象无形”说、“得意忘象”说等。这是反映中国人思维的精髓内核所在。

一、《周易》“立象以尽意”

“立象以尽意”来源于《周易·系辞上》。它告诉人们一个道理：思想和意蕴是可以借助一定形式表达出来的，这种表达有时要比语言更加丰富。进一步说，语言不能表达或传递的思想，可以通过一定的象（如抽象符号等）来表达。《周易》的六十四卦就是最生动的表现形式。从六十四卦的卦象中，可见天地变化，日月运行之象，可知朝代盛衰、人生祸福之理。其卦象所传递的意义，比语言更丰富、更深邃。

《周易》是一部论“象”的书，“象”是《周易》的核心范畴。“象”指卦象。卦象虽然不是艺术形象，但从“拟诸其形容”“象其物宜”来看，其是用来表达各种相应、合适的物象的。例如，用“乾”来指天，《乾彖》曰：“大哉乾元，万物资始，乃统天。云行雨施，品物流行。大明终始，六位时成，时乘六龙，以御天。”这描述了茫茫苍天的宏伟瑰丽。云在流动，雨在降落，太阳驾着六条龙拉的车子，在天空运行。本句话通过上古神话“日乘车，驾以六龙，羲和御之”的故事，赞叹“天”的博大、崇高。这说明《周易》象中的“象”具有对客观物象的模拟、象征、反映、比喻的性能。《周易》中的“象”除自然物象外，还包括大量的人文事象，如农事、畋猎、婚嫁，以及国家政治、战争征伐和人的精神、情感。

《周易》中的象是通过观察、模拟天地万物的形象并通过形象来说明义理的。圣人是如何从纷纭繁复的万事万物中取象的呢？《周易·系辞下》云：“古者包牺氏之王天下也，仰则观象于天，俯则观法于地，观鸟兽之文与地之宜，近取诸身，远取诸物，于是始作八卦，以通神明之德，以类万物之情。”后人将其概括为“观物取象”。古人在“取象”思维过程中，既仰视、又俯察，既取自身的主观物象、又取客观的物象，既取宏观的天象地形、又取微观的鸟迹兽蹄，并以此来会通天地万物神妙的德性，比类区别天地万物化育的情状。这说明《周易》的象是古人通过对自然现象和社会现象的观察而创造出来的，显示了从“观象”（认识）到“取象”（创造）的深化过程。这也说明卦象是自然万物形象的反映，是依据自然万物形象而创造的；同时卦象也含有自然万物深奥的内在本质特性。这也就是卦象符号内蕴的意义。《离象》云："日月丽乎天，百谷草木丽乎土。重明以丽乎正，乃化成天下。"其意谓日月附丽在天上，百谷草木附丽在地上，上下双重的光明附丽在正道上，才可以化成天下物，才能使万物欣欣向荣。它表现了客观事物发展的必然性。革卦，为离下兑上（火下泽上）。《象》曰："《革》，水火相息。"其意谓水火相灭，即我们现在常说的水火不相容。水火不相容，可引起变革。这表现了事物的矛盾斗争。所以接着又说："天地革而万事成，汤武革命，顺乎天而应乎人，革之时大矣哉!"《周易》认为商汤和周武分别革了桀、纣的王命就像天地的"革"一样，是顺乎天意、应乎民心的。

卦象把大千世界中殊不相类的物象联系起来，并把它们归在一个卦象名下，作为卦象的象征。解释卦象就是以"象"导出义理，达到令读者心领神会的目的，在《周易》的"取象"方法中，这种卦象思维表现得相当明显。

"观物取象"的"观"，是对客观物象进行直接的观察和感受，"观其所感，而天地万物之情可见矣"（《咸象》）。而"取"就是在"观"的基础上，使用形象模拟的方法，对"象"的一种提炼和创造。这种思维模式在整个认识和创造的过程中，往往由此象及彼象，或化此象为彼象。具体地说就是卦爻象通过符号化图式推演八卦及其变化。

《周易》提出了"立象以尽意"的命题，一方面承认"言不尽意"的事实，另一方面又认为通过"象"是可以尽意的。《周易·系辞上》载："子曰：'书不尽言，言不尽意'。然则，圣人之意，其不可见乎？子曰：'圣人立象以尽意，设卦以尽情伪，系辞焉以尽其言。变而通之以尽利，鼓之舞之以尽神。'"这句话的意思是圣人通过"立象"来充分表达自己的心意，通过"设卦"来反映各种事物的虚虚实实，再在卦下加上文字说明以尽其语言功能，这就使变通不穷之理尽其全部之利。

“立象”能否“尽意”呢？“触类以长之，天下之能事毕矣”（《周易·系辞上》），“惟变所适”（《周易·系辞下》）。朱熹说：“言之所传者浅，象之所示者深。”（朱熹注《周易本义》）这说明“立象”可以“尽意”。“象”有“实象”和“假象”。“实象”是取现实中真实存在的物象，如“地上有水，水附于地，地中生木，树木从地上生长”等。而现实中并没有“天在山中”“风自火出”这类物象，《周易》将它们虚构出来只是借而为义，所以称为“假象”。“假象”之“假”，一是“假借”之“假”，二是“虚假”之“假”，二者又是相通的。不论“实象”还是“假象”，“皆以义示义”。《周易》通过“实象”“假象”来反映世界的矛盾运动，进行哲理性探索和思考，并重视内在感情的表现，这与我国古代文学创作的写实与虚构颇为一致。

《周易·系辞上》指出“立象以尽意”的特点是：“其称名也小，其取类也大，其旨远，其辞文，其言曲而中，其事肆而隐。”孔颖达在《周易正义》卷十三中解释说：“言虽是小物而比喻大事，是所取义类而广大也。其旨远者，近道此事，远明彼事，是其旨意深远”“其事肆而隐者，其《易》之所载之事，其辞放肆显露，而所论义理深而幽隐也”。这说明“立象以尽意”具有以小喻大、以少总多、以简寓繁、由近及远、深远幽隐的表现特点，就像艺术形象具有以个别表现一般、以具象表现抽象、以有限表现无限的审美特性一样。

总之，“立象”是“尽意”的手段，而“尽意”是“立象”的目的，“意”“象”并重，两者之间有着不可分割的内在联系。可以说，“意象”这个范畴，是源于《周易》的“立象以尽意”的。

我们常有想表达的意思说也说不清楚，想表达的感激之情怎么也表达不出来的时候。“立象以尽意”这一命题首次明确阐释了“言”“象”“意”三者的关系。“书不尽言，言不尽意”“立象以尽意”已经把“言”与“意”区别开来，并揭示出“言”与“意”的矛盾；同时把“象”与“意”联系起来，指出“象”在表达“意”时有着“言”所不能及的功效，并根据“象”与“言”在达“意”上的不同将两者对立起来。例如，“上善若水”，融入了“水”之象，意境却是极深远的。

“立象以尽意”本是体现中国古代艺术文学创作特征的。《黄帝内经》中的许多理论都企图通过“立象”以尽意。“藏象”“脉象”等，虽融入了四季寒暑更迭之象，其意境却是强调“天人相应”的人体阴阳平衡之理。“月生无泻，月满无补”的针刺方法，虽融入了“月亮”盈亏之象，其意境却是强调人体经脉气血会随自然而呈潮起潮落之势，以及“虚不能泻，实不能补”的针刺原则。

二、老、庄论“象”（大象无形）

先秦时期，老子就提出了“象”“大象”的概念，使之从具体事物发展到哲理思想，并成为其“道”论的有机组成部分。

老子认为：“道之为物，惟恍惟惚。惚兮恍兮，其中有象；恍兮惚兮，其中有物。”（《老子》二十一章）这阐述了“道”与“象”的关系及其表现形态，说明了“道”流变不息，带有恍惚窈冥的特征，故云：“是谓无状之状，无物之象，是谓恍惚。”（《老子》十四章）但这种恍惚又不是绝对的虚无。

老子认为：“大象”是无形的，是看不见的，是不可感知的；而“象”则是有形的，是可以直接感知的。“大象”就是从有形之

“象”中抽象出来的。按照老子的思维方式，“大象无形”，可以理解为由有形之“象”进入到无形的“大象”。如果离开了有形之“象”，而去直接获得无形的“大象”是不可能的，但“大象”又蕴含着各种有形的“象”，并统率各种有形的“象”。

“大象”实际上是一种“意”中之“象”，也就是韩非所说的“意想之象”，是客观的有形之“象”在人们头脑中的反映和折射，是由主、客观两方面的因素构成的，是超越有限物象的“意象”。

庄子则提出了“象罔”的概念。《庄子·天地》有一则寓言：“黄帝游乎赤水之北，登乎昆仑之丘而南望，还归，遗其玄珠，使知索之而不得，使离朱索之而不得，使吃诟索之而不得也。乃使象罔，象罔得之。黄帝曰：‘异哉！象罔乃可以得之乎！’”

这个故事以“玄珠”喻“道”，以“知”“离朱”“吃诟”“象罔”四个虚拟形象喻四种不同的求“道”方式。“知”，同“智”，是思虑的智者。“离朱”，是传说中的明察秋毫者，是视力极好的人。“吃诟”，是聪明而善于言辩的人。“象罔”，根据各家的注解，是无思虑、无明目、无言辩，若有形、若无形的人。思虑的智者、视力极好的人、聪明能言辩的人都不得“道”，而“象罔”却得“道”了。只有无思虑、无明目、无言辩，若有形若无形的“象罔”才能得道。“象”，若有若无、昏昧不清，是一片混沌，因此得道最自然的方式只能是以气合气。只有这样才能在有无、虚实相生中同于大道。

这则寓言说的是：黄帝到赤水之北游玩，回来的时候，却把他那玄珠（道）丢掉了。黄帝于是派遣理智、感官、言辨等人去寻找，都没找到，最后派无心去寻找，却找到了。这一比喻体现了，就表现“道”来说，作为有形和无形相结合的形象的“象罔”，比之理智、感官、言辨更为优越。

庄子的“象罔”说是对老子“大象无形”的一种延伸和发挥。为了把握“道”的这种形态和性质，必须突破“象”达到“象罔”的境地。只有达到“象罔”的境地，才能体现“道”。所以“理智”“感官”“言辨”等人都无法寻找到“玄珠”（道），唯有“若有形若无形”的“象罔”发现“道”。这正是通过想象和体悟去加以把握的。

所以说，老子的《道德经》，第一句话就是“道可道，非常道。”什么是常道？常道就是一种恒常之道、平常之道。在我们生活中普普通通的、时刻也离不开的那些道，叫常道。这种道不是可以用语言说清楚的，而是我们在生活中体悟的。比如说为人之道。怎么样做人？说得再多都没有用，得自己去做。

我们常说《黄帝内经》是论道的学问。中医是“大道”，需我们心领神会地去体悟。如“道者，圣人行之，愚者佩之”“智者察同，愚者察异”“大道极于一”“春夏养阳，秋冬养阴”“圣人不治已病治未病”“治病必求于本”“天食人以五气，地食人以五味”“异法方宜”“病为本，工为标”“生病起于过用”“十二官不得相失也”等，这些大道，不是在实验室所能测出其意境的。

三、王弼“得意在忘象，得象在忘言”

王弼是三国时期魏国人，是一位年轻而杰出的哲学家，也是玄学的代表人物。

王弼在《周易略例·明象篇》中对“意”与“象”“言”的关系有深刻辨析：“夫象者，出意者也；言者，明象者也。尽意莫若象，尽象莫若言。言生于象，故可寻言以观象；象生于意，故可寻象以观意。意以象尽，象以言著。故言者所以明象，得象而忘言；象者所以存意，得意而忘象。犹蹄者所以在兔，得兔而忘蹄；筌者所以在鱼，得鱼而忘筌也……象存于意而存象焉，则所存者乃非其象也；言生于象而存言焉，则所存者乃非其言也。然则，忘象者乃得意者也；忘言者乃得象者也。得意在忘象，得象在忘言。故立象以尽意，而象可忘也；重画以尽情，而画可忘也。是故触类可为其象，合意可为其征。”

“得鱼忘筌”比喻已达目的，即忘其凭借。“筌”亦作“荃”；“得兔忘蹄”犹言得鱼忘筌。蹄，兔罝。“得鱼而忘筌”的意思是：领会了深妙的义理，表达它的言语就可以忘掉；鱼捕到了，渔具也可以忘掉。也就是说，言语和渔具虽不可少，但毕竟只是手段，而领会精神实质、实现既定目标更重要。

王弼提出“得象而忘言”“得意而忘象”的命题，并把它看作是如《庄子·外物》篇中所说筌、蹄之于鱼、兔的关系。这与王弼的哲学受老、庄“贵无”论的影响有关。这也是对“圣人立象以尽意”的一种哲学思辨，惟“忘象”才能“存象”，惟“忘象”才算“得意”，这种探索就像《庄子·外物》中的“得意忘筌”一样，主观体验和感受不停留在“言”和“象”上，而是对“言”和“象”的超越，从而获得“意”所蕴含的精旨妙义。

关于“触类可为其象，含义可为其征”，这是王弼对“圣人立象以尽意”的概括性阐述。“象”作动词用有“象征”的意义。“触类可为其象”即所谓触物比类，由此及彼，从而形成具体可感的形象。正由于《易》象“体万物之撰”，而且往往可以触类旁通，使大千世界的许多事物都可以概括于其中，从而发挥《易》象“其称名小，取类大”的特殊功能。在王弼看来，《周易》六十四卦中任何一卦的义理，都具有象征的意义，且这是符合“以象喻理”的思维方式特点的。

王弼提出“得象而忘言”“得意而忘象”的命题，“忘”在这里是有深意的。它重在提示注意力重心的转移，重在提示一种不过分纠缠和拘执的精神。“得意忘象”指只取其精神而无视其形式。就是说，立象以尽意，而象可忘也；就像重画以尽情，而画可忘一样。

《黄帝内经》说：“月生无泻，月满无补。”这是用月亮盈亏之象类比经络虚实之象。这种比喻方式好不好不重要，我们只需要掌握针刺时的“补虚泻实”的精神就好；“少火生气，壮火食气”这种比喻方式好不好不重要，我们只要掌握“生病起于过用”的道理就好；将脏腑分别比喻为君主之官、相傅之官、仓廪之官、治节之官等这些社会官职是否非常恰当并不重要，我们只要能明白“十二官不得相失”的道理就好。

当然，也有学者认为：“（王弼之论）把‘忘言’‘忘象’看作是‘得意’的条件，无限夸大‘言’和‘象’作为认识媒介在认识过程中的相对局限性，而把‘言’和‘象’看作是‘得意’的障碍……这样把认识的对象和认识的媒介手段，作为认识对象的思想和传达思想的物质外壳，然后形而上学地割裂、对立起来，歪曲了认识的深化过程，宣扬了神秘主义的不可知论。”（肖箑父、李锦全，《中国哲学史》）

第七节　意象思维方法论

意象思维就是直接观察，以“象”表述，知常达变。意象思维是人类认识世界的常态思维。中国人的思维具有明显的意象思维特征。所以在“立象以尽意”“大象无形”“得意而忘象，得象而忘言”基础上进行观象、悟象，就是意象思维的基本方法。

“意象”本是文学艺术审美中最常提及的范畴。有学者认为：

中国的文学艺术系统从某种意义上来说就是“意象”系统。不论是抒情、叙事，或是造型艺术（如绘画等），从艺术本体上进行界定，都可说是属于“审美意象”范畴。由于体式的不同，其“意象”的表现建构与形态特征也就各有其特点。这一方面是在流变的过程中通过创作实践自然形成的（诸如诗歌意象、词意象、戏曲意象、文章意象、书法意象、绘画意象、音乐意象等）；另一方面是由于审美意象生成的途径和构成的关系不同，并深入到各个不同的层面，不断扩展其内涵的容量和意蕴而形成的。这就规定了各种体式不同“意象”的美学特征，从而形成了艺术作品的不同风貌特色。

作为医学，中医似乎应属自然科学范畴，但中医却是建立在“意象”思维基础上的学科。这是一个值得深思、关注的问题。

1980 年初，著名学者钱学森提出建立思维科学。他认为人类的思维形态包括抽象思维、形象思维和创新思维，而创新思维又是前两者的结合，所以人类基本的思维形态就是抽象思维和形象思维。关于形象思维，多只在文学艺术领域内讨论，而钱学森则提出，应把形象思维从文学艺术领域扩展到人类的全部思维活动。

冯友兰先生考察中国哲学的生成背景时曾指出，中国哲学、艺术、文学的表达源于农耕文明，与西方的渔猎文明有着不同的品质。这种认定有一定的道理。中国的农耕文明与天时地利、阴阳节气、生长收藏关系巨大，故其间孕生的文化形式必然和天地自然有着密切的联系。

蒋谦认为，象有四个层次，即原象、类象、拟象、大象。他还认为意象思维有四个功能，即直观了悟、摹略辨微、取象比类、整体关联。

周远斌认为象思维运用的四个主要环节是观物、取象、比类、体道。观物和比类就是直接观察和进行比类的意思；取象是通过对对象的反复观察和直接感受，将对象概括、提炼为意象；体道强调的则是道的本性不会直接显现，只能从事物的变化中透露道德意蕴。

广州中医药大学王中杰博士论文指出：象思维是一个“观”“取”“立”“见”“通”的认知过程，与概念思维的感官知觉、概念形成、信念定立、知识获得的认知过程形成强烈对比。如果前者属于一种悟性的、生成的思维方式，后者则属于一种理性的、构成的思维方式。就认知阶段而言，“观”“取”可对比感官知觉，“立”可对比概念形成，“见”相近于信念定立与知识获得，而“通”则惟象思维所独有。就知识的构成而言，象思维以“象”为基本单位，而概念思维则以概念为基本单位。基于“立象以尽意”，“象”实质包含了“意”，故“象”又被称为“意象”，而“象思维”，又被称之为“意象思维”。

吕小康等认为：意象思维是中国人的传统思维模式，它通过观物取象和取象比类的方式认知世界、推演联系。这种思维模式塑造了中国人特有的身心不分的身体观、疾病观和治疗观。在中国人的观念中，身体不仅仅是一具生理躯体，还具有气、阴阳、五行等本土概念所体现的弥合物质与精神，以及联结生理与心理的模糊性与开放性。人体在表达疾病感觉时通常不分生理与心理。任何一方面出现不适感觉即可认为自己生病。在面对心理医生时也倾向于同时报告躯体状况与心理感觉，从而使得临床报告出现较高的躯体化报告率。这正是文化心理影响疾病表达的体现。这也使得疾病不仅是一种医学现象，也是一种文化现象。医学不仅需要生理知识，也需要人文知识。

金丽认为：中西医学为不同的文化体系与科学技术体系，二者是“对立互补”的关系；两者不可通约，不可替代。两者结合的切入点之一当在人文层面。中医学倡导“意象思维”，擅长“立象尽意”“执简驭繁”，察疾病于“端倪”。其调“五神藏”“形神统一”理念在当今心身疾病与身心疾病治疗中对西医学是很好的补充；“辨病与辨证相结合”强调个性化治疗与西医学注重病理的“标准化与精致化”诊疗模式可取得平衡状态下的高度统一。“道法自然”，注重“治未病”，注重“中和”，值得中西医学“共勉”。

当然，也有学者对意象思维、类比思维做了“反思”，或更深层次的思考。

赵光载认为：天人合一的弊病是忽视了对外在世界进行实测、实证的具体分析，妨碍了机械科学的分析方法的发展。它的合理方面是把人与自然看作互相联系的系统，以系统的角度来认识自然和宇宙，并且把人体生命的认知活动与能力作为其创造的文化符号体系的意义源泉。人的精神主体是自然界长期进化的产物，而世界的意义需要人的精神解读才能获得，这是存在论意义的天人合一。

高晨阳认为：中国先哲习惯于运用比类的思维方法，这有助于把握对象世界的全貌，与辩证思维的原则相结合。同时，类比推理本身也有很重要的认识论价值和科学价值。通过类比可以启发人的思想，帮助人们打开想象的翅膀，由此物推及彼物，触类旁通。由此，联想到中国古代的理论科学不发达，但却有举世瞩目的发明创造，在医学、天文学、农学及机械制造等方面有辉煌的成就，这似乎与类比推理的思维方式有某种密切的关系。但其缺陷也很明显，即对于对象世界的认识往往模糊而不严密，特别是推理过程中牵强附会的现象很多。类比推理以“类”的观念为基础。而此类事物与彼类事物是否同类，由于古代哲人缺少科学的认识工具而很难全面、准确地把握它们的特性。因此，他们只有靠想象去推测其间的关系，实现由此类到彼类的过渡。这就难免使他们的思维带上臆测、附会的特征。

刘大椿站在方法论的高度提出，当代关于科学方法的主要争议为：究竟是着眼于对科学的结果（知识）做静态分析，还是着眼于对科学的过程（发现）做动态把握。用科学哲学的专门术语来说，这是所谓辩护和发现的问题。

英国科学哲学家 M·波兰尼认为，人类的知识分为两类。一种是通常被说成知识的东西，即用书面语言、图表或数学公式表达的东西，即言传知识；另一种是系统阐述的知识，叫作意会知识，如我们对正在做的某事所具有的知识。波兰尼认为，意会知识实际上是一切知识的主要源泉，但意会知识（像我们个人的行为）缺少言传知识所具有的公共性和客观性。所以，言传知识和意会知识分别表现为概念化活动和体验的活动。

言传知识具有清晰的逻辑特征，它使我们可以对之进行批判性思考。但是，在知识的获得过程中，起决定性作用的不是可言喻的逻辑操作的功能，而是头脑的意会功能。所谓意会，就是理解。精神的意会作用是理解的过程，而对词语和其符号的理解又是意会过程。词能传递信息，一系列代数符号能构成数学演绎，一张地图能表示出一个地区的地形；但是无论词、符号还是地图，都不能说是传达对它们本身的理解。虽然可以用最易使人理解的形式来表达，但对信息载体所传递的信息的理解，总还有赖于接受者的智慧。

从总体来看，意会知识比言传知识更为基本，人们能够知道的比他所能说出的东西多得多。言传知识，也只有通过意会才能被深刻理解。意会知识既是诀窍，也是认识的中心动作，因为理解包含并最终依赖实践而获得的领悟。我们认识一副面孔，却不能确切地说出我们是依据什么特征认出它的。了解一个人的内心也是这样。一个人的内心只能全面地、通过专注于外在表现的不能详细说明的细节来认识。广而言之，发现的逻辑虽然不能用语言充分表达出来，但发现的过程作为一种意会过程，常常迸发出极大的创造性。因此，方法论研究应当把发现纳入自己的视野。这是一个困难而有意义的任务。（刘大椿，《科学技术哲学导论》）

潘卫星认为：类比推理的使用一半靠知识，一半靠直觉。我们宁愿把它看作科学研究的艺术，也不把它当成逻辑推理方法。它的助发现作用有益于提出假说，然而类比的结论只是科学研究的开始，而不是结束。不经过经验事实的验证就轻信类比的结论，会步入歧途。类比是一把两刃斧，能劈开神圣的殿堂，也能打开鬼怪的洞府。关键在于巧妙地把握。

类比在中医学中有两种作用：其一能作为助发现的工具；其二能作为说理工具。前者是类比的本分，古人有精彩的运用；后者则是类比所不能胜任的，用类比做科学论证或科学解释是古人的误用（需要清楚的是，取消一个支持性论据，并不等于提出一个反驳性论据。也就是说，指出这种论证方法的错误，并不意味着必然否定以上各家擅长的治疗方法，这些方法来自临床，其真伪需要更严格的临床观察来鉴别）。对于第二种情况，究其原因，首先是古人过分相信世界的统一性，而且过分简单地理解这种统一性，认为万物一理，天人相应，因而对“援物比类”的“佐证”深信不疑。其次，中医基础理论属自然哲学形态，医理多是哲理，古人运用类比带有阐释哲理（即比喻式的讲道）的色彩。因而，得到理论上的虚假满足。再次，虽然只要一张口说话就离不开形式逻辑，但古人只是自发地运用着，而对于形式逻辑的某些重要法则（包括类比法则）却没有明确认识到，故其在运用类比时犯逻辑错误不足为奇。这里我们又一次看到不注重形式逻辑的研究，给中国古代科学带来的不幸。（潘卫星，《反光——中医学方法论分析》）

第八节　精确与模糊的辩证统一

意象思维的特点是直观性、哲理性、宏观性、模糊性。

然而，医学在很多时候是需要精确表述的，现代科技也为精确表达提供了可能。如体温超过37℃是发热，血压超过140/90mmHg就是高血压。再如，当白细胞等超过了一定的值就是感染；当血红蛋白低于一定的值就是贫血。

当前，医学科学正在向更精确化迈进。2011年，美国科学院、美国工程院、美国国立卫生研究院及美国科学委员会共同发出“迈向精确医学”的倡议。著名基因组学家Maynard V. Olson博士参与起草的美国国家智库报告“走向精确医学”正式发表。这篇报告提出了通过遗传关联研究和与临床医学紧密接轨，来实现人类疾病精准治疗和有效预警。简单来说，“精确医学”就是指根据每个患者的个人特征量体裁衣式地制订个性化治疗方案。它是由“个性化医疗”联合最新的遗传检测技术发展而来。

精准医疗的实质包括两方面，即精准诊断和精准治疗。在精准诊断方面，对人的了解需要深入到基因多态性的层面，而对病的了解则必须深入到体细胞突变，这些都离不开测序。然而，在形成精准的诊断后，还需要精准的靶向治疗，比如分子靶向药物、抗体药物和抗体耦联药物等。所以说，精准医疗包含很多层面医疗技术的提高，不仅仅是“基因测序”这一件事。精准医疗作为下一代诊疗技术，较传统诊疗方法有很大的技术优势。相比传统诊疗手段，精准医疗具有精准性和便捷性。一方面通过基因测序可以找出癌症的突变基因，从而迅速确定对症药物，省去患者尝试各种治疗方法的时间，提升治疗效果；另一方面，基因测序只需要患者的血液甚至唾液，无需传统的病理切片，可以减少诊断过程中对患者身体的损伤。可以预见，精准医疗技术的出现，将显著改善癌症患者的诊疗体验和诊疗效果。

精准的高科技给人们带来了翻天覆地的变化。如神舟九号飞船是中国航天计划中的一艘载人宇宙飞船，是神舟号系列飞船之一。其发射、运行、空中交接、返回地面等都要精确到分秒。

再如亲子鉴定也是精准科学的成果。遗传学理论已证实，子女的基因组 DNA 各有一半分别来源于亲生父母一方。对父母子三方（又称为三联体）、父子（或母子）双方（又称为二联体）的亲权鉴定的准确率可以达到 99.999999%。

然而，精确和模糊又是辩证统一的。

精确和模糊，是一对矛盾。不同情况下，有时要求精确，有时要求模糊。有些现象本质上就是模糊的，如果硬要使之精确，自然难以符合实际。

在数学的经典集合论中，当确定一个元素是否属于某集合时，只能有两种回答："是"或者"不是"。我们可以用两个值 0 或 1 加以描述，属于集合的元素用 1 表示，不属于集合的元素用 0 表示。然而当我们所说的"年老""高个子""年轻人""很大""聪明""漂亮的人""价廉物美"等却要复杂得多。疾病在很多时候更是如此，如早期的世界卫生组织制定的判断高血压的基本标准是：血压 140/90mmHg。那么，如果血压 139/89mmHg 算不算？照经典集合论的观点看：不算。但这肯定有悖于临床现实（所以，1999 年世界卫生组织的高血压标准就有理想值、正常值、正常高值、Ⅰ级高血压值、Ⅱ级高血压值、Ⅲ级高血压值等系列标准）。如果用一个圆，以圆内和圆周上的点表示集合A，而圆外的点表示不属于A。A的边界显然是圆周。将高血压的集合用图表示，则它的边界将是相对模糊的，即可变的。如果将1.8米定为高个子，那1.79米显然进不了高个子的集合圈内。然而，这个元素（如身高1.79米的人）虽然不是100%的高个子，却还算比较高，在某种程度上属于高个子集合。这时这个元素是否属于集合，不能光用0和1两个数字表示，而可以取0和1之间的任何实数。医学上的高血压、发热、缺钙、贫血、糖尿病等的其诊断皆如此。

有人举的例子很形象：一粒种子肯定不叫一堆，两粒也不是，三粒也不是……而所有的人都同意，一亿粒种子肯定叫一堆。那么，适当的界限在哪里？我们能不能说，123585粒种子不叫一堆而123586粒就构成一堆？就是说，“一粒”和“一堆”是有区别的两个概念。但是，它们的区别是逐渐的，而不是突变的，两者之间并不存在明确的界限。换句话说，“一堆”这个概念带有某种程度的模糊性。类似的情况还有“年老”“高个子”“年轻人”“很大”“聪明”“漂亮的人”“价廉物美”等。中医灸法治疗的“壮”之大小概念、针灸取穴的“同身寸”概念等都是相对模糊的。

不仅普遍存在着边界模糊的集合，就是人类的思维，也带有模糊的特色。有些现象是精确的，但是，适当的模糊化可能可以使问题得到简化，使其灵活性大为提高。例如，在一篮子苹果里若要找一个最大的，那很麻烦，而且近乎迂腐。我们必须把篮子里的所有苹果都称一下，再加以比较才能确定。它的工作量跟篮子苹果的数量成正比。数量越多，工作量越大。然而，只要稍微改变一下问题的要求，不是找最大的苹果，而是找比较大的，问题就从精确变成了模糊，但同时工作也从不必要的复杂变成意外的简单，挑不多的几个就可以满足要求。所以说，过分的精确实际成了迂腐，适当的模糊反而灵活。苹果的重量在理论上说是可以精确的。然而，人们在实际判断苹果大小时，通常并不需要测定这些精确值。同理，模糊的“堆”的概念是建立在精确的“粒”的基础上，而人们在判断眼前的东西叫不叫一堆时，从来不用去数“粒”。

有时，人们把模糊性看成一种物理现象。近的东西看得清，远的东西看不清，一般来说，越远越模糊。但是，也有例外的情况。乐山睡佛的发现就是一个典型例子。乐山大佛是著名景点，但以大佛为中心还套有一巨型睡佛景观，又称隐形睡佛。其位于乐山城侧的三江（岷江、青衣江、大渡河）汇流处。这尊睡佛全身长达 4000 余米。佛头、佛身、佛足由乌尤山、凌云山和东岩联襟而成，四肢齐全，体态匀称，面目清秀，安详地漂卧在青衣江山脊上，仰面朝天，慈祥凝重。睡佛的发现很有意思。1989 年 5 月，61 岁的广东顺德农民潘鸿忠到乐山旅游，游览乐山大佛、乌尤山之后，随手用傻瓜相机远拍了一张山景照片。回家乡后，他突然发现照片上的山形宛如“健男仰卧”，遂把“乐山巨佛发现记”发表在《四川文物》（1990 年第 4 期）上。8 月，《乐山报》发表了“乐山巨佛发现记”全文。9 月，四川省文化厅派考察组专程赴乐山考察，给予了肯定。随后，四川日报、中国文化报、人民日报（海外版）、华声报、中国旅游报、今晚报、新华社、中央电视台等新闻单位竞相报道。这尊巨佛在国内外产生了始料未及的反响，可谓“巨佛”出世，轰动一时。慕名而来的远近游人，络绎不绝。1991 年，潘鸿忠被乐山市人民政府授予“荣誉市民”称号。随后，由他撰文的《乐山巨佛发现记》被刻成石碑，竖立在新建的观佛楼的墙上。此碑被誉为“三绝碑”，供游客观赏，并一直延续至今。

就好像站在海边，海岸线是模糊的；从高空向下俯瞰，海岸线却显得十分清晰。太高了，又模糊。精确与模糊，有本质区别，但又有内在联系。两者相互矛盾、相互依存也可相互转化。所以，精确性的另一半是模糊。

在自然科学领域，数学向来以精确而见长。但在数学领域，却偏偏有一个“模糊数学”分支。它是针对一些无法以精确的数量形式描述、甚至越采取精确描述反而越混乱的客观存在，采用特殊的“模糊方法”进行科学处理的数学分支。所谓“模糊方法”，就是放弃精确描述的努力，以综合的方法，来求得对客观事物总体的描述和把握的一种思想方法。这种思想方法所遵循的原理，我们称之为“模糊数学原理”。

长期以来，人们一直把模糊看成贬义词，只对精密与严格充满敬意。20 世纪初期社会的发展，特别是科学技术的发展，还未对模糊性的研究有所要求。事实上，模糊性理论是电子计算机时代的产物。正是这种十分精密的机器的发明与广泛应用，使人们更深刻地理解了精密性的局限，促进了人们对其对立面或者说它的“另一半”——模糊性的研究。

自然科学领域存在模糊数学原理的适用对象，社会科学领域同样也存在这种模糊数学原理的适用对象。人们日常所谓的“小事糊涂，大事清楚”“放开微观，把握宏观”“水至清则无鱼”“憎爱过于分明的人不适合搞管理”之类的处事规则当中，就蕴含着这种模糊数学原理。

模糊科学并非“糊涂科学”，而是自成一类的科学。它与采用精确分析的“精确科学”相对，即与普通的数学思想方法相对，强调的是放弃无法实现的对事物的精确描述，以综合的手段来从整体上、宏观上把握事物的本质和规律。

模糊综合评价法是一种基于模糊数学的综合评价方法。该综合评价法根据模糊数学的隶属度理论把定性评价转化为定量评价，即用模糊数学对受到多种因素制约的事物或对象做出一个总体的评价。它具有结果清晰、系统性强的特点，能较好地解决模糊的、难以量化的问题，适合各种非确定性问题的解决。

不管是精确科学还是模糊科学都是科学的接力，都是站在知识肩膀上的进取！

王汝发等说得好："自然辩证法告诉我们，一切事物都是一分为二的，精确性和模糊性也同样具有两重性。世界上不存在普遍有效的精确方法，模糊方法也并非必然是非科学方法。科学的方法应该是能够如实反映事物本来面目，按事物自身的规律处理问题的方法。精确方法和模糊方法都可以作为科学方法。在一定范围内，精确方法是更科学的方法，而在另一范围内，模糊方法则是更有效的科学方法。"

"精确方法的核心是建立数学模型。通过求解模型引出基本结论。而这一方法无法应用到对复杂系统的研究上。因为对于明显存在模糊性的复杂系统现象，原则上无法建立精确的数学模型。没有数学模型，精确的定量分析便无从谈起。'从认识论角度看，需要有完备而足够精确的数据资料。因此，模糊性的复杂现象没有统一的模式，没有固定的方法，其中既有逻辑思维，又有非逻辑思维。建模过程大体都要经过分析与综合、抽象与概括、比较与类比、系统化与具体化的阶段，其中分析与综合是基础，抽象与概括是关键。从逻辑思维来说，抽象、归纳、演绎、类比等形式逻辑的思维方法大量被采用。'但任何的分析与综合、抽象与概括、比较与类比、系统化与具体化、测量和计算的精度不可避免地要受到技术水平的限制，复杂系统特别是人文社会科学系统往往难以获得必要的数据资料，难以系统化与具体化，这就使精确方法失去了使用的前提。”

“在模糊集合论的创始人查德之前80年，恩格斯就已经广泛地注意到科学领域中的模糊性问题了，并从哲学上做了透彻的分析。这在《反杜林论》和《自然辩证法》里有清晰的反映。在形而上学观点的影响之下，传统科学表现出几个明显的偏差。一是把区分事物类别的标志绝对化，把不同类别之间的分界线看作是固定的、不可逾越的。这种观点也渗透到了近代自然科学的各个领域，恩格斯根据这些科学的新成就深刻地批判了上述形而上学的观点。他指出，不同类属的区别标志都是相对的、不确定的。他还明确讨论了类与类之间界限的模糊性和可变性。马克思也同样注意到自己研究领域的模糊性，他指出：‘社会史上的各个时代，正如地球史上的各个时代一样，是不能划出抽象的、严格的界限的。’恩格斯还把类别标志的不确定性（模糊性）和界限的不分明性作为自然过程的辩证性质的重要体现来考察，并从哲学上断言：‘辩证法不知道什么绝对分明的和固定不变的界限’。这些论述精辟地揭示了模糊性的客观性、普遍法，论证了对模糊性进行独立研究的必要性，预示了模糊学产生的必然性。”

“模糊学的出现是理论思维从形而上学思维方式向辩证思维方式复归这一历史潮流的产物和表现。模糊学的新颖思想和方法，在辩证唯物论看来，是完全合理、容易接受的。当然，模糊学的理论还有一个不断完善的过程，还要经受实践的检验，这本身也是符合辩证唯物论的认识论的。”

“正如恩格斯所言的‘辩证法不知道什么绝对分明的固定不变的界限，不知道什么无条件的“非此即彼”，又在适当的地方承认“亦此亦彼”，并且使对立互为中介’‘一切差异都在中间队段融合，一切对立都经过中间环节而相互过渡’。‘秃’与‘不秃’是不能以某一个人的头发根数来分界的。‘稳定’与‘不稳定’、‘健康’与‘不健康’也都找不到明确的界面。从差异的一方到差异的另一方，中间经历了一个从量变到质变的连续过渡的过程。这种现象，就叫作差异的中介过渡性。由这种中介过渡性造就出的划分上的不确定性就叫作模糊性。”

“人类认识世界从模糊发展到精确，从心中无数到心中有数，这是一个飞跃；而今天为了分析和处理模糊现象，又突破了精确科学的框架，产生了模糊科学。模糊—精确—模糊，这并不是倒退，而是螺旋式的攀升，是事物发展的否定之否定，它标志着人类认识世界的能力又提高到了一个崭新的水平。”（王汝发等，《从精确科学到模糊科学的哲学思考》）

有了疾病的概念后，现代人类一直试图将人群分为健康和不健康两大类（当然，现代还有一个亚健康概念）。有病就是不健康了。到底什么是不健康？其实今天也很难有一个明确的定义。有一本书叫《疾病的发明者》，这本书的中心意思是要告诉读者，当今的医药公司和其他与医疗相关的利益集团，当然包括医院和医生们，正在制造和推销着种种疾病。疾病已成为牟取暴利的“工业产品”（这是医患关系紧张的根源）。按照世界卫生组织的定义，健康是“身体、精神及社会生活中的完美状态。”肯尼亚一位著名的外科医生曾说，按照这个定义，除了那些性爱高潮中的情人，我们都是不健康的。

确实，健康与不健康之间是很难找到界线的。诊断一个人是不是患者有时很难。在临床上，症状、各项体检指标都是诊断疾病的依据。自我感觉是一个判断依据，医学检查又是一个判断依据，但两方面有时未必一致。

“症状”就是患者主观感觉到的不舒服的感觉及其病态体征，

是机体发生异常的信号。正因为有症状，患者才感到痛苦，然而症状又是机体对致病因素刺激产生反应的外在表现。治病的根本目的之一就是为了改善患者的不舒服感觉。但症状消除并不一定意味着疾病的消失。有些疾病在一定阶段或许没有症状。有时，患者很痛苦、不舒服，且有症状，却检查不出任何异常指标。

高科技日新月异的发展，给医疗检查手段带来的突发猛进的便利。X线、B超、CT、MRI和ECT等影像检查，以及心电图、脑电图、甲碘试验、肾图、胃镜、胆道造影和化验室检查等，种类繁多、功能各异。只有医生才能根据病情，权衡利弊，在正确解决诊断的前提下，选择经济、简便、安全的检查。

然而临床上有时患者自我感觉发热，体温计却达不到发热的标准。有些患者相应的检查指标很糟糕，但却一直“安然”地生活着。

就是说，今天还没有症状，明天一体检就查出了问题；或者总感觉不舒服，但体检却查不出问题。人一辈子总是在健康与不健康之间徘徊挣扎，所以很难区分出严格意义上的健康人群和不健康人群。

模糊性是古代思维的共同特征。这种思维方式的优势在于能全面把握事物，通观全局，但是所得到的认识不深刻，不能对某一方面做更仔细、更精确的认识或研究，对事物之间的界限不能分得很清楚。相比之下，精确性是西方近代思维的一大特征，西方近代实验科学注重对事物分门别类，重视定量分析和精确计算，因而促使了数学、力学、天文学、生物学、化学、物理学等学科的发展。虽然思维对象是模糊的，但是西方人认识事物的方法和工具却是相当精确的，这就导致了精确思维的习惯。近代以来西方人崇尚科学和理性，注重思维更精确活动的严格性、明确性和确定性，注重思维程式的数学化、形式化、公式化、符号化和语言的逻辑性，思维方式也必然带有精确性。相比于东方农耕文化重视生活背景与人际关系而言，西方工业社会更多地表现为对于时间与效率的把握。这种差异造成了两种社会截然不同的民族种族个性与发展模式。

有人举了一个很形象的例子：德国人做菜放多少盐是需要用天平来称的，而中国是用勺子舀的。中国人似乎更长于总体把握，而西方人长于条分缕析；中国人善于归纳，西方人善于演绎；中国人强调群体，西方人强调个体；中国人重悟性，西方人重理性；中国人善形象思维，西方人善逻辑思维；中国人更具诗人的气质，西方人更具科学家的头脑；中国人把宇宙看作一个整体，认为充塞其中的是“道”或“气”，西方人把宇宙看作一个原子，认为原子各自独立又彼此联系；中国人处理事情就像中医，把人体看作一个有机整体，西方人处理事情就像西医，头痛医头，脚疼医脚。简单来说，西方人大多关注具体问题和细节；东方人则主要从整体结构思考问题。就是说，比起西方人来，东方人的思维方式更有整体性，东方人会本能地更注重来龙去脉。

这两种思维方式各有所长，我们应该在注重整体性的优势上，多训练解析性或分析性思维方式。这样就会在知识经济社会中，占有双重优势。

模糊性和精确性作为人类思维的两种特性，在现代社会中皆得到了长足的发展，并呈互相靠拢态势。

在新中国成立初期，我们奉行的是“一维”的健康观念，即追求生理上的健康。到 20 世纪 90 年代，世界卫生组织提出了“三维”的健康观念，对“健康”进行了新的定义，即“健康是一种在身体上、精神上和社会适应上的完满状态，而不仅仅是没有疾病和衰弱的状态。”也就是说，一个人不仅要躯体健康，而且要心理健康并具有良好的社会适应能力。而如今的健康学家向我们提出的是“四维”的健康观念，即将“道德健康”也纳入了健康的范畴。提出从道德观念出发，每个人不仅对自己的健康负有责任，同时也对社会健康承担着义务。个人不能通过损害他人的利益来满足自己的需要；要按照社会认可的道德行为来约束及支配自己的思维和行为，具有辨别真伪、善恶、荣辱的是非观念和能力，这就是“四维”的健康概念。所以在现代社会中，对于道德和人自身的认识是很重要的，这也是对于人的发展提出的更高的要求。

目前患者死因多为慢性、多源性、退行性疾病，如心脏病、高血压、恶性肿瘤、糖尿病等。这类疾病的发病与社会因素、生活习惯有密切关系。

有统计显示，实际上有25%～50%的患者初诊就医，即便是在大医院也无法得到确切诊断，这是因为有许多疾病是属于心理、社会层面所造成的疾病，需要从生物、心理、社会立体角度收集病材，综合诊断。确定健康与否是一个精确和模糊辩证统一的认识过程。

再如，我们知道，正常人的血钙维持在2.18～2.63毫摩尔/升，如果低于这个范围，则被认定为缺钙。但对于60岁以上的老年人，由于生理原因，老年人甲状旁腺激素长期代偿性增高，引起“钙搬家”，使血钙增高，因此，测量结果就不能真实反映体内钙的含量。此时，就应进行骨密度测量。补钙的方式有两种，即服用钙剂和饮食补钙。最常用、最传统的补钙食物莫过于奶类及奶制品。这类食物不仅含钙丰富，而且容易吸收。此外，奶和奶制品还含有丰富的矿物质和维生素，其中的维生素D，可以促进钙的吸收和利用。酸奶也是一类非常好的补钙食品，它不仅可以补钙，而且其中的有益菌还可以调节肠道功能，适合各类人群。对于那些不喜欢牛奶或者对牛奶不耐受的人来说，可以多食用一些替代食物，如牡蛎、紫菜、大白菜、花椰菜、大头菜、青萝卜、甘蓝、小白菜等。不过，补钙也应适量，过量则有害。所以，补钙一定要在监测骨钙的基础上补才安全，且应以食补为主。

有专家教授认为，儿童晚睡前喝一杯奶，吃一片维生素 C 和复合维生素 B 对身体好。但也有学者提出：维生素药片是外国人发明的东西，其实是不科学的，连外国人自己都发现，这样浓缩的片剂只是片面的补充；有外国人还因此得了病，耽误了长身体的大好时段，终生悔恨。最好的补充维生素的方法是像中国人一样多吃各种各样的蔬菜，而不是像外国人一样不爱吃蔬菜，靠维生素药片来弥补少吃蔬菜的缺憾。蔬菜里面的物质很丰富。蔬菜里除了有维生素以外，还有其他人体需要的物质，且比例合理，不会造成维生素服用过多，也不会造成只补充了维生素，而缺其他物质。

统计学的意义就是一个模糊的意义。如吸烟有害健康，但也有长寿的吸烟者。

第九节 诺贝尔奖与中医

《黄帝内经》不是科学，它属于传统文化。《黄帝内经》是一部古代经典著作。但立足于传统中医研究，却未必不能摘取科学的桂冠。因为传统文化既有人文的成分，也有合理的科学养分。传统文化与诺贝尔奖未必遥不可及。屠呦呦获奖证明了这一点。

2015 年最值得中国人纪念的大事之一是屠呦呦获得诺贝尔奖。屠呦呦是中国中医研究院终身研究员兼首席研究员，青蒿素研究开发中心主任，博士生导师、诺贝尔医学奖获得者。2015 年 10 月，屠呦呦获得诺贝尔生理学或医学奖，因为她发现了青蒿素，这种药品可以有效降低疟疾患者的死亡率。她成为首获科学类诺贝尔奖的中国人，也是第一位获得诺贝尔科学奖项的中国本土科学家、第一位获得诺贝尔生理医学奖的华人科学家。

屠呦呦发现青蒿素受益于《肘后备急方》所记载的“青蒿一握，以水二升渍，绞取汁，尽服之”。1971 年，屠呦呦受到中医药典籍的启发，提出用乙醚低温提取青蒿有效成分，并且报告了青蒿提取物的抗疟效果。次年，“523”项目研究人员成功提取了高效抗疟成分——青蒿素。44 年后，屠呦呦因此获得了诺贝尔医学奖。

从青蒿素所需的知识看，东晋葛洪的《肘后备急方》的确启迪了屠呦呦，使她想到避免高温，用乙醚来提取青蒿的有效成分。但与此同时，高温对分子的破化性、化学提纯的知识、对乙醚极性和溶解性的认识，光谱分析、动物试验、毒理试验、人体试验都是发现青蒿素的必要条件。

疟疾是一种很古老的疾病。2000 多年前的《黄帝内经》中即有《疟论》和《刺疟》等专篇论述疟疾的病因、症状和疗法，并从发作规律上分为“日作”“间日作”与“三日作”。

黄帝问曰：夫痎疟皆生于风，其畜作有时者何也？岐伯对曰：疟之始发也，先起于毫毛，伸欠乃作，寒栗鼓颔，腰脊俱痛，寒去则内外皆热，头痛如破，渴欲冷饮。

帝曰：何气使然？愿闻其道。岐伯曰：阴阳上下交争，虚实更作，阴阳相移也。阳并于阴，则阴实而阳虚，阳明虚，则寒栗鼓颔也；巨阳虚，则腰背头项痛；三阳俱虚，则阴气胜，阴气胜则骨寒而痛；寒生于内，故中外皆寒；阳盛则外热，阴虚则内热，外内皆热则喘而渴，故欲冷饮也。

此皆得之夏伤于暑，热气盛，藏于皮肤之内，肠胃之外，此荣气之所舍也。此令人汗空疏，腠理开，因得秋气，汗出遇风，及得之以浴，水气舍于皮肤之内，与卫气并居。卫气者，昼日行于阳，夜行于阴，此气得阳而外出，得阴而内薄，内外相薄，是以日作。

帝曰：其间日而作者何也？岐伯曰：其气之舍深，内薄于阴，阳气独发，阴邪内著，阴与阳争不得出，是以间日而作也。

帝曰：善。其作日晏与其日早者，何气使然？岐伯曰：邪气客于风府，循膂而下，卫气一日一夜大会于风府，其明日日下一节，故其作也晏，此先客于脊背也。每至于风府则腠理开，腠理开则邪气入，邪气入则病作，以此日作稍益晏也。其出于风府，日下一节，二十五日下至骶骨，二十六日入于脊内，注于伏膂之脉；其气上行，九日出于缺盆之中，其气日高，故作日益早也。其间日发者，由邪气内薄于五脏，横连募原也。其道远，其气深，其行迟，不能与卫气俱行，不得皆出，故间日乃作也。

帝曰：夫子言卫气每至于风府，腠理乃发，发则邪气入，入则病作。今卫气日下一节，其气之发也，不当风府，其日作者奈何？岐伯曰：此邪气客于头项循膂而下者也，故虚实不同，邪中异所，则不得当其风府也。故邪中于头项者，气至头项而病；中于背者，气至背而病；中于腰脊者，气至腰脊而病；中于手足者，气至手足而病。卫气之所在，与邪气相合，则病作。故风无常府，卫气之所发，必开其腠理，邪气之所合，则其府也。

帝曰：善。夫风之与疟也，相似同类，而风独常在，疟得有时而休者何也？岐伯曰：风气留其处，故常在；疟气随经络沉以内薄，故卫气应乃作。

帝曰：疟先寒而后热者，何也？岐伯曰：夏伤于大暑，其汗大出，腠理开发，因遇夏气凄沧之水寒，藏于腠理皮肤之中，秋伤于风，则病成矣。夫寒者，阴气也，风者，阳气也，先伤于寒而后伤于风，故先寒而后热也，病以时作，名曰寒疟。

帝曰：先热而后寒者，何也？岐伯曰：此先伤于风而后伤于寒，故先热而后寒也，亦以时作，名曰温疟。其但热而不寒者，阴气先绝，阳气独发，则少气烦冤，手足热而欲呕，名曰瘅疟。

帝曰：夫经言有余者写之，不足者补之。今热为有余，寒为不足。夫疟者之寒，汤火不能温也，及其热，冰水不能寒也，此皆有余不足之类。当此之时，良工不能止，必须其自衰，乃刺之，其故何也？愿闻其说。岐伯曰：经言无刺熇熇之热，无刺浑浑之脉，无刺漉漉之汗，故为其病逆，未可治也。夫疟之始发也，阳气并于阴，当是之时，阳虚而阴盛，外无气，故先寒栗也。阴气逆极，则复出之阳，阳与阴复并于外，则阴虚而阳实，故先热而渴。夫疟气者，并于阳则阳胜，并于阴则阴胜，阴胜则寒，阳胜则热。疟者，风寒之气不常也，病极则复至。病之发也，如火之热，如风雨不可当也。故经言曰：方其盛时必毁，因其衰也，事必大昌，此之谓也。夫疟之未发也，阴未并阳，阳未并阴，因而调之，真气得安，邪气乃亡，故工不能治其已发，为其气逆也。

帝曰：善。攻之奈何？早晏何如？岐伯曰：疟之且发也，阴阳之且移也，必从四末始也。阳已伤，阴从之，故先其时坚束其处，令邪气不得入，阴气不得出，审候见之，在孙络盛坚而血者皆取之，此真往而未得并者也。

帝曰：疟不发，其应何如？岐伯曰：疟气者，必更盛更虚，当气之所在也。病在阳，则热而脉躁；在阴，则寒而脉静；极则阴阳俱衰，卫气相离，故病得休；卫气集，则复病也。

帝曰：时有间二日或至数日发，或渴或不渴，其故何也？岐伯曰：其间日者，邪气与卫气客于六腑，而有时相失，不能相得，故休数日乃作也。疟者，阴阳更胜也，或甚或不甚，故或渴或不渴。

帝曰：论言夏伤于暑，秋必病疟。今疟不必应者，何也？岐伯曰：此应四时者也。其病异形者，反四时也。其以秋病者寒甚，以冬病者寒不甚，以春病者恶风，以夏病者多汗。

帝曰：夫病温疟与寒疟而皆安舍，舍于何藏？岐伯曰：温疟者，得之冬中于风寒，气藏于骨髓之中，至春则阳气大发，邪气不能自出，因遇大暑，脑髓烁，肌肉消，腠理发泄，或有所用力，邪气与汗皆出，此病藏于肾，其气先从内出之于外也。如是者，阴虚而阳盛，阳盛则热矣，衰则气复反入，入则阳虚，阳虚则寒矣。故先热而后寒，名曰温疟。

帝曰：瘅疟何如？岐伯曰：瘅疟者，肺素有热气盛于身，厥逆上冲，中气实而不外泄，因有所用力，腠理开，风寒舍于皮肤之内、分肉之间而发，发则阳气盛，阳气盛而不衰则病矣。其气不及于阴，故但热而不寒，气内藏于心，而外舍于分肉之间，令人消烁脱肉，故命曰瘅疟。帝曰：善。

《疟论》首先介绍了疟疾的典型症状。因为疟疾的主症一般很典型，所以古今较一致。关于寒热休作等症状表现，中医最朴实的认识是：寒热皆由人体阴阳不平衡所致。

疟疾有潜伏期，多是“夏伤于暑，秋必病疟”。

寒热发作机制与卫气运营规律有关，所以会有间日疟。且疟疾每日发作时间有早晚不同，每次发作的部位也不同。

《黄帝内经》认为风病与疟病皆由风邪所致。风病邪多留患处，故临床表现持续；疟病邪随经络内传，卫气与之相搏击才发作，故临床表现间断。

关于热型：先寒后热的机制是夏季大汗后受寒邪侵袭，寒伏于内，至秋伤风，寒在先风在后；若伤风在先伤寒在后，也会先热后寒；瘅疟者只发热，无恶寒。

针刺治疗宜在热未发作之前。刺四肢络脉是早期治疟的基本方法。

注意事项是：疟疾症状不典型者，是阴阳俱衰、卫气散离之象；其伴随症状也随阴阳或胜或衰而不同。此外，更要注意的是有的疟疾不在秋季发病。这说明疟疾的发作有一般规律，也有特殊现象。

原文强调温疟治在肾，瘅疟治在肺。因温疟是冬伤于邪，寒气蓄骨，病深至肾；瘅疟是肺素有热。

足太阳之疟，令人腰痛头重，寒从背起，先寒后热，熇熇暍暍然，热止汗出，难已。刺郄中出血。

足少阳之疟，令人身体解㑊，寒不甚，热不甚，恶见人，见人心惕惕然，热多汗出甚。刺足少阳。

足阳明之疟，令人先寒洒淅，洒淅寒甚，久乃热，热去汗出，喜见日月光火气，乃快然。刺足阳明跗上。

足太阴之疟，令人不乐，好太息，不嗜食，多寒热汗出，病至则善呕，呕已乃衰，即取之。

足少阴之疟，令人呕吐甚，多寒热，热多寒少，欲闭户牖而处，其病难已。

足厥阴之疟，令人腰痛少腹满，小便不利如癃状，非癃也，数便，意恐惧，气不足，腹中悒悒。刺足厥阴。

肺疟者，令人心寒，寒甚热，热间善惊，如有所见者，刺手太阴、阳明。心疟者，令人烦心甚，欲得清水，反寒多，不甚热，刺手少阴。肝疟者，令人色苍苍然，太息，其状若死者，刺足厥阴见血。脾疟者，令人寒，腹中痛，热则肠中鸣，鸣已汗出，刺足太阴。肾疟者，令人洒洒然，腰脊痛宛转，大便难，目眴眴然，手足寒，刺足太阳、少阴。

胃疟者，令人且病也，善饥而不能食，食而支满腹大，刺足阳明、太阴横脉出血。

疟发身方热，刺跗上动脉，开其空，出其血，立寒；疟方欲寒，刺手阳明、太阴，足阳明、太阴。疟脉满大急，刺背俞，用中针，傍五胠俞各一，适肥瘦出其血也。疟脉小实急，灸胫少阴，刺指井。疟脉满大急，刺背俞，用五胠俞、背俞各一，适行至于血也。疟脉缓大虚，便宜用药，不宜用针。凡治疟，先发如食顷乃可以治，过之则失时也。

诸疟而脉不见，刺十指间出血，血去必已，先视身之赤如小豆者尽取之。十二疟者，其发各不同时，察其病形，以知其何脉之病也。先其发时如食顷而刺之，一刺则衰，二刺则知，三刺则已。不已，刺舌下两脉出血；不已，刺郄中盛经出血，又刺项已下夹脊者，必已。舌下两脉者，廉泉也。

刺疟者，必先问其病之所先发者，先刺之。先头痛及重者，先刺头上及两额、两眉间出血。先项背痛者，先刺之。先腰脊痛者，先刺郄中出血。先手臂痛者，先刺手少阴、阳明十指间。先足胫酸痛者，先刺足阳明十指间出血。

风疟，疟发则汗出恶风，刺三阳经背俞之血者。骺酸痛甚，按之不可，名曰胕髓病，以镵针针绝骨出血，立已。身体小痛，刺诸阴之井，无出血，间日一刺。疟不渴，间日而作，刺足太阳。渴而间日作，刺足少阳。温疟汗不出，为五十九刺。

《刺疟》紧接在《疟论》后，介绍了疟疾的针刺治疗。其要点主要有四个方面。

（1）根据症状辨清六经疟或五脏疟的证型，然后取相应经脉之四肢部的经穴和络穴以针刺治疗。

（2）治疗的最佳时机是：发作前一顿饭时间（食顷）。此时针刺，往往三刺而愈。若不愈，加刺舌下部的两侧廉泉，以出血为度。若仍不愈，加刺腘窝部血络以及背夹脊部，也以出血为度。

（3）根据脉象确定灵活的调理治疗方案：脉满实急者，刺背俞出血；脉小实急者，灸少阴胫，刺少阴井；脉缓大虚者，宜用药，不可针；脉不见者，刺十指间出血，血去必已。

（4）疟疾的对症治疗措施：高热时，刺足背动脉放血可泻热；怕冷厉害者刺阳明、太阴。此外，疟病初发，应先问清最先感觉异常的部位，以先行对症刺之。头痛、头重者，先刺头上及两额、两眉间出血。项背痛者，先刺项背。腰脊痛者，先刺郄中出血。手臂痛者，先刺手少阴、阳明十指间出血。足胫酸痛者，先足少阴、阳明十指间出血。

现代医学对疟疾的认识应始于1880年。1880年法国人Laveran在疟疾患者的血清中发现疟原虫。1897年英国人Ross发现蚊虫与传播疟疾的关系。现代医学已认识到：疟疾是以疟蚊为媒介，由疟原虫引起的周期性发作的急性传染病。具体说，疟蚊叮咬或输入带疟原虫者的血液可引起感染。不同的疟原虫可分别引起间日疟、三日疟、恶性疟及卵圆疟。本病主要表现为周期性规律发作，全身发冷、发热、多汗，长期多次发作后，可引起贫血和脾大。疟疾是由疟原虫引起的寄生虫病，夏、秋季发病较多。儿童发病率高。疟疾在热带及亚热带地区一年四季都可以发病，并且容易流行。

如果说西医是一瓶及时的可口可乐，那中医就是一瓶陈年的酿酒；如果说西医是一幅图线明晰的图表，那中医就是一幅神韵交织的山水画；如果说西医是一座宏伟壮观的“三峡大坝”，那中医就是一座保存至今、历史厚重的“都江堰”。

中医是历史，我们要会品味；中医是文化，我们要会观赏；中医是古代科技，我们要会探索它的历史价值和现实价值。研究中医、挖掘中医、运用中医、发展中医，不仅是民生的需要，更是一种民族情结。

国际社会探讨民族文化问题，历来有两种观点，一是“全球意识”，一是“寻根意识”。这是两种相互矛盾的文化意识，如果只有“寻根意识”，而没有“全球意识”，就不可能面向世界，去思考民族文化问题，也就无法准确地反映这个时代的要求。同样，如果没有“寻根意识”，就不可能创造出有民族特色的新文化形态。民族精神振奋，才能实现民族和国家的现代化。而民族的强大凝聚力，来源于自身的历史和文化创造。如果把民族的一切，都看作是包袱而加以轻易地否定，其后果必然是否定民族自身，从而使民族陷入涣散和瓦解的困境里。

其实，民族文化传统与现代化的对立只是相对的，两者之间还有相适应、相协调和相促进的一面。现代化不排斥传统，它需要传统；现代化不剔除传统，它吸收传统。中国文化传统中有许多与整个人类社会发展方向相一致的优秀内容，保存这一世界文化的重要遗产，是中国人民责无旁贷的历史责任。全盘西化在中国是无法生根的，而在世界其他地方也很少出现过。如果一个民族为了实现现代化，把自己民族的传统文化抛弃，完全照搬西方的模式，这在理论上和实践中都是行不通的。从价值观的层次看，以追随西方的方式实现现代化，将丧失中国文化的独特传统。这对保持全球的文化多样性来说，无疑是一大损失。这就是“越是民族的，就越是世界的”根本意义所在。

链接：屠呦呦获奖感言

尊敬的主席先生，尊敬的获奖者，女士们，先生们：

今天我极为荣幸能在卡罗林斯卡学院讲演，我报告的题目是：青蒿素——中医药给世界的一份礼物。

在报告之前，我首先要感谢诺贝尔奖评委会，诺贝尔奖基金会授予我2015年生理学或医学奖。这不仅是授予我个人的荣誉，也是对全体中国科学家团队的嘉奖和鼓励。在短短的几天里，我深深地感受到了瑞典人民的热情，在此我一并表示感谢。

谢谢 William C. Campbell（威廉姆·坎贝尔）和 Satoshi ōmura（大村智）二位刚刚所做的精彩报告。我现在要说的是40年前，在艰苦的环境下，中国科学家努力奋斗从中医药中寻找抗疟新药的故事。

关于青蒿素的发现过程，大家可能已经在很多报道中看到过。在此，我只做一个概要的介绍。这是中医研究院抗疟药研究团队当年的简要工作总结，其中蓝底标示的是本院团队完成的工作，白底标示的是全国其他协作团队完成的工作。蓝底向白底过渡标示既有本院也有协作单位参加的工作。

中药研究所团队于1969年开始抗疟中药研究。经过大量的反复筛选工作后，1971年起工作重点集中于中药青蒿。又经过很多次失败后，1971年9月，重新设计了提取方法，改用低温提取，用乙醚回流或冷浸，而后用碱溶液除掉酸性部位的方法制备样品。1971年10月4日，青蒿乙醚中性提取物，即标号191#的样品，以1.0克/千克体重的剂量，连续3天，口服给药，鼠疟药效评价显示抑制率达到100%。同年12月到次年1月的猴疟实验，也得到了抑制率100%的结果。青蒿乙醚中性提取物抗疟药效的突破，是发现青蒿素的关键。1972年8至10月，我们开展了青蒿乙醚中性提取物的临床研究，30例恶性疟和间日疟病人全部显效。同年11月，从该部位中成功分离得到抗疟有效单体化合物的结晶，后命名为“青蒿素”。

1972年12月开始对青蒿素的化学结构进行探索，通过元素分析、光谱测定、质谱及旋光分析等技术手段，确定化合物分子式为

C15H22O5，分子量282。明确了青蒿素为不含氮的倍半萜类化合物。

1973年4月27日，经中国医学科学院药物研究所分析化学室进一步复核了分子式等有关数据。1974年起，与中国科学院上海有机化学研究所和生物物理所相继开展了青蒿素结构协作研究的工作。最终经X线衍射确定了青蒿素的结构。确认青蒿素是含有过氧基的新型倍半萜内酯。立体结构于1977年在中国的科学通报发表，并被化学文摘收录。

1973年起，为研究青蒿素结构中的功能基团而制备衍生物。经硼氢化钠还原反应，证实青蒿素结构中羰基的存在，发明了双氢青蒿素。经构效关系研究：明确青蒿素结构中的过氧基团是抗疟活性基团，部分双氢青蒿素羟基衍生物的鼠疟效价也有所提高。

这里展示了青蒿素及其衍生物双氢青蒿素、蒿甲醚、青蒿琥酯、蒿乙醚的分子结构。直到现在，除此类型之外，其他结构类型的青蒿素衍生物还没有用于临床的报道。

1986年，青蒿素获得了卫生部新药证书。于1992年再获得双氢青蒿素新药证书。该药临床药效高于青蒿素10倍，进一步体现了青蒿素类药物“高效、速效、低毒”的特点。

1981年，世界卫生组织、世界银行、联合国计划开发署在北京联合召开疟疾化疗科学工作组第四次会议，有关青蒿素及其临床应用的一系列报告在会上引发热烈反响。我的报告是“青蒿素的化学研究”。20世纪80年代，数千例中国的疟疾患者得到青蒿素及其衍生物的有效治疗。

听完这段介绍，大家可能会觉得这不过是一段普通的药物发现过程。但是，当年从在中国已有两千多年沿用历史的中药青蒿中发掘出青蒿素的历程却相当艰辛。

目标明确、坚持信念是成功的前提。1969年，中医科学院中药研究所参加全国“523”抗击疟疾研究项目。经院领导研究决定，我被指令负责并组建“523”项目课题组，承担抗疟中药的研发。这一项目在当时属于保密的重点军工项目。对于一个年轻科研人员，有机会接受如此重任，我体会到了国家对我的信任，深感责任重大，任务艰巨。我决心不辱使命，努力拼搏，尽全力完成任务！

学科交叉为研究发现成功提供了准备。这是我刚到中药研究所的照片，左侧是著名生药学家楼之岑，他指导我鉴别药材。从1959年到1962年，我参加西医学习中医班，系统学习了中医药知识。化学家路易·帕斯特说过“机会垂青有准备的人”。古语说：凡是过去，皆为序曲。然而，序曲就是一种准备。当抗疟项目给我机遇的时候，西学中的序曲为我从事青蒿素研究提供了良好的准备。

信息收集、准确解析是研究发现成功的基础。接受任务后，我收集整理历代中医药典籍，走访名老中医并收集他们用于防治疟疾的方剂和中药、同时调阅大量民间方药。在汇集了包括植物、动物、矿物等2000余内服、外用方药的基础上，编写了以640种中药为主的《疟疾单验方集》。正是这些信息的收集和解析铸就了青蒿素发现的基础，也是中药新药研究有别于一般植物药研发的地方。

关键的文献启示。当年我面临研究困境时，又重新温习中医古籍，进一步思考东晋（3—4世纪）葛洪《肘后备急方》有关“青蒿一握，以水二升渍，绞取汁，尽服之”的截疟记载。这使我联想到提取过程可能需要避免高温，由此改用低沸点溶剂的提取方法。

关于青蒿入药，最早见于马王堆三号汉墓的帛书《五十二病方》，其后的《神农本草经》《补遗雷公炮制便览》《本草纲目》等典籍都有青蒿治病的记载。然而，古籍虽多，确都没有明确青蒿的植物分类品种。当年青蒿资源品种混乱，药典收载了2个品种，还有4个其他的混淆品种也在使用。后续深入研究发现：仅 Artemisia annua L. 一种含有青蒿素，抗疟有效。这样客观上就增加了发现青蒿素的难度。再加上青蒿素在原植物中含量并不高，还有药用部位、产地、采收季节、纯化工艺的影响，青蒿乙醚中性提取物的成功确实来之不易。中国传统中医药是一个丰富的宝藏，值得我们多加思考，发掘提高。

在困境面前需要坚持不懈。20 世纪 70 年代中国的科研条件比较差，为供应足够的青蒿有效部位用于临床，我们曾用水缸作为提取容器。由于缺乏通风设备，又接触大量有机溶剂，导致一些科研人员的身体健康受到了影响。为了尽快上临床，在动物安全性评价的基础上，我和科研团队成员自身服用有效部位提取物，以确保临床病人的安全。当青蒿素片剂临床试用效果不理想时，经过努力坚持，深入探究原因，最终查明是崩解度的问题。改用青蒿素单体胶囊，从而及时证实了青蒿素的抗疟疗效。

团队精神，无私合作加速科学发现转化成有效药物。1972 年 3 月 8 日，全国 523 办公室在南京召开抗疟药物专业会议，我代表中药所在会上报告了青蒿 No. 191 提取物对鼠疟、猴疟的结果，受到会议极大关注。同年 11 月 17 日，在北京召开的全国会议上，我报告了 30 例临床全部显效的结果。从此，拉开了青蒿抗疟研究全国大协作的序幕。

今天，我再次衷心感谢当年从事 523 抗疟研究的中医科学院团队全体成员，铭记他们在青蒿素研究、发现与应用中的积极投入与突出贡献。感谢全国 523 项目单位的通力协作，包括山东省中药研究所、云南省药物研究所、中国科学院生物物理所、中国科学院上海有机所、广州中医药大学以及军事医学科学院等，我衷心祝贺协作单位同行们所取得的多方面成果，以及对疟疾患者的热诚服务。对于全国 523 办公室在组织抗疟项目中的不懈努力，在此表示诚挚的敬意。没有大家无私合作的团队精神，我们不可能在短期内将青蒿素贡献给世界。

疟疾对于世界公共卫生依然是个严峻挑战。世界卫生组织总干事陈冯富珍在谈到控制疟疾时有过这样的评价，在减少疟疾病例与死亡方面，全球范围内正在取得的成绩给我们留下了深刻印象。虽然如此，据统计，全球 97 个国家与地区的 33 亿人口仍在遭遇疟疾的威胁，其中 12 亿人生活在高危区域，这些区域的患病率有可能高于 1/1000。统计数据表明，2013 年全球疟疾患者约为 1 亿 9800 万，疟疾导致的死亡人数约为 58 万，其中 78% 是 5 岁以下的儿童。90% 的疟疾死亡病例发生在重灾区非洲。70% 的非洲疟疾患者应用青蒿素复方药物治疗（artemisinin - based combination therapies，ACTs）。但是，得不到 ACTs 治疗的疟疾患儿仍达 5600 万到 6900 万之多。

疟原虫对于青蒿素和其他抗疟药的抗药性。在大湄公河地区，包括柬埔寨、老挝、缅甸、泰国和越南，恶性疟原虫已经出现对于青蒿素的抗药性。在柬埔寨 - 泰国边境的许多地区，恶性疟原虫已经对绝大多数抗疟药产生抗药性。请看今年报告的对于青蒿素抗药性的分布图，红色与黑色提示当地的恶性疟原虫出现抗药性。可见，不仅在大湄公河流域有抗药性，在非洲少数地区也出现了抗药性。这些情况都是严重的警示。

世界卫生组织 2011 年遏制青蒿素抗药性的全球计划。这项计划出台的目的是保护 ACTs 对于恶性疟疾的有效性。鉴于青蒿素的抗药性已在大湄公河流域得到证实，扩散的潜在威胁也正在考察之中。参与该计划的 100 多位专家们认为，在青蒿素抗药性传播到高感染地区之前，遏制或消除抗药性的机会其实十分有限。遏制青蒿素抗药性的任务迫在眉睫。为保护 ACTs 对于恶性疟疾的有效性，我诚挚希望全球抗疟工作者认真执行世界卫生组织遏制青蒿素抗药性的全球计划。

在结束之前，我想再谈一点中医药。“中国医药学是一个伟大宝库，应当努力发掘，加以提高。”青蒿素正是从这一宝库中发掘出来的。通过抗疟药青蒿素的研究经历，深感中西医药各有所长，二者有机结合，优势互补，当具有更大的开发潜力和良好的发展前景。大自然给我们提供了大量的植物资源，医药学研究者可以从中开发新药。中医药从神农尝百草开始，在几千年的发展中积累了大量临床经验，对于自然资源的药用价值已经有所整理归纳。通过继承发扬，发掘提高，一定会有所发现，有所创新，从而造福人类。

最后，我想与各位分享一首我国唐代有名的诗篇，王之涣所写的“登鹳雀楼”：白日依山尽，黄河入海流，欲穷千里目，更上一层楼。请各位有机会时更上一层楼，去领略中国文化的魅力，发现蕴含于传统中医药中的宝藏！

衷心感谢在青蒿素发现、研究和应用中做出贡献的所有国内外同事们、同行们和朋友们！

深深感谢家人的一直以来的理解和支持！

衷心感谢各位前来参会！

谢谢大家！（来源：中国中医药网、中国中医药报2015 年12 月7 日）

参考文献

（1）胡雪冈．意象范畴的流变．南昌：百花洲文艺出版社，2002.

（2）黄德宽．汉语文字学史．合肥：安徽教育出版社，2006.

（3）徐月英，谷峰，王喜涛．《黄帝内经》象、数、理思维模式．北京：北京师范大学出版社，2012.

(4) 王汝发，朱海文. 从精确科学到模糊科学的哲学思考. 北京科技大学学报（社科报），2001.

(5) 刘大椿. 科学技术哲学导论. 北京：中国人民大学出版社，2000.

(6) 潘卫星. 反光——中医学方法论分析. 合肥：安徽科学技术出版社，1991.

(7) 刘力红. 思考中医——对自然与生命的时间解读. 桂林：广西师范大学出版社，2006.